老年病中西医实用手册

主　编　李跃华
副主编　裴　卉　高子任
编　者　（以姓氏笔画为序）
　　　　付海涛　许大剑　许亚培
　　　　孙锦锦　李　岩　杨慧敏
　　　　吴犀翎　汪震杰　张　丹
　　　　张兰凤　陈小平　赵海京
　　　　郭明冬　程　晧

U0334576

科学出版社
北京

内 容 简 介

    本书简单介绍了老年退行性疾病的定义及其发病机制,并就临床表现分析其特点及功能变化,详细阐述了老年神经系统及骨骼运动系统疾病的中西医诊断、治疗,以及预防与护理等内容,通过对老年综合征的评估以便制订更优化的临床诊疗方案,积极有效地控制诱发因素,降低患病率。

    本书内容多为中西医对举,为相关领域的科学研究及临床医疗提供了更广阔的空间,适合临床医师及科研人员参考阅读。

图书在版编目(CIP)数据

老年病中西医实用手册/李跃华主编.—北京:科学出版社,2017.6
ISBN 978-7-03-052690-8

Ⅰ.老… Ⅱ.李… Ⅲ.老年病－中西医结合－诊疗－手册 Ⅳ.R592-62

中国版本图书馆 CIP 数据核字(2017)第 099658 号

责任编辑:王海燕 / 责任校对:韩 杨
责任印制:徐晓晨 / 封面设计:吴朝洪

科 学 出 版 社出版
北京东黄城根北街 16 号
邮政编码:100717
http://www.sciencep.com

北京虎彩文化传播有限公司印刷
科学出版社发行 各地新华书店经销

*

2017 年 6 月第 一 版 开本:890×1240 1/32
2019 年 2 月第二次印刷 印张:8
字数:215 000

定价:39.00元
(如有印装质量问题,我社负责调换)

序

目前,我国已跨入老龄化社会。60 岁以上老人有 2.12 亿,占总人口的 15.5％。随着人口老龄化,老年退行性疾病成为现代医学面对的一个主要挑战。

退行性疾病是指老年人随年龄增长,身体各种功能逐渐退化而出现的一系列疾病的总称。此类疾病,若不能早期诊断、及时合理治疗,症状会逐渐加重,甚至产生不可逆的损伤。如骨质疏松症早期治疗可延缓病情发展,维持骨骼的结构功能,当发生骨折后,无论怎样的治疗都难以完全恢复原来的功能状态;健忘早期治疗可预防或延缓痴呆发生,但若已经形成了痴呆,目前尚缺少有效的治疗方法。退行性疾病是慢性进展性疾病,老年人应以积极的心态、科学的方式阻止和延缓衰老退化的脚步。我们不能改变生命的长度,但可以在一定程度上提高生命质量。老年退行性疾病应把握住疾病早期的最佳治疗时机,在机体各种功能退化不严重时进行科学合理的干预,使患者维持应有的生理功能状态,保存相应年龄段较好的生活质量。维持大脑正常生理功能,可使老年人生活多些尊严和幸福感;减少肢体功能的退化,可增加老年人的自主活动,使其生活质量有保障。我想,这是李跃华教授编写此书的愿望。

由李跃华教授组织总结、编著的《老年病中西医实用手册》一书,从老年脑退行性疾病(焦虑抑郁、痴呆、帕金森病)、骨退行性疾病(骨质疏松症、颈椎病、腰椎病、老年退行性骨关节病)两大系统疾病出发,就各类疾病的概念、中西医诊断、中西医治疗及预防护理等做了系统的阐述,尤其在早期诊断及治疗方面,概括总结了西医药物治疗、物理治疗、中医辨证论治、针灸治疗和名老中医医案等,既博采各家之长,又不乏作者经验总结,实为预防和治疗老年退行性疾病的临床力作,相信对提高临床诊治老年退行性疾病水平具有重要的意义。

有感于此,爰以为序,愿同道明鉴。

中国中西医结合学会心血管专业委员会主任委员
中国中医科学院心血管研究所长务副所长

前　言

　　老年退行性疾病是一系列有着复杂临床表现的疾病群,且疾病的发生与年龄直接相关,在年龄增长的过程中,机体的细胞、组织、器官尤其脏腑功能退化改变,在这个过程中,神经系统与骨骼系统表现得最明显。人体中缺陷分子的积累将直接推进疾病的病理发展,这些缺陷包括端粒、线粒体、蛋白质的受损及氧化损伤、DNA损伤等,且国际上对与这些因素相关的致病机制已有成熟权威的阐释。中国已进入老龄化社会,老年人所占总人口的比例在快速增长,随之而来的便是老年退行性疾病发病率逐年增高,严重降低了老年人的生活质量。

　　中医学与西医学在诊疗老年退行性疾病中发挥着重要的作用,随着病理机制与致病因素的逐步明确,两者结合进行治疗显示出强大的作用。中医辨证个体化治疗更加注重老年人的整体状况,从老年人的心理、身体功能状况、尤其是自身体质的不同,脏腑功能的偏颇进行整体的治疗,使其达到整体的最佳状态,而不是局部的最优,只有整体最佳才是维持机体生命活动质量的保证。西医对症治疗,能针对机体局部病理改变明确地应用生物制剂,有效地抑制疾病的恶化发展,延长生存时间。中西医结合防治老年退行性疾病可以做到高效低毒,不管在研究领域还是在临床上,都具有更加广阔的发展空间与发展前景。

　　本书从中医与西医的角度详细展开,内容涵盖诊断、治疗及预防、护理等方面,涉及老年性痴呆、老年性抑郁症、帕金森病等老年神经系统退行性疾病，骨质疏松症、退行性骨关节炎、颈椎病、腰椎病等老年骨骼退行性疾病，并对老年综合征评估、控制老年退行性疾病诱发因素等方面的知识有所涉及。

对于书中存在的不足之处，恳请广大读者批评指正。

世界中医药联合会老年医学专业委员会副主任委员

中国中西医结合养生与康复专业委员会副主任委员　李跃华

中国中医科学院老年医学研究所副所长

目　录

第1章

老年退行性疾病概论

一、老年退行性疾病的定义

老年退行性疾病是指与年龄增长相关的疾病,人体的细胞、组织、器官所发生的一种异常改变,简称"老化"。人体要经历从幼年到成年再到老年的生长发育过程,发育成熟为20岁左右,随着年龄的增长或者负荷过重,细胞、组织、器官就会慢慢衰老,表现最明显的是神经系统与骨骼系统。

二、老年退行性改变的机制

退行性改变由细胞和组织内逐渐积累的各种不同分子缺陷所驱动。这些缺陷自胚胎期开始显现。在生命初期,每个细胞的平均受损程度与受影响的细胞数量都较低。随着时间的推移,问题不断出现,最终导致与年龄有关的组织和器官功能障碍(图1-1),这一概念表述了生命过程的基本机制。退行性改变是一个渐进的过程,始于生命初期并缓慢发展,而不是一个始于中期止于晚期的独特阶段。

1. 退行性改变的生物学特性 退行性改变是不同层次的多种机制综合作用过程,它包括多种分子和细胞损伤及相应的各种保护和修复机制。

(1)端粒:端粒在一些组织(如淋巴细胞、血管内皮细胞、肾、肝)中随正常老化而缩短,在许多体细胞组织中,端粒与细胞分裂能力

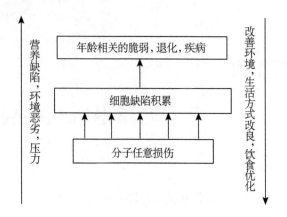

图 1-1　衰老机制

注:长期积累的分子损伤导致缺陷细胞比例上升推动了退行性改变进程。随着缺陷日益加重,影响组织和器官的功能,导致虚弱、躯体活动障碍和疾病。营养不良、恶劣环境及压力使得分子受损的速度加快。DNA 修复和抗氧化剂等内在的维护机制,可以减缓分子和细胞受损的累积率

随年龄增长而下降有关。许多证据表明,退行性改变和死亡与端粒长度密切相关,并且在某些疾病状态下端粒的缩短更加明显。例如,血管性痴呆患者端粒过早缩短。因此,端粒缩短有可能作为压力所致疾病的预后指标和早期压力暴露的一个通用指标。

(2)线粒体:退行性改变与随年龄不断累积的线粒体 DNA 缺失和点突变密切相关。细胞和组织能量生成逐步下降由与年龄相关的线粒体受损组分的增加所导致。已有报道,随着年龄的增长,人的肌肉和大脑中细胞色素 C 氧化酶(COX)缺陷细胞发生与线粒体 DNA 突变频率的增加有关。

(3)蛋白质:一定程度的蛋白质分子损伤及错误蛋白质的积累也会导致白内障、帕金森病和阿尔茨海默病这些退行性疾病。有证据表明,蛋白质降解机制本身随老化而功能退化,随着年龄

增长,单个蛋白质分子遭到破坏,其清除速度也减慢。

(4)氧化损伤:自由基是机体自身利用氧生成细胞能量时的副产品。自由基对细胞 DNA 主要损伤在于:①损伤细胞核染色体 DNA 导致细胞功能受损;②破坏端粒,端粒是 DNA 保护性结构;③损伤细胞内线粒体 DNA,即产能细胞器导致能源生成受阻。

(5)DNA 损伤和修复:DNA 损伤易致细胞的 DNA 序列永久性改变,因此 DNA 损伤在细胞内分子损伤的整个积累过程中发挥作用。细胞发生突变的原因可能一方面是活性氧(reactive oxygen species,ROS)损害的结果,另一方面是来自细胞分裂时形成的固定性错误。大量研究报道表明,年龄与其他形式 DNA 损伤的增加和体细胞突变有关,指出决定 DNA 修复能力的重要因素是细胞和分子水平退行性速度。在细胞对 DNA 损伤的即刻应答中起着关键作用的是多聚 ADP 核糖聚合酶-1(PARP-1)。源自长寿物种细胞的 PARP-1 活性水平比短命物种细胞的要高,同样,保持健康情况大致良好的百岁老人比一般人群具有更强的聚 ADP 核糖基化能力,提示 PARP-1 活性与物种的寿命呈显著正相关。

2. 遗传与非遗传因素对退行性改变的影响　寿命的长短由许多基因决定,基因表达谱分析发现有 300 多个基因表达水平的改变似乎是受 daf-16 的调控,而 daf-16 是一种寿命调控因子,该发现有助于人类更好地了解衰老的原因。daf-16 调控的基因可以分为三类:第一类是对机体生存至关重要的编码抗微生物蛋白的基因;第二类含有大量应激反应基因,包括抗氧化酶基因;第三类由其他各种基因组成,包括非遗传基因。

寿命遗传控制的实现是依靠其独自的维护和修复系统的众多机制的阵列组合。掌控该错综复杂体系的可能是一种专司对环境质量感应性的基因阶层,如对新陈代谢的调整(图 1-2)。目前许多在非人类动物模型上进行的遗传和非遗传因素对退行性疾病影响的研究发现已延伸到人类健康和疾病领域。

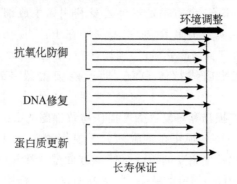

图 1-2　决定寿命基因调控的体细胞和组织修复通路

注:体细胞及组织保养和修复中各个通路的遗传规律决定
寿命的基因调控。这些通路包括抗氧化防御、DNA 修复和蛋白
质更新。因保养和修复过程不完善而引起的年老体弱、残疾和
疾病发生之前,自然选择现象协调着这些机制以获得大致相当
的"寿命保证"期限

　　通过对百岁长寿老人家族的研究,发现遗传因素在个体高龄
化群体中的确发挥了重要作用。百岁老人的兄弟姐妹更可能成
为百岁老人,这些影响还延伸到家庭的其他成员。一个初步的异
质性队列研究的阳性结果表明,那些拥有耐久性体细胞和抗病遗
传基因的人,幸存下来的人群数量更大,也活得更长。一些候选
基因的研究验证了这样一种假说,与年轻组相比,百岁老人可能
更普遍拥有能够降低疾病风险或改进机体维护的特殊等位基因。

　　3. 免疫与退行性疾病　免疫退行性变是指免疫系统随着年
龄增长而发生明显相关的特征性变化。各类细胞被特征性变化
所影响,包括造血干细胞、胸腺的淋巴祖细胞及胸腺本身内在的
诸多细胞,同时也涉及发育成熟的外周血液淋巴细胞和天然的免
疫系统各类分子及次级淋巴样器官。机体对感染疾病的易感性

被免疫学变化提高,引发更严重的症状,预后更差,并且预防接种的保护效应被降低。

随着年龄增长,在骨髓中的造血组织总量减少。激素产物的变化和造血组织微环境的改变影响了造血干细胞谱系定型和自我更新。造血干细胞本身也受到退行性的影响,如已知的端粒缩短的影响。这两种作用共同结合的结果是造血干细胞随着机体年龄增长而变得更少,并且导致其功能减弱。

检验免疫退行性变的标志之一是胸腺退化。胸腺退化的特征为腺体体积总体缩小。同时脂肪组织取代功能皮质区和髓质区组织,这些变化起于生命早期,至 40－50 岁几乎全部被脂肪组织替代。然而,对于因增龄发生周围免疫细胞的变化被相关的胸腺退化影响,其综合作用如何有待进一步确定。

许多种属都存在随着机体衰老其亚临床炎症过程逐渐增加。已有一些研究表明,老年人群血浆中白细胞介素-6(IL-6)、白细胞介素-1β(IL-1β)及肿瘤坏死因子-α(TNF-α)的浓度升高,这些因子被作为预测功能残疾和死亡危险性的标志物。这种渐进性前炎症状态被称为炎症性衰老。这种慢性炎症过程可能支持衰老相关性疾病的发生发展,如骨质疏松、神经性退行性病变、动脉粥样硬化。

随着退行性变的发生,抗原加工过程和抗原递呈及有限的初始 T 细胞库的损伤使机体对肿瘤抗原的识别能力下降,结果使肿瘤的发生率升高。肿瘤通常表达 fas 配体(FasL),其与淋巴细胞表面的受体(FasR)相互作用,诱导对肿瘤有攻击作用的 T 细胞凋亡。而衰老的细胞 FasR 表达增高,所以在老年浸润性肿瘤 T 细胞被更有效地杀死,结果使肿瘤得以生长。因此,各种癌症发生增多可能与免疫退行性变有关联。

4. 炎症与退行性疾病 近年来许多老年医学研究发现,炎症的血清标志物与衰弱、慢性病恶化、残疾及病死率都有很强的关联性。

随着年龄增长及细胞循环周期的次数增加,许多细胞产生退行性特征,包括失去凋亡的能力或失去再增殖能力,改变了基因的表达与细胞功能(或细胞功能失调),从而增加了炎症细胞因子的分泌。许多种细胞被发现具有这些退行性特征,包括内皮细胞、脂肪细胞、成纤维细胞和免疫系统细胞,从而导致老龄相关的机体构成成分改变,使脂肪细胞激活,进而使取代了代谢活跃的肌肉或纤维组织,致新陈代谢减慢。这些脂肪细胞更容易分泌促进炎症信号产生的 TNF-α 和 IL-6。随着年龄增长,氧自由基水平增加,因为一方面随年龄增长而抑制自由基相关的酶减少了,另一方面氧自由基产物却在不断增加。这些自由基都有刺激 NF-κB 信号转导级联反应倾向,导致炎症介质生成。这些因子既能激活炎症,又更容易使老年人发生循环中炎性介质如 IL-6 水平缓慢上升。此外,脱氢表雄酮硫酸盐(DHEA-S)、睾丸激素和雌激素下降与增龄有关,而且在活化炎症方面也起着重要作用。

完全与年龄相关的各种变化引起炎症通路慢性活化,老年人常发生的许多慢性疾病都能活化炎症通路,这些慢性疾病包括那些已知的炎症性疾病,诸如活动性风湿性关节炎、多肌痛风湿病及大多数癌症。许多常不考虑炎症性疾病的慢性病,包括肾衰竭、充血性心力衰竭及动脉粥样硬化性血管疾病也能引起炎症介质的产生。这些疾病与衰老相关的细胞类型改变及氧化应激共存,这些可能是引起许多老年人血清中可测得的炎症介质水平升高的重要因素。

因此,对于炎症与衰老的进一步研究必将有益于更好地了解和认识分子的改变与疾病发生的关系及如何尽可能减轻炎症,延缓衰老。

三、老年人各系统生理功能变化

1. 神经系统　随年龄增长,脑细胞数减少,脑组织萎缩。人出生后脑神经细胞停止分裂,20 岁后,每年随其种类、存在部位等不同而选择性减少 0.8%。60 岁时小脑皮质神经细胞减少 25%，大脑皮质神经细胞数减少 20%～25%，70 岁以上老年人神经细胞总数减少可达 45%，脑膜增厚、脑室扩大、脂褐素沉积增多阻碍细胞的代谢、脑动脉硬化、血循环阻力增大、脑供血减少致脑软化，约半数 65 岁以上的正常老年人的脑部都可发现缺血性病灶。

　　老年人脑内多种神经递质的功能皆有所下降，导致老年人注意力不集中、睡眠不佳、健忘、智力减退，精神性格改变、痴呆等；脑神经突触数量减少发生退行性变，神经传导速度减慢，导致老年人对外界事物反应迟钝，动作协调能力下降，动作迟缓，运动震颤。随增龄自主神经变性，功能紊乱，导致生长发育和繁殖、气体交换、物质吸收与排泄、体液循环等内脏器官功能活动平衡失调，老年人触觉、本体觉、视觉、听觉的敏锐性均下降，味、嗅的阈值明显升高，向中枢传导的信号明显减少，从而使老年人的劳动能力下降。

　　老年人神经系统退行性变导致其独特的生理特征：①情绪不稳定，易患精神疾病。②近期记忆力下降，对新鲜事物不敏感，想象力差。③性格改变，由外向转为内向性格。这与大脑皮质额叶退化有关。④行为改变，老年人会出现一些如儿童的行为。由于大脑皮质的衰变，受皮质控制的皮质下部的本能活动占优势。

　　2. 骨骼系统　骨骼系统由肌肉、肌腱、韧带、软骨和骨等组成，退行性相关改变会出现在骨骼疾病中。在老年人中，骨骼组织中的老化改变可以引起许多慢性表现。

　　随着年龄的增长，常见关节软骨表面的纤维形成，尤其在没有半月板覆盖的胫骨上和髌骨嵴。这些表现为早期骨关节炎。近年，磁共振对老年人膝关节的检查结果发现，同一部位关节软骨的损害与半月板的损害密切相关，半月板的损害可以进一步预测软骨的丢失。随着时间的推移，软骨细胞的数量有轻微下降。相关研究一致发现，软骨中年龄相关的水合作用减少解释了膝关节软骨变薄的现象。随着年龄增长，软骨中胶原蛋白的结构和功能存在一些重要变化,胶原交联增加致胶原网格变得僵硬,钙化程度变重。

随着衰老发展,骨骼肌数量和质量下降,收缩性力量下降最终导致肌无力。在老龄量化肌肉性能的下降得到研究显示,未受过训练和训练有素的个人身上,其肌肉性能水平的下降率上两组人是相似的。这些结果表明,年龄相关的肌肉性能下降的发生是肯定的,并且体力活动的减少进一步促进这一过程。此外,肌无力是跌倒的危险因素,也增加了摔倒引起骨折的风险。

确定与骨骼肌损伤老化有关的因素有:①神经元改变:脊髓运动神经元包括神经元数量减少,细胞缩小;轴突流改变;神经肌肉传递改变:包括神经末端数目减少、神经递质释放减少、乙酰胆碱受体数目减少。②原发性骨骼肌肉改变:包括收缩引起的损伤、肌肉信号转导改变(营养因子/激素抵抗)。③神经-肌肉结合机制:包括肌肉减少、兴奋-收缩解偶联。④一般机制:包括氧化应激、线粒体脱氧核糖核酸突变、年龄相关血管病变。

随着个体的老化,小梁骨、皮质骨、骨髓会发生明显变化;成骨细胞生成减少,导致成骨细胞前体数量减少。除了细胞的变化,钙调激素有两个主要变化影响老化的骨骼。维生素 D 水平随着年龄增长而下降且使钙吸收减少。皮肤随着增龄的变化 7-脱氢胆固醇减少,即胆钙化醇(维生素 D_3)前体的数量减少,也降低了它的转换率。

总之,年龄相关骨丢失是由细胞水平的变化包括成骨细胞生成减少、寿命缩短及激素变化引起的。

四、老年退行性疾病的分类与临床特点

老年退行性疾病主要包括两类:①老年神经系统退行性疾病,主要有老年性痴呆、老年性抑郁症、帕金森病;②老年骨骼退行性疾病,主要有骨质疏松症、退行性关节炎、颈椎病、腰椎病。

由于各个系统的生理功能密切地相互联系,因此老年退行性

改变不是组织和器官衰老的简单叠加,而是通过分子、细胞、组织、器官等不同层次之间的联系和整合而表现出复杂网络状过程。衰老引起的感受性降低,使老年人患病后出现不典型症状及体征,容易漏诊、误诊,造成诊断和鉴别诊断的困难,因此对老年人不能以患者的主观感觉作为临床病情判定的主要指标,必须严密观察客观体征,尤其对体温、脉搏、血压及意识的观察极为重要。老年退行性疾病,其生理变化与病理变化很难区分,往往起病隐匿,相当长时间内可无典型症状,处于亚临床状态,但当疾病发展到一定阶段,器官功能处于衰竭边缘时,一旦应激,病情可迅速恶化。老年退行性疾病发病时极易发生各种并发症,常见的并发症有神经及精神症状、感染、水电解质紊乱、多器官衰竭等,同时长时间卧床,易并发坠积性肺炎、血栓形成、压疮等。

老年退行性疾病的患病率、病因、病理、临床表现、诊断、治疗、预防等方面均有特殊之处。认真对待老年退行性疾病的特殊性,完善衰老的个体化评价及衰老程度分层,筛选出衰老的高危人群并进行干预,实现老年退行性疾病防治的"重心前移",将极有可能降低老年退行性疾病的患病率与致残率,显著减少巨额的医疗支出,实现人类"无疾而终"的梦想。

五、老年退行性疾病的中医理论

自古以来,我国人民认为"寿终正寝"为健康寿命的理想方式。真正的自然"老去"是人类的追求。中医药在中华五千年文明史中,对人民的健康和长寿做出了重要的贡献,而且对老年退行性疾病防治形成了独特的理论体系,产生了独具特色的中医老年医学和养生医学。中医把人的自然寿命称为"天年"。我国最早的医学典籍《黄帝内经》记载:"尽终其天年,度百岁乃去。"《尚书》曰:"一曰寿,百二十岁也。"《三元参赞延寿书》谓:"人之寿,天元六十,地元六十,人元六十,共一百八十岁。"在我国人民争取健康长寿的实践过程中,中医药起到了不可估量的作用。

1. **老年退行性疾病的中医病因** 老年退行性疾病发病的主要原因是脏腑痿瘁。《养老奉亲书》曰:"年老之人,痿瘁为常。"痿瘁有衰弱、颓败、老化、萎缩之意,简单地说就是出现了衰老现象。人体是一个有机的整体,脏腑与五体、五官、九窍之间存在着有机的联系,脏腑痿瘁,外表体窍也表现出衰老退化征象,衰老是人体脏腑组织、四肢百骸功能衰退的综合表现。

2. **老年退行性疾病的中医病机** ①正气不足,脏腑衰弱。老年人由于脏器虚衰、正气不足,机体对环境的适应能力弱,对疾病的抵抗力差,一旦调护失宜,则容易发生疾病。不仅如此,还常常多种疾病同时发作,故称之为"危若风烛,百疾易攻"。②虚实夹杂,以虚为主。脏腑虚损尤以肺、脾、肾最为多见,且往往是多脏亏损。实邪以食积、气滞、痰浊、瘀血较为多见。③起病隐匿,易于传变。老年发病与青壮年不同,典型症状不多,表现较为隐匿,如普通感冒,老年人正气不足,正邪交争不明显,往往没有出现典型的恶寒、发热等感冒症状,而是多表现为头晕、乏力、周身酸痛、食欲缺乏等全身症状。老年退行性疾病临床表现虽然较为隐匿,但变化却比青壮年迅速而复杂。老年退行性疾病具有易于伤正、传变、内闭、外脱等特点。老年人体质虚弱,正气不足,易于感邪而发病;患病后正难胜邪,邪气留滞,则正气愈加亏损;正气虚损,则邪气深入;正虚邪盛,在体内肆虐,伤气耗血,五脏六腑皆可受累,甚者阴阳之气不相维系,而见"阴阳离决"。

第2章

老年神经系统退行性疾病

第一节　老年性痴呆

老年性痴呆又称阿尔茨海默病(Alzheimer disease,AD),是一种中枢神经系统变性病,以认知功能缺损为核心症状,起病隐袭,病程呈慢性进行性,主要表现为渐进性记忆障碍、认知功能障碍、人格改变及语言障碍等神经精神症状,严重影响社交、职业与生活功能。其诊断依靠临床表现、实验室检查、辅助检查及特殊检查进行综合判定而确定。

一、西医诊断

(一)临床表现

1. 记忆障碍

(1)近记忆障碍:患者不能记忆当天发生的日常琐事,记不得刚做过的事或讲过的话,忘记少用的名词、约会或贵重物件放于何处,易忘记不常用的名字,常重复发问,以前熟悉的名字易搞混,词汇减少。远事记忆可相对保留,早年不常用的词也会失去记忆。

(2)遗忘状态:表现为近事遗忘,对 $1\sim2min$ 前做讲过的事情可完全不能记忆,易遗忘近期接触过的人名、地点和数字,为填补记忆空白,患者常无意地编造情节或远事近移,出现错构和虚构,学习和记忆新知识困难。即时记忆常可保持,短时和长时记忆不完整,但仍可进行某些长时间建立的模式。

2. **认知障碍**

(1)语言功能障碍:特点是命名不能、听与理解障碍的流利性失语,口语由于找词困难而渐渐停顿,使语言或书写中断或表现为口语空洞、缺乏实质词、冗赘而喋喋不休;如果找不到所需的词汇,则采用迂回说法或留下未完成的句子,如同命名障碍;早期复述无困难,后期困难;早期保持语言理解力,渐渐显出不理解和不能执行较复杂的指令,口语量减少,出现错语症,交谈能力减退,阅读理解受损,朗读可相对保留,最后出现完全性失语。

(2)视空间功能受损:可早期出现,表现为严重定向力障碍,在熟悉的环境中迷路或不认家门,不会看路标,不能区别左、右;在房间里找不到自己的床,辨别不清上衣和裤子及衣服的上下和内外,穿外套时手伸不进袖子;不能描述一地与另一地的方向关系,不能独自去以前常去的熟悉场所;后期连最简单的几何图形也不能描画,不会使用常用物品或工具如筷子、汤匙等,仍可保留肌力与运动协调。

(3)失认及失用:可出现视失认和面容失认,不能认识亲人和熟人的面孔,也可出现自我认识受损,产生镜子征,患者对着镜子里自己的影子说话。可出现意向性失用,每天晨起仍可自行刷牙,但不能按指令做刷牙动作;也可出现观念性失用,不能正确地完成连续复杂的运用动作。

(4)计算力障碍:常弄错物品的价格、算错账或付错钱,最后连最简单的计算也不能完成。

3. **精神障碍** 情绪改变,情感淡漠、焦虑不安、兴奋、欣快和失控等,主动性减少,注意力涣散,白天自言自语或大声说话,害怕单独留在家中,少数患者出现不适当或频繁发笑。思维、人格改变,部分患者出现如幻觉、错觉、片段妄想、虚构、古怪行为、攻击倾向及个性改变等,如怀疑自己年老虚弱的配偶有外遇,怀疑子女偷自己的钱物或物品,把不值钱的东西当作财宝藏匿,不合情理地改变意愿,持续忧虑、紧张和激惹,拒绝老朋友来访,言行失控等。多数患者失眠或夜间谵妄。

4. 异常行为 早期患者仍保持通常仪表,遗忘、失语等症状较轻时患者活动、行为及社会交往无明显异常;严重时表现为不安、易激惹或少动,不注意衣着,不修边幅,个人卫生不佳;后期仍保留习惯性自主活动,但不能执行指令动作。

(二)实验室检查

1. 血液学检查 血液的实验室检查是痴呆患者总体筛查的重要组成部分。主要用于发现存在的伴随疾病或并发症、发现潜在的危险因素、排除其他病因所致痴呆。包括血常规、电解质、生化、维生素 B_{12}、叶酸水平、甲状腺功能等指标。对于高危人群或提示有临床症状的人群应进行梅毒、人体免疫缺陷病毒等血清学检查。

2. 脑脊液检测 脑脊液细胞计数、蛋白质、葡萄糖和蛋白电泳分析:血管炎、感染或脱髓鞘疾病疑似者应进行检测。快速进展的痴呆患者应行 14-3-3 蛋白检查,有助于朊蛋白病的诊断。

脑脊液 β 淀粉样蛋白、Tau 蛋白检测:AD 患者的脑脊液中 β 淀粉样蛋白($A\beta42$)水平下降(由于 $A\beta42$ 在脑内沉积,使得脑脊液中 $A\beta42$ 含量减少),总 Tau 蛋白或磷酸化 Tau 蛋白升高。研究显示,$A\beta42$ 诊断的灵敏度为 86%,特异性为 90%;总 Tau 蛋白诊断的灵敏度为 81%,特异性为 90%;磷酸化 Tau 蛋白诊断的灵敏度为 80%,特异性为 92%;$A\beta42$ 和总 Tau 蛋白联合诊断 AD 与对照比较的灵敏度可达 85%~94%,特异性为 83%~100%。这些标记物可用于支持 AD 诊断,但鉴别 AD 与其他痴呆诊断时特异性低。目前尚缺乏统一的检测和样本处理方法。

3. 基因检测 可为诊断提供参考。淀粉样蛋白前体蛋白基因 APP、早老素 1、2 基因 PS1、PS2 突变在家族性早发型 AD 中占 50%。载脂蛋白 $ApoE_4$ 基因检测可作为散发性 AD 的参考依据。

（三）辅助检查

1. **神经心理学及量表检查** 对痴呆的诊断与鉴别有意义，常用简易精神状态检查量表（MMSE）、韦氏成人智力量表（WAIS-RC）、临床痴呆评定量表（CDR）和 Blessed 行为量表（BBBS）、日常生活能力评估（ADL）量表及痴呆抑郁量表（CSDD）等，神经心理测试可确定记忆、认知、语言及视空间功能障碍的程度，建立痴呆的诊断，Hachinski 缺血积分（HIS）量表用于与血管性痴呆的鉴别。

（1）简易精神量表（MMSE）：内容简练，测定时间短，易被老年人接受，是目前临床上测查本病智能损害程度最常见的量表。该量表总分值数与文化教育程度有关，若文盲≤17 分，小学程度≤20 分，中学程度≤22 分，大学程度≤23 分，则说明存在认知功能损害，应进一步进行详细神经心理学测验包括记忆力、执行功能、语言、运用和视空间能力等各项认知功能的评估。

（2）日常生活能力评估：如日常生活能力评估（ADL）量表可用于评定患者日常生活功能损害程度。该量表内容有两部分：一是躯体生活自理能力量表，即测定患者照顾自己生活的能力（如穿衣、脱衣、梳头和刷牙等）；二是工具使用能力量表，即测定患者使用日常生活工具的能力如打电话、乘公共汽车、自己做饭等。后者更易受疾病早期认知功能下降的影响。

（3）行为和精神症状（BPSD）的评估：Cornell 痴呆抑郁量表（CSDD）侧重评价痴呆的激越和抑郁表现，15 项老年抑郁量表可用于 AD 抑郁症状评价。而 CSDD 灵敏度和特异性更高，但与痴呆的严重程度无关。

2. **脑电图（EEG）** 脑电图对鉴别正常老化与痴呆具有一定的实用价值。AD 患者 90％脑电图异常，EEG 表现为 α 波节律减慢、不规则、消失或波幅下降。但 14％的患者在疾病早期 EEG 正常。EEG 用于 AD 的鉴别诊断，可提供朊蛋白病的早期证据，或提示可能存在中毒-代谢异常、暂时性癫痫性失忆或其他癫痫疾病。

3. 诱发电位(EP)和事件相关电位 ERP　诱发电位和事件相关电位检测认知功能损害较为敏感,ERP 对于痴呆的诊断具有潜在临床价值。闪光视觉诱发电位(VEP)中的 P2 成分和事件相关电位中的 P300 和 N400 是痴呆认知功能评价中较常用的检查。闪光 VEP 中的 P2 成分在 AD 患者中可选择性延长。AD 患者可能存在视觉系统的变性损害,因而可能出现视觉诱发电位的异常。

4. 经颅多普勒超声　经颅多普勒超声(TCD)能通过测定颅内血管内血流速度和搏动指数等参数,来反映脑血流和脑血管的状态。与正常相比,AD 患者颅内血流速度减慢、搏动指数增高、脑血管反应性减弱。多模式超声检查可检测出全脑血流量、全脑循环时间和全脑血容量。

(四)特殊检查

1. 脑 CT　在弥漫性脑萎缩的 CT 诊断中,颞叶和海马萎缩、下角扩大(横径>7.7mm)有助于 AD 患者与正常脑老化的鉴别。脑 CT 可排除如由脑积水、慢性硬膜下血肿、脑肿瘤和脑梗死等所致与 AD 相似的痴呆等症状和临床病程的器质性脑病。AD 于早期其脑 CT 可能正常。AD 是海马型痴呆,尸检和 CT 可见海马萎缩。海马萎缩与早期记忆损害有关,这预示可能发生 AD。因此,CT 示海马萎缩可作为早期诊断的标志。

2. 脑 MRI　脑 MRI 可提供大脑结构性改变新的诊断信息。AD 患者的 MRI 结构影像学检查主要针对脑萎缩进行测量,有目测、线测和体积测量三种方法。目测及线测简单易行快速,体积测量则更为准确。MRI 功能影像学(fMRI)用于研究脑生理功能。研究显示,AD 患者颞顶叶的相对血容量显著降低,其敏感性与特异性与 SPECT 和 PET 大致相当。MR 波谱(MRS)能研究活体特定区域脑组织的代谢状态。

3. 正电子发射断层摄影术(PET)　PET 可通过无创性探测

生理性放射性核素在机体内的分布,检测痴呆患者脑血流、葡萄糖代谢的改变及多巴胺转运蛋白、5-HT 受体、乙酰胆碱酯酶等在脑内的活性。AD 代谢障碍远在神经影像学发现形态学改变之前就已出现,可引起记忆和认知改变。典型的代谢降低区域是突出地分布在顶颞联系皮质,此后是额叶皮质。不影响原始皮质、基底核、丘脑和小脑。随疾病的进展,颞顶和额联系区的特征区域葡萄糖脑代谢率降低会进一步恶化,与痴呆严重程度相关。

4. 单光子发射计算机断层摄影术(SPECT)　SPECT 能评估脑的血流灌注。研究证明,AD 的脑血流恒定地减少,其减少程度与痴呆严重程度相关。AD 患者主要表现为双侧对称性颞顶叶血流灌注降低。与 PET 相比,SPECT 脑显像分辨率较低,其对痴呆诊断的敏感性和正确性低于 PET。

(五)诊断

老年性痴呆的诊断首先要明确是否为痴呆,然后明确是否为老年性痴呆。本文采用 2007 年美国国立老化研究所与阿尔茨海默病协会诊断指南写作组修订的 NINCDS-ADRDA 标准的新 AD 诊断标准,如下。

1. 痴呆的标准　核心临床标准为:当有如下认知或行为神经、精神的症状时即可诊断痴呆:①工作能力或日常生活功能受到影响。②比以往的功能和执行力水平有所下降。③无法用谵妄或主要精神障碍解释。④通过联合以下两者来检测和诊断患者的认知损害:A. 来自患者和知情人的病史采集;B. 客观的认知评价——简单的精神状态检查或神经心理学测验。当常规的病史和简易精神状态检查结果不足以形成确凿的诊断时,应进行全面神经心理学测验。⑤包括以下至少两个领域的认知或行为损害:A. 学习并记住新信息的能力受损。症状包括:重复问题或谈话,乱放个人财物,忘记重要事件或约会,在一个熟悉的路线上迷路等。B. 推理能力和处理复杂任务的能力受损,判断力差。症状包括:对安全隐患的理解力差,无法管理财务,决策制订能力差,无法规划复杂或连续的活动。C. 视空间功能受损。症状包括:不能识别面孔或常见物品,尽管视力很好仍不能通过直接观察找到物品,不能操作简单的工具,穿衣定向障碍等。D. 语言功能受损(说、读、写)。症状包括:说话时找词困难、犹豫不决,语音、拼写或书写错误。E. 人格、行为或举动改变。症状包括:异常的情绪波动如激动不安、动机缺乏、淡漠、失去动力、回避社交、对以往活动的兴趣减低、失去同情心或强迫观念行为、同社会相悖的行为等。

2. **很可能的 AD 痴呆**　核心临床标准为:当患者有以下情况时,即可诊断很可能的 AD 痴呆:①符合上述痴呆标准。②起病隐袭,症状在数个月至数年中逐渐出现,而不是数小时或数天突然发生。③通过报告或观察得到明确的认知损害的病史。④在病史和检查中,起始的和最突出的认知障碍在以下某一范畴中表现明显:A. 遗忘表现:最常见的 AD 痴呆的综合性表现。障碍应包括学习及回忆最近了解的信息受损。如前所述,至少还有 1 个其他认知领域中有认知功能障碍的证据。B. 非遗忘性表现:语言表现最突出的是找词困难,但其他认知领域也应存在障碍。视空间功能障碍表现最突出的是空间认知功能障碍,包括物体失认、面部识别受损、图像组合失认和失读。其他认知领域也应存在障碍。执行功能障碍最突出的是推理、判断和解决问题能力受损。其他认知领域也应存在障碍。⑤当有下列证据之一时不应诊断很可能的 AD 痴呆:A. 伴确凿的脑血管病。有与认知障碍起病或恶化暂时相关的卒中病史;存在多发或广泛脑梗死,或严重的白质病变。B. 有路易体痴呆的核心特征,与痴呆本身不同。C. 行为变异性额颞叶痴呆的显著特征。D. 语义变异性原发性进行性失语或非流利变异性原发性进行性失语的显著特征。E. 有同时发生的、活动期的神经系统疾病,或非神经系统的医学共病,或有对认知功能造成重大影响的药物应用的证据。

二、中医诊断

(一)病因诊断

1. **肾精亏虚**　痴呆多发于老年之人,年老在痴呆发病中占重要地位。脑为元神之府,神机之源,肾主骨生髓通脑,年老体衰,肾精日亏,脑髓失养而消减,脑髓空虚则记忆减退,愚笨呆傻,发为痴呆。《灵枢·天年》曰:"八十岁,魂魄离散,故言善误。"王清任曰:"高年无记性者,脑髓渐空。"《辨证录》谓:"人有老年而健忘者,近事不多记忆,虽人述其前事,犹若茫然,此真健忘之极也,人以为心血之涸,谁知是肾水之竭乎。"

2. **脾肾亏虚**　脾为后天之本,肾为先天之本,年老之人脏腑虚衰,常以脾肾俱虚多见,脾虚日久则先天之精不足,肾虚日久则后天之精不足,先后天之精不能上奉于脑,神明失养则神情涣散,呆滞善忘。《千金翼方》曰:"人年五十以上阳气日衰,损与日至,心力渐退,忘前失后,兴居怠惰。"

3. **阴虚火旺**　乙癸同源,肾精亏虚日久可损及肝阴,肝阴血亏虚日久可损及肾阴,肝肾不足,则肝阳易亢,肝风易动,扰及神明。或肝肾阴虚,虚火内生,阴虚火旺,上扰神明,或忧思抑郁,日久化火,耗伤阴精,上扰神明。心肾相交,则肾水不寒,心火不亢;心肾不交,肾精亏虚,则肾水不能上济心火,则心火偏亢,上扰神明,可发为痴呆。

4. **痰浊蒙窍**　脾虚水湿内停,肥胖痰湿内盛。久食肥甘厚味,痰浊内生,或七情所伤,肝气久郁,克伐脾土,或久病积劳,脾失健运,聚湿生痰,上扰清窍,脑髓失聪,而形成痴呆。《石室秘录》亦曰:"呆病……实亦胸腹之中无非痰气……痰势最盛,呆气最深。"《医林绳墨》也指出:"有问事不知首尾,作事忽略而不记者,此因痰迷心窍也,宜当清痰理气,而问对可答,用之牛黄清心丸……若痴若愚,健忘而不知事体者,宜以开导其痰,用之芩连二陈汤。"张锡纯则言:"痰火上泛,痰塞其心与脑相连窍络,则致心脑不通、神明昏乱。"

5. **气滞血瘀**　"血脉和利,精神乃居。"七情内伤,忧思抑郁,肝气瘀滞,气滞血瘀,或痰浊水湿、心肝火郁,阻滞气血,血脉瘀滞,上阻清窍,脑髓失养,神机失用,而发痴呆。《医林改错》曰:"凡有瘀血也,令人善忘。"《类证治裁》云:"若血瘀于内,而善忘如狂。"

(二)病机诊断

1. **发病**　老年痴呆发于老年人,以起病缓慢,进行性加重为特点。初见记忆减退,近事善忘,渐至神情淡漠或精神错乱,性格改变,远事亦忘,不能识亲人,生活不能自理等。

2. **病位**　老年痴呆病位在脑,与心、肝、脾、肾四脏功能失调相关,尤与肾虚关系密切。

3. **病性**　老年痴呆为本虚标实,虚实夹杂。本虚即脏腑虚衰,包括精神、气血、阴阳等正气的衰少,以肾精亏虚为主,可累及肝、脾、心等脏,而致两脏或多脏俱虚。标实主要是痰浊、瘀血为主,二者可同时并见而成痰瘀内阻,痰浊、瘀血蕴积日久则酿化成毒,毒邪以败坏形体为主。

4. **病势**　本病一般病势徐缓,逐渐加重,偶有进展迅速者。根据病情可将痴呆分为轻度、中度、重度。轻者可见神志淡漠,少言寡语,反应迟钝,善忘;重者常表现为闭门独居,终日不语,或自私固执,不修边幅,举止失当,苦笑无常,不知饥饱,生活不能自理。

5. **病机转化**　本病的发病机制是脏腑虚衰,痰浊瘀血内生,化毒为害,脑失所养,神机失用。在早期轻、中度痴呆中,本虚以肾精亏虚为主,标实以痰浊或瘀血为主,此期经辨证论治可使诸症减轻,延缓疾病进程。至晚期重度痴呆,本虚除肾精亏虚外,多累及肝、脾、心等脏,而成肝肾阴虚,或脾肾两虚,或心肾同病,标实则以邪毒为主,可有痰毒、瘀毒、火毒等不同性质之毒,其共同特点是败坏脑络、脑髓,故此期缠绵难愈,且易变生他病而呈呆狂并作或呆癫并作。

基本病机为脑减髓消,痰瘀阻窍,火扰神明,神机失用;其证候特征以阴阳精气亏虚为本,以痰瘀痹阻脑窍邪实为标。其病性不外乎虚、痰、瘀、火。虚指脏腑虚损、肾精亏虚、气血不足,脑减髓消;痰指痰浊内生,蒙蔽清窍;瘀指血脉不利,瘀血阻窍;火指虚火偏亢,扰乱神明为主。

老年性痴呆初起多以虚为主或以实为主,日久虚实夹杂,痰瘀交结,浊毒内生,脑髓败坏而为难治之候。

(三)辨证分型

1. 髓海不足证　神情呆滞,反应迟钝,远近无记,言不达意,失认失算等呆傻之症,伴有怠惰思卧,头晕耳鸣,发脱齿落,骨软萎弱,行走艰难,舌淡苔白,脉沉细弱,两尺无力。

2. 脾肾阳虚证　表情呆滞,沉默少言,记忆匮乏,失认失算,口齿含糊,行动迟缓,神思不敏等愚笨之症,伴有倦怠乏力,腰膝酸软,四肢不温,纳呆流涎,腹胀便溏,或遗精遗尿,舌淡体胖,苔白滑,脉沉弱无力。

3. 阴虚火旺证　表情呆钝,双目少神,沉默少语,善忘善惑,伴颧红盗汗,眩晕耳鸣,肌肤不荣,筋惕肉瞤,舌瘦色红少苔,脉沉弦细。

4. 痰浊阻窍证　呆钝遗忘,口多流涎,或苦笑无常,情感淡漠,喃喃自语,或终日无语,哭笑无常,伴倦怠思卧,头重如裹,胸脘痞满,纳呆,舌淡苔腻,脉濡滑。

5. 气滞血瘀证　神情呆滞,反应迟钝,记忆减退,言语謇涩等呆笨之症,伴肌肤甲错,两目晦暗,口干不欲饮,久病反复加重,或头痛如刺,舌质紫黯有瘀斑、瘀点,苔薄白,脉细涩。

三、西医治疗

由于 AD 的病因及发病机制未明,治疗尚无特效疗法,以对症治疗为主。包括药物治疗改善认知功能及记忆障碍;对症治疗改善精神症状;良好的护理延缓病情进展。药物和康复治疗以改进认知和记忆功能,保持患者的独立生活能力,提高生存质量为目的。

(一)药物治疗

1.胆碱酯酶抑制药　该类药物改善 AD 认知功能的效果最为肯定。

胆碱酯酶抑制药增加突触间隙乙酰胆碱含量,是现今治疗轻、中度 AD 的一线药物。研究表明,胆碱酯酶抑制药除抑制胆碱酯酶外,另与作用于淀粉样蛋白前体代谢及分泌酶、抗 A 细胞毒作用、抗氧化、抗自由基损伤作用有关。主要包括多奈哌齐、卡巴拉汀、加兰他敏和石杉碱甲。

(1)盐酸多奈哌齐:属六氢吡啶衍生物,为选择性脑内乙酰胆碱酯酶抑制药。它可通过增强胆碱能神经的功能发挥治疗作用。它可逆性地抑制乙酰胆碱酯酶对乙酰胆碱的水解,从而提高乙酰胆碱的浓度。随着病程的进展,功能完整的胆碱能神经元渐趋减少,多奈哌齐的作用可能会减弱。目前尚无证据表明多奈哌齐可以改变痴呆的基础病程。用于轻度或中度阿尔茨海默型痴呆症状的治疗。初始用量每次 5mg(1 片),每日 1 次,睡前服用;并至少将初始剂量维持 1 个月以上,才可根据治疗效果增加剂量至每次 10mg(2 片),仍每日 1 次。最大推荐剂量为每日 10mg。停止治疗后,盐酸多奈哌齐的疗效逐渐减退,中止治疗无反跳现象。对于肾功能不全及轻度至中度肝功能不全者,盐酸多奈哌齐的清除不受影响。常见不良反应包括:恶心、腹泻、失眠、呕吐、肌肉痉挛、乏力、倦怠与食欲缺乏,症状通常轻微且短暂,不必调整剂量,连续服药症状可缓解。较少见的不良反应包括头痛、头晕、精神紊乱(幻觉、易激惹、攻击行为),体重减轻,视力减退,胸痛,关节痛,抑郁,多梦,嗜睡,皮疹,胃痛,胃肠功能紊乱,尿频或无规律。报道的极少不良反应有昏厥、心动过缓或心律失常,窦房传导阻滞、房室传导阻滞,心脏杂音,癫痫或黑粪。

(2)重酒石酸卡巴拉汀(利斯的明、利伐的明、艾斯能):是一种氨基甲酸类脑选择性乙酰胆碱酯酶抑制药,通过延缓功能完整的胆碱能神经元对释放乙酰胆碱的降解而促进胆碱能神经传导。动物实验结果表明,重酒石酸卡巴拉汀能选择性增强脑皮质和海马等部位乙酰胆碱的效应。所以,可以改善阿尔茨海默病患者胆碱能介导的认知功能障碍。另外,胆碱酯酶抑制药可以减慢 β-淀粉样前体蛋白(APP)片段的形成。用于治疗轻、中度阿尔茨海默型痴呆的症状。服药方法:每日 2 次,与早、晚餐同服。起始剂量:1.5mg,每日 2 次。递增剂量:推荐起始剂量为 1.5mg,每日 2 次;如患者服用至少 2 周以后对此剂量耐受良好,可将剂量增至 3mg,每日 2 次;当患者继续服用至少 2 周以后对此剂量耐受良好,可逐渐增加剂量至 4.5mg,以至 6mg,每日 2 次。倘若治疗中出现不良反应(如恶心、呕吐、腹痛或食欲缺乏等)或体重下降,应将每日剂量减至患者能耐受的剂量为止。维持剂量:1.5～6mg,每日 2 次;获得最佳疗效的患者应维持其最高的且耐受良好的剂量。每日最高推荐剂量:6mg,每日 2 次。肾或肝功能减退患者服药不必调整剂量。常见不良反应为胃肠道反应,包括恶心(38%)和呕吐(23%),特别是在加量期。在临床试验中发现,女性患者更易于出现胃肠道反应和体重下降。

(3)氢溴酸加兰他敏:加兰他敏又称雪花莲胺碱,最早是在石蒜科植物石蒜或黄花石蒜等植物中提取分离得到的生物碱,属于具有较高选择性、竞争性及可逆性的乙酰胆碱脂酶抑制药,能透过血脑屏障,使受阻碍的神经肌肉传导恢复,改善各种末梢神经障碍的肌肉麻痹状态,具有独特的双重作用机制,能同时调节烟碱乙酰胆碱受体和抑制乙酰胆碱酯酶活性。加兰他敏在神经突触中,通过与乙酰胆碱竞争同胆碱酯酶的结合,阻断胆碱酯酶对乙酰胆碱的分解,以增加脑内乙酰胆碱的浓度,从而改善患者的学习、记忆和认知功能。用于治疗轻度至中度阿尔茨海默型痴呆症状。口服,每日 2 次,建议与早餐及晚餐同服。起始剂量:推荐剂量为每次 4mg,每日 2 次,服用 4 周。治疗过程中保证足够液体摄入。维持剂量:初始维持剂量为每次 8mg,每日 2 次,此剂量下,患者至少维持 4 周。医师在对患者临床疗效及耐受性进行综合评价后,可以将剂量提高到临床最高推荐剂量,每次 12mg,每日 2 次。不良反应:神经系统常见有疲劳、头晕眼花、头痛、发抖、失眠、梦幻。罕见有张力亢进、感觉异常、失语症等。胃肠系统有腹胀、反胃、呕吐、腹痛、腹泻、厌食及体重减轻、消化不良等。心血管系统可见心动过缓、心律失常。低血压罕见。血液系统:贫血可见,偶见血小板减少症。内分泌和代谢系统:偶见血糖增高,曾有低钾血症的报道。心绞痛和心动过缓的患者禁用;严重哮喘或肺功能障碍的患者禁用;重度肝损害者禁用;重度肾损害者禁用;机械性肠梗阻患者禁用。

(4)石杉碱甲:是从石杉属植物千层塔中分离提取的一种新生物碱,具有明显的抗胆碱酯酶作用。适用于良性记忆障碍,提高患者指向记忆、联想学习、图像回忆、无意义图形再认及人像回忆等功能,对痴呆患者和脑器质性病变引起的记忆障碍有改善作用。口服,每次 0.1~0.2mg,每日 2 次,疗程 1~2 个月,或遵医嘱。根据病情和药后反应,用量和疗程可酌情增减。每日剂量不得超过 0.45mg。

不良反应一般不明显,剂量过大时可引起头晕、恶心、胃肠道不适、乏力等反应,一般可自行消失,反应明显时减量或停药后缓解、消失。癫痫、肾功能不全、机械性肠梗阻、心绞痛等患者禁用。

2. 兴奋性氨基酸受体拮抗药　该类药物改善 AD 认知功能的效果最为肯定。

AD 脑内兴奋性氨基酸含量降低。N-甲基-D-天冬氨酸(NM-DA)受体开放是完成记忆长时程效应的一个重要环节。AD 时 NMDA 受体处于持续的轻度激活状态,导致记忆长时程效应缺失,认知功能受损,同时引发钙超载、细胞凋亡等兴奋性氨基酸毒性。兴奋性氨基酸受体拮抗药则对此过程有改善作用。盐酸美金刚是其中的代表性药物。

盐酸美金刚是一种电压依赖性、中等程度亲和力的非竞争性 NMDA 受体拮抗药。它可以阻断谷氨酸浓度病理性升高导致的神经元损伤。用于治疗中重度至重度阿尔茨海默型痴呆。成年人每日最大剂量 20 mg。为了减少不良反应的发生,在治疗的前 3 周应按每周递增 5 mg 剂量的方法逐渐达到维持剂量,具体如下:治疗第 1 周的剂量为每日 5mg(半片,晨服),第 2 周每日 10mg(每次半片,每日 2 次),第三周每日 15mg(早上服 1 片,下午服半片),第 4 周开始以后服用推荐的维持剂量每日 20 mg(每次 1 片,每日 2 次)。美金刚片剂可空腹服用,也可随食物同服。本品的不良事件总发生率与安慰剂水平相当,且所发生的不良事件通常为轻、中度。本品的常见不良反应(发生率低于 2%)有幻觉、意识混沌、头晕、头痛和疲倦。少见的不良反应(发生率为 0.1%～1%)有焦虑、肌张力增高、呕吐、膀胱炎和性欲增加。

3. **脑代谢增强药** 该类药物可能对痴呆治疗有效。

(1)吡拉西坦:增进脑细胞腺苷酸激酶活性,促进 ATP 的形成及转运,增加葡萄糖的利用,增加蛋白、酯类及 RNA 的合成。不良反应轻微,常见的有口干、食欲缺乏、睡眠欠佳等。

(2)茴拉西坦:能增强神经元突触内磷脂酶活性,并能激活脑细胞内腺苷酸激酶,增加脑内 ATP 含量,促进大脑半球的信息传递功能,临床有促进记忆作用,对多发性梗死性痴呆有一定的疗效。

(3)奥拉西坦:可促进磷酰胆碱和磷酰乙醇胺合成,促进脑代谢,透过血脑屏障,对特异性中枢神经通路有刺激作用,可改善智力和记忆。适用于轻、中度血管性痴呆、老年性痴呆及脑外伤等症引起的记忆与智能障碍。

其他还有普拉西坦、奈非西坦等。

4. **麦角衍生物** 该类药物目前尚无足够证据证明对痴呆有治疗作用。

(1)双氢麦角碱:改善脑神经传递,对多巴胺和 5-HT 受体有

兴奋效应和对 α 受体有阻断效应。改善受损的脑代谢功能,并缩短脑循环时间,引起脑电活动的改变。对脑衰老引起的各种精神退化和行为异常的表现,如头晕、头痛、注意力不集中、没有进取心、易忘症、缺乏主动性、抑郁、孤僻、生活不能自理有一定疗效。

(2)尼麦角林:可通过促进细胞介质-多巴胺的转换,起到刺激神经传导、改善精神情绪异常的作用并可通过促进蛋白的合成,改善脑细胞的新陈代谢,起到提高记忆力的作用。临床应用有改善脑动脉硬化及脑卒中后遗症引起的意欲低下和情感障碍,如反应迟钝、注意力不集中、记忆力衰退、缺乏意念、忧郁、不安等作用。新发心肌梗死、急性出血、严重的心动过缓、直立性调节血压功能障碍、出血倾向患者禁用。

5. 钙离子拮抗药 该类药物目前尚无足够证据证明对痴呆有治疗作用。

(1)尼莫地平:本品为第二代钙拮抗药。它可有效地调节细胞内钙离子的浓度,维持细胞的正常生理功能。此药有改善脑血流量和脑细胞代谢的作用。

(2)氟桂利嗪:在缺血状态下,可抑制脑血管收缩,增加红细胞变形能力,能防止因缺血等原因导致的细胞内病理性钙超载而造成的细胞损害。通过缓解血管痉挛,抑制血管收缩物质引起的持续性血管痉挛,减少神经细胞的损伤。

6. 影响自由基代谢的药物 该类药物主要包括具有抗氧化作用的维生素 E 和雌激素等,但目前尚无充分的证据证明治疗 AD 有效。

(1)维生素 E:有很强的抗氧化作用,可以保护机体免受自由基损伤,抗动脉粥样硬化,保护维生素 A、维生素 C 及微量元素硒的活性,延缓细胞因氧化而老化,消除脂褐素在细胞中的沉积,减缓细胞的衰老过程。

(2)雌激素:有抗氧化、减少淀粉样蛋白沉积对细胞损伤、促进神经元的修复、防止神经细胞死亡的作用。使用雌激素治疗老年痴呆症可以缓解患有老年痴呆症女性的症状,并可能延缓患者病情的发展。

7. 其他

(1)他汀类药物:是治疗高脂血症的药物,一些研究发现其能降低 AD 的发病率,但也有研究证明无此效果。

(2)非甾体抗炎药:可通过抑制与老年斑形成有关的炎症反应,如抑制小胶质细胞增生或干扰老年斑形成而延缓老年痴呆的发病。流行病学的研究提示,经常服用阿司匹林或消炎镇痛药物的老年人患 AD 和认知障碍的危险性明显降低。小剂量阿司匹林可以减缓老年痴呆症恶化,这可能因为阿司匹林具有增加脑血流量、防止血液凝固的作用。但尚无充分证据表明对 AD 有治疗效果。

(二)非药物治疗

1. 记忆、智力训练　对老年性痴呆患者来说,记忆与智力训练非常重要。这些训练包括:数字概念与计算能力训练;常识训练;社会适应能力训练;思维灵活性及逻辑联想训练,可利用拼图等帮助训练;分析和综合能力训练;理解和表达能力训练;记忆力训练,包括短时记忆、长时记忆等。

2. 怀旧干预　研究发现,对痴呆患者进行怀旧干预,在一定程度上有助于恢复记忆及认知能力,改善情绪及行为,忆旧过程可称之为生命复习。

3. 音乐疗法　通过合唱、演奏、欣赏等,可使患者回忆过去,促进联系,安定情绪。研究认为,音乐可以改善人的神经解剖结构,刺激大脑左半球的某些区域如语言中枢,从而产生疗效。

音乐具有催眠效果,播放音乐引导患者逐渐回到自己的童年生活,回忆过去生活的种种经历,音乐可促进 AD 患者的睡眠,利用护理照料。

4. 作业疗法　根据患者的功能状态,选择其感兴趣的事情进行训练,如积木、拼版、书法、绘画等。使其集中精神、注意力、记忆力,增强体力及耐心,增强对生活的信心,改善情绪,增加快乐感。

5.运动疗法　给予改善运动功能的训练,包括利用某些辅助器材,防止肌肉萎缩及挛缩,改善关节功能。

(三)老年性痴呆精神行为症状的治疗

治疗精神行为症状的目的是减轻患者症状,提高患者、家属或照料者生活的安全性和舒适性。如果症状为轻度,危险程度很小,尽可能以非药物治疗(心理治疗)来改善症状。非药物治疗以支持性心理治疗为主,医师通过语言、情感和行为来影响患者的心理和行为,进而改善或解除症状。

精神症状的处理首先要分析精神病性症状的原因,尤其应注意药源性因素,如多巴胺制剂能加重患者的视幻和认知损害等。在去除病因的前提下,可先选择环境及心理行为的干预措施。若改善智能药物治疗后,精神症状无好转,对幻觉妄想、兴奋躁动、谵妄症状明显者选择抗精神病治疗。

精神行为症状与认知功能损害有关,认知功能改善,精神行为症状也会减轻。研究表明,胆碱酯酶抑制药和谷氨酸受体拮抗药具有显著改善精神行为症状的效果,促认知药应作为痴呆患者治疗精神行为症状的基础用药。

严重的精神行为症状需使用精神药物治疗。使用精神药物与否应根据患者的痛苦水平和症状对患者及照料者的危害程度来确定。如果症状使患者很痛苦或伴随的激越、冲动、攻击行为,使患者或他人处于危险之中,则是药物治疗的适应证。在精神药物治疗前应明确症状类型,以便选择合适的药物。由于精神药物有许多不良反应,故不管使用什么药物治疗,都必须对疗效进行认真评价并根据病情变化调整治疗方案。随着痴呆的进展,精神行为症状可能加重或减轻,应相应地增加或减轻剂量,更换药物或停药。治疗痴呆精神行为症状的药物主要有抗精神病药、抗抑郁药和抗焦虑药。

1. **抗精神病药** 抗精神病药主要治疗幻觉、妄想、冲动攻击行为等精神病性症状,可以分为典型(或传统)抗精神病药和非典型(新型)抗精神病药两类。常用的典型抗精神病药包括氯丙嗪、奋乃静、氟哌啶醇、氯普噻吨、舒必利等。非典型抗精神病药主要有氯氮平、利培酮、奥氮平和喹硫平。

典型抗精神病药的不良反应相对较多,主要是锥体外系不良反应、抗胆碱能不良反应、过度镇静、直立性低血压和迟发性运动障碍。锥体外系反应和迟发性运动障碍都可能加重患者的失用症状和原有的帕金森综合征;抗胆碱能不良反应可加重认知功能缺损及原有的心脏疾病;过度镇静和直立性低血压易使患者跌倒和骨折。非典型抗精神病药除氯氮平外,上述不良反应相对较少,比较适合老年痴呆患者的治疗,其中氯氮平较少引起锥体外系不良反应,但它易致白细胞减少,应定期监测外周血象。

2. **抗抑郁药** 抑郁是痴呆患者的常见表现,有效的抗抑郁治疗还能改善认知功能和患者的生活质量。伴抑郁的痴呆患者即使不符合抑郁诊断标准也应考虑药物治疗。

临床常用的抗抑郁药以其作用机制的不同大体分为六类:混合的再摄取抑制药主要为三环类抗抑郁药物,代表药物是阿米替林、多塞平、丙米嗪;选择性 5-羟色胺再摄取抑制药,代表药物是氟西汀、帕罗西丁、舍曲林、西酞普兰、氟伏沙明;5-羟色胺和去甲肾上腺素再摄取抑制药,代表药物是文拉法辛;可逆性单胺氧化酶 A 抑制药,代表药物是吗氯贝胺;去甲肾上腺素和特异性 5-羟色胺传导增强药,代表药物是米氮平;选择性去甲肾上腺素再摄取抑郁药,代表药物是瑞波西汀。

各种抗抑郁药的疗效差异不大,有效率多在 70%～80%,但不良反应差别很大。三环和四环类抗抑郁药通常有明显的抗胆碱和心血管系统不良反应,包括视物模糊、口干、心悸、尿潴留、麻痹性肠梗阻、加重或诱发老年患者的闭角型青光眼、直立性低血压、心脏传导阻滞等,老年痴呆患者应慎用。

选择性 5-羟色胺再摄取抑制药是目前治疗老年抑郁症的首选药物。该类药物的有效治疗剂量分别为：氟西汀 20mg/d，帕罗西汀 10～20mg/d，舍曲林 25～50mg/d，氟伏沙明 25～50mg/d，西酞普兰 10～20mg/d。少数疗效欠佳者，剂量可适当增加。选择性 5-羟色胺再摄取抑制药的不良反应比三环和四环类抗抑郁药要小得多，而且服用方便，每天只要服药 1 次，比较适合老年患者使用。这类药的不良反应主要有恶心、呕吐、腹泻、激惹、失眠、静坐不能、震颤、性功能障碍和体重减轻等。各种选择性 5-羟色胺再摄取抑制药引起的上述不良反应的严重程度和频率可有不同，如帕罗西汀、氟伏沙明具有一定的镇静作用，可在一定程度上改善睡眠；氟西汀引起失眠、激越的可能性较大，适合用于伴有淡漠、嗜睡的患者。使用选择性 5-羟色胺再摄取抑制药时还应考虑其对肝 P450 酶的影响，因为老年患者常共患有多种躯体疾病，需要同时使用其他治疗躯体病的药物。相对而言，舍曲林和西酞普兰对肝 P450 酶的影响较小，安全性要高些。

抗抑郁药文拉法新和米氮平是 5-羟色胺和去甲肾上腺素再摄取抑制药，其作用机制与三环类抗抑郁药有相似之处，但抗胆碱及心血管系统的不良反应小，耐受性也比较好，起效比选择性 5-羟色胺再摄取抑制药要快些，可酌情选用，但目前用于老年人的临床研究较少。

3. 抗焦虑药　主要是苯二氮䓬类药，用于焦虑、激惹和睡眠障碍的治疗。对于老年性痴呆患者，只有睡眠障碍或焦虑激惹，才考虑使用苯二氮䓬类药。

苯二氮䓬类药的差异主要是半衰期的长短和镇静作用的强弱。一般可分为长效制剂如地西泮、氯硝西泮、氟西泮等；中效制剂如阿普唑仑、劳拉西泮等；短效制剂如三唑仑、咪达唑仑等。半衰期较短的药物多用于入眠困难，半衰期较长的药物适合焦虑、激惹和睡眠的维持治疗。

苯二氮䓬类药的常见不良反应有嗜睡、头晕、共济失调、记忆障碍、呼吸抑制、耐药、成瘾、撤药综合征等。苯二氮䓬类药能增强酒精和抗精神病药的镇静作用,突然停药可致抽搐,使用时应加以注意。半衰期短的药物,记忆障碍、撤药综合征较多;半衰期长的药物,嗜睡、运动损害较重。治疗痴呆患者的睡眠障碍是为了减少或减轻失眠、易醒和夜间模糊,以增加患者的舒适,减轻家属和照料者的痛苦。

(四)并发症及其治疗

老年性痴呆的并发症预防与治疗十分重要,多数患者最终死于感染等并发症。

1. 饮食过度或营养不良 有的患者不知饥饱,引起饮食过度,造成过度肥胖或胃肠不适,甚者胃肠出血或穿孔。对于该类患者要合理限制饮食,平衡营养,对已经造成胃肠出血的患者及时给予止血、抑酸、保护胃黏膜等治疗,穿孔者要及时手术治疗。

有的患者因吞咽障碍或胃肠功能障碍或食欲缺乏等造成摄入不足,引起营养不良的要加强营养支持治疗。对吞咽障碍者要及时胃管置入,鼻饲饮食。

2. 水电解质紊乱 痴呆患者因照料不周、吞咽困难、摄入不足等原因,容易造成水电解质紊乱,要及时补充,予以纠正,保证水电解质的平衡。

3. 吸入性肺炎或窒息 不少老年性痴呆患者吞咽障碍,容易合并吸入性肺炎或窒息。这类患者要及时放置胃管,鼻饲饮食,合并肺炎者要及时给予抗菌等治疗。

4. 长期卧床易发生压疮、便秘或血栓栓塞性疾病 部分老年性痴呆患者长期卧床,易发生压疮、便秘或血栓栓塞性疾病。这类患者要注意定时翻身拍背、更换衣被等。对已合并压疮者要注意保持局部干燥,清除腐肉,及时抗感染。对于便秘者合理膳食、服用通便药,保持大便通畅。合并血栓栓塞性疾病者及时给予抗凝、抗血小板等治疗。

5. 泌尿道感染 部分老年性痴呆患者大、小便失控,容易合并泌尿道感染,在注意清洁卫生的同时,要注意及时给予抗感染治疗,必要时放置导尿管。

6. 外伤或骨折 老年性痴呆患者部分合并精神行为异常,或服用抗精神、焦虑等药物,加之部分老年人骨质疏松,容易合并骨折、外伤,对此要及时进行处理,必要时手术治疗。

四、中医治疗

中医药对老年性痴呆的治疗历代均以辨证论治为主,也形成了不少专方,治疗方法涉及药物治疗、针灸治疗等方法,中药剂型涉及汤剂、中成药等不同剂型。随着中医药的不断发展,老年痴呆的中医药治疗更加多样化,形成了以辨病与辨证相结合,辨证论治与专方专药相结合,药物治疗与针灸、功能锻炼、心理干预等相结合的综合治疗模式。

(一)治疗原则

疾病早期,实多虚少,实以痰瘀阻窍为主,治疗以化痰逐瘀,开窍醒神,虚以肾精亏虚为主,治疗以填精补肾;病在中期,虚实并见,脏腑虚损,痰瘀阻窍并重,治疗以健脾、补肝肾、养心或平肝潜阳、化痰逐瘀、清火;疾病后期,虚多实少,实邪缠绵化毒,以肝脾肾亏虚为多,兼有痰瘀之毒,治疗以滋补肝脾肾为主,佐以化痰逐瘀解毒。

(二)辨证论治

1. 髓海不足证

[临床表现] 神情呆滞,反应迟钝,远近无记,言不达意,失认失算等呆傻之症,伴有怠惰思卧,头晕耳鸣,发脱齿落,骨软痿弱,行走艰难,舌淡苔白脉沉细弱两尺无力。

[治则治法] 补肾益髓,填精养神。

[中药处方] 补肾益髓汤(验方)。

[处方用药] 熟地黄、山茱萸、紫河车、当归、山药、黄精、枸杞子、续断、远志、石菖蒲。

[临证加减]　气虚乏力加人参;夜寐不安加首乌藤、酸枣仁;遗精遗尿或五更泄泻加补骨脂、益智仁;大便秘结加肉苁蓉、何首乌。

2.脾肾两虚证

[临床表现]　表情呆滞,沉默少言,记忆匮乏,失认失算,口齿含糊,行动迟缓,神思不敏等愚笨之症,伴有倦怠乏力,腰膝酸软,四肢不温,纳呆流涎,腹胀便溏,或遗精遗尿,舌淡体胖,苔白滑,脉沉弱无力。

[治则治法]　补肾健脾,益气生精。

[中药处方]　还少丹加减。

[处方用药]　熟地黄、枸杞子、山茱萸、肉苁蓉、巴戟天、杜仲、怀牛膝、益智仁、山药、石菖蒲、远志。

[临证加减]　脾肾阳虚为主证见四肢不温、腹痛喜按,五更泄泻者,加黑附子、干姜、肉豆蔻;脾气血两虚见气短乏力较甚、肌肉萎缩者,加黄芪、续断、紫河车;脾虚湿盛证见食少纳呆苔腻者,可减熟地黄、山茱萸用量,加陈皮、砂仁、薏苡仁。

3.阴虚火旺证

[临床表现]　表情呆钝,双目少神,沉默少语,善忘善惑,伴颧红盗汗,眩晕耳鸣,肌肤不荣,筋惕肉瞤,舌瘦色红少苔,脉沉弦细。

[治则治法]　滋阴降火,开窍醒神。

[中药处方]　左归饮加减。

[处方用药]　熟地黄、山药、山茱萸、枸杞子、白芍、知母、黄柏、远志、石菖蒲、炙甘草。

[临证加减]　眩晕耳鸣加菊花、天麻、潼蒺藜;肝郁气滞加柴胡、郁金、香橼、白芍;心悸易惊加百合、琥珀;大便秘结加火麻仁、何首乌。

4.痰浊阻窍证

[临床表现]　呆钝嗜卧,情感淡漠,静而少语或喃喃自语,健

忘,失认失算,哭笑无常,伴倦怠乏力,头重如裹,腹胀痞满,纳呆,舌淡苔腻,脉濡滑。

[治则治法]　健脾化痰,开窍醒神。

[中药处方]　转呆汤加减。

[处方用药]　红参、姜半夏、白术、茯苓、泽泻、石菖蒲、郁金、陈皮、胆南星、远志、炙甘草。

[临证加减]　若纳呆加砂仁、神曲、麦芽;若嗳气腹胀较甚加莱菔子、枳壳、木香;若呕吐痰涎较甚口淡无味,舌苔厚腻者加藿香、佩兰、薏苡仁、厚朴;痰热偏盛加竹茹、黄连。

5. 气滞血瘀证

[临床表现]　神情呆滞,反应迟钝,记忆减退,言语謇涩等呆笨之症,伴肌肤甲错,两目晦暗,口干不欲饮,久病反复加重,或头痛如刺,舌质紫黯有瘀斑、瘀点,苔薄白,脉细涩。

[治则治法]　行气活血,醒脑开窍。

[中药处方]　通窍活血汤加减。

[处方用药]　赤芍、川芎、桃仁、红花、当归、麝香、柴胡、枳壳、生地黄、白蒺藜、老葱。

[临证加减]　瘀血日久重用生地黄、当归,血虚明显者加鸡血藤、阿胶;久病气虚加黄芪、党参;头痛如刺加元胡、姜黄。

(三)中成药

1. 复方苁蓉益智胶囊

[药物组成]　制何首乌、荷叶、肉苁蓉、地龙、漏芦。

[功效]　益智养肝,活血化浊,健脑增智。

[主治]　轻、中度血管性痴呆肝肾亏虚兼痰瘀阻络证。症见智力减退、思维迟钝、神情呆滞、健忘,或喜怒不定、腰膝酸软、头晕耳鸣。

[用法]　口服。一次4粒,一日3次。

2. 补肾益脑丸

[药物组成]　鹿茸、红参、熟地黄、当归、茯苓、山药、枸杞子、

补骨脂、麦冬、炒枣仁、远志、牛膝、玄参、五味子、川芎、朱砂。

[功效]　补肾生精,益气养血。

[主治]　用于肾虚精亏、气血两虚所致的心悸、气短、失眠、健忘、遗精、盗汗、腰腿酸软、耳鸣耳聋。

[用法]　口服。每次 8～12 丸,每日 2 次。

3. 益脑胶囊

[药物组成]　龟甲胶、远志、龙骨、灵芝、五味子、麦冬、石菖蒲、党参、人参、茯苓。

[功效]　补气养阴,滋肾健脑,益智安神。

[主治]　用于神经衰弱,脑动脉硬化引起的体倦头晕,失眠多梦,记忆力减退等属于心肝肾不足,气、阴两虚患者。

[用法]　口服。每次 3 粒,每日 3 次。

4. 清宫寿桃丸

[药物组成]　驴肾、鹿肾、狗肾、人参、麦冬、天冬、枸杞子、当归、地黄、益智仁、酸枣仁(炒)、蚕沙、分心木。

[功效]　补肾生精,益元强壮。

[主治]　用于肾虚衰老所致头晕疲倦,记忆力衰退,腰膝酸软,耳鸣耳聋,眼花流泪,夜尿多,尿有余沥。

[用法]　口服。每次 50 粒,每日 2 次。

5. 银杏叶提取物　银杏叶萃取物中的 DHEA 可以降低脑部脂质自由基的过氧化,修补神经纤维,重建视神经网络,提高大脑对缺氧的耐受性,增加大脑能量代谢,并维持大脑的正常运作。有研究显示,银杏叶提取物对痴呆患者出现的精神症状,延缓病程有效。

(四)针灸

1. 体针辨证治疗

(1)髓海不足证

[临床表现]　神情呆滞,反应迟钝,远近无记,言不达意,失认失算等呆傻之症,伴有怠惰思卧,头晕耳鸣,发脱齿落,骨软萎弱,行走艰难,舌淡苔白脉沉细弱两尺无力。

［治疗法则］　补肾益脑。

［针灸处方］　百会、四神聪、照海、三阴交、内关、肾俞、太溪、关元。

［方义解释］　百会穴属督脉,能调理督脉,升提阳气,下降浊气,醒脑开窍。四神聪健脑益聪。照海补肾调阴宁神,可助百会补肾健脑之力。三阴交既可滋肾生水,又可柔肝调血,健脾化痰,益肾生髓。内关宁神定志。肾俞、太溪均为补肾要穴。关元主诸虚百损。

［针刺方法］　手法以补法为主,每日针 1 次,每次留针30min,每隔 10min 运针 1 次。

(2)阴虚火旺证

［临床表现］　表情呆钝,双目少神,沉默少语,善忘善惑,伴颧红盗汗,眩晕耳鸣,肌肤不荣,筋惕肉𥆧,舌瘦色红少苔,脉沉弦细。

［治疗法则］　滋阴降火。

［针灸处方］　四神聪、神门、大陵、内关、肾俞、太溪。

［针刺方法］　肾俞、太溪用补法,太冲用泻法,余穴用平补平泻法。每次治疗 30min,每日 1 次,治疗过程中间歇行针以维持针感。

［临床加减］　若肝火旺,烦躁者加太冲;夜寐不安重者加三阴交、安眠穴。

(3)脾肾两虚证

［临床表现］　表情呆滞,沉默少言,记忆匮乏,失认失算,口齿含糊,行动迟缓,神思不敏等愚笨之症,伴有倦怠乏力,腰膝酸软,四肢不温,纳呆流涎,腹胀便溏,或遗精遗尿,舌淡体胖,苔白滑,脉沉弱无力。

［治疗法则］　补肾健脾。

［针灸处方］　百会、四神聪、照海、三阴交、内关、气海、丰隆、脾俞。

［方义解释］　百会穴属督脉,能调理督脉,升提阳气,下降浊气,醒脑开窍。四神聪健脑益聪。照海补肾调阴宁神,可助百会补肾健脑之力。三阴交既可滋肾生水,又可柔肝调血,健脾化痰,益肾生髓。内关宁神定志。气海为补气理血之要穴。脾俞为补脾要穴。丰隆为胃经之络穴,能和胃气,化痰浊,清神志。

［针刺方法］　手法以补法为主,每日针 1 次,每次留针30min,每隔 10min 运针 1 次。

(4)痰浊阻窍证

［临床表现］　呆钝嗜卧,情感淡漠,静而少语或喃喃自语,健忘,失认失算,哭笑无常,伴倦怠乏力,头重如裹,腹胀痞满,纳呆,舌淡苔腻,脉濡滑。

［治疗法则］　化浊益智。

［针灸处方］　中脘、丰隆、内关、天枢、涌泉、风池。

［方义解释］　中脘能梳理中焦气机,化胃府之痰,是治痰要穴;丰隆为胃之大络,是治痰效穴;天枢能调理肠胃,理气和营;内关宽胸和胃,宁心安神;涌泉开窍醒脑。风池为息风要穴,有息风散风之功。

［针刺方法］　主穴以补法为主,配穴以泻法为主。每日针 1次,每次留针 30min,每隔 10min 运针 1 次。

(5)气滞血瘀证

［临床表现］　神情呆滞,反应迟钝,记忆减退,言语謇涩等呆笨之症,伴肌肤甲错,两目晦暗,口干不欲饮,久病反复加重,或头痛如刺,舌质紫黯有瘀斑、瘀点,苔薄白,脉细涩。

［治疗法则］　行气活血。

［针灸处方］　百会、本神、太阳、风池、神门、间使、血海。

［针刺方法］　百会、本神、太阳、风池、神门、间使、血海均用补法。每次治疗 30min,间歇行针,每日 1 次。

［临床加减］　病久体虚者加心俞、脾俞、肾俞;肝郁善太息者加内关、阳陵泉、足三里等。

2. 头针

[取穴]　额中线、定中线、顶颞前斜线、颞前线、颞后线。

[针刺方法]　根据病情选定头穴线常规消毒,斜刺皮下进针 0.5～1.5 寸,快速捻转,每 5 分钟 1 次,每次行针 2min,治疗 30～60min。每日 1 次。

3. 耳针

[取穴]　脑、心、肝、肾、脾、皮质下、内分泌、神门等穴。

[针刺方法]　每次选穴 3～5 个。常规消毒,单侧治疗 30min,两耳轮换,每日 1 次。也可用冰片、王不留行、磁珠等按压上述穴位,胶布固定。每 3 日换 1 次。

4. 水针

[取穴]　足三里、三阴交、风池。

[针刺方法]　每次选 1 穴,注入维生素 B_{12} 0.5ml,每日 1 次。交替使用。

5. 电针

[取穴]　百会、四神聪、肾俞、太冲、关元、三阴交、足三里。

[针刺方法]　进针得气后行捻转补法,上穴接 G6805 电针治疗仪,连续波,频率为 2～4 次/s,强度以穴位局部肌肉可见抽动或患者耐受为度,留针 30min,每日 1 次,针 6d 停 1d。

6. 灸法

[取穴]　百会、神庭、四神聪、丰隆、大椎、风府、哑门、内关、合谷、风池、足三里、解溪、太冲、心俞、肾俞、肝俞。

[施灸方法]　每次取 3～5 穴位进行艾灸治疗。每个穴位灸 10～15min,每日 1 次。

7. 耳穴埋豆

[取穴]　心、肝、肾、枕、脑点、神门、肾上腺。

[操作]　术者一手持耳轮后上方,另一手持探棒由上而下在选区内找敏感点,酒精消毒皮肤,将粘有王不留行药籽的小方块药用布胶布贴于所选穴位上,用拇、食指腹按压 1～3min。观察有

无酸、胀、痛等"得气"感。每穴每次按揉1~3min,每日至少3次。每次留穴3~5d,连续四周为1个疗程。

8. 脑循环综合治疗仪 脑循环综合治疗仪是一种小脑顶核电刺激治疗仪(非药物性治疗),采用生物信息模拟技术及计算机软件技术合成脉冲组合波形,通过粘贴于两耳侧乳突的电极贴片,无创引入小脑顶核,对人的脑部进行电刺激,脑内固有的神经传导通路受到特定的电刺激,会影响脑循环和脑血管自动调节功能,扩张大脑血管,改善脑微循环,显著增加脑部血流量,启动脑内源性神经保护机制,保护神经细胞,促进神经功能恢复,稳定大脑细胞膜的电兴奋性,提高智力。

[取穴] 百会、四神聪、神庭、本神。

[操作] 将电极粘附于穴位,每个穴位30min,每日1次。

(五)名老中医治疗经验举例

1. 傅仁杰经验

(1)老年性痴呆病机:傅教授认为,老年性痴呆的病机主要体现在以下几个方面:A. 心神受损、神明失用,是形成本病的主要病机。心主神明,心为五脏之大主,"主明则下安""主不明则十二官危"。心神受损,神无所主,五志失常,故有痴呆种种表现发生。B. 本病的发生与五脏关系甚密。人至老年五脏之气渐衰,气血精液化生不足,脑髓失充,心神失养,这是老年人的生理特点,也是形成老年痴呆的病理基础。C. 五脏皆气衰,又可使气血运行缓慢、失常,津聚为痰,血停成瘀,壅于五脏,阻于脑窍,渐蒙心神,心神本已失养,又受蒙蔽,邪虚相凑,使神明失用,呆症遂生。况人生于世,诸事扰心,劳而失养,耗气伤神,喜怒不节,七情失调,导致脏腑功能失调,年老脏衰之时,自调失利,痰瘀内生,上阻脑窍,蒙蔽心神,神明失用,是导致本病发生的直接因素。七情失调是导致本病的重要病因。

(2)老年性痴呆论治:傅教授治疗本病,讲究辨病论治与辨证论治相结合,分型用药与专方用药相结合。傅教授指出本病的治疗原则为补肾填精以充脑髓、益气养血以养心神、祛痰化浊以通心窍,既补其本,又复其用,制成治疗本病的专方——益智健脑方,由人参、熟地黄、丹参、刺五加、石菖蒲、远志、郁金、赤芍等组成,用于临床,对改善老年痴呆患者的认知障碍和其他精神神经症状有良好作用。傅教授据其常有表现,分为虚实两大类:虚证包括髓海不足型、脾肾亏虚型;实证包括肝阳上亢型、心火亢盛型、湿痰阻窍型、气郁血虚型。临床均以益智方为主,或加减另组新方,或直接并用他方。髓海不足型用补肾益髓汤,药用熟地黄、山药、山茱萸、当归、白芍、丹参、川芎、河车粉、龟甲胶、石菖蒲、郁金、远志、五味子、猪脊髓;脾肾两虚型用益智健脑方加附子、干姜、白术、茯苓、泽泻、砂仁、藿香、佩兰;肝风内动型用益智健脑方合用天麻钩藤饮、镇肝息风汤加减:天麻、钩藤、石决明、杜仲、牛膝、白芍、代赭石、桑寄生、炒枣仁;心火亢盛型用益智健脑方加黄连、黄芩、栀子、生地黄、当归、牡丹皮、生甘草;湿痰阻窍型方用《辨证录》转呆丹加减,待痰势稍去后,再服益智健脑方,药用党参、当归、半夏、酸枣仁、石菖蒲、茯苓、白芍、柴胡、柏子仁、藿香、枳实、神曲等;气郁血虚型,以健脑益智汤加用《石室秘录》救肝解郁汤,药用健脑益智汤加白芍、柴胡、甘草、白芥子、白术、茯苓、当归、陈皮。

2. 周文泉经验

(1)老年性痴呆病机:周文泉教授认为:肾精亏虚、脑失所养是老年性痴呆的发病之本。周师认为老年性痴呆病变虽在脑,但与五脏的功能失调皆有关系。其中与肾的关系最为密切,认为肾精亏虚、脑失所养是老年性痴呆的发病之本。痰瘀阻络是老年性痴呆的发病关键。周文泉认为,在老年肾虚的基础上,能否发病,除了禀赋以外,还有七情、饮食、劳逸等诸多因素的参与,其中各种因素导致的痰瘀阻络是痴呆发病的关键。肝郁痴呆亦为临床所常见。肝郁对老年痴呆的发生,具有较为特殊的意义,较多患者由情志因素引发痴呆或由情志因素导致痴呆的加重。盖情志伤人,伤人至深。患有痴呆疾病的老年人,肝肾本自亏虚,情志失调尤其是郁怒、忧思日久则伤肝损脾,痰瘀内生,同时,肝郁化火灼阴,使肝肾阴阳易于失调,出现气血紊乱、阳亢风动等情况,使气血不能正常充养于脑,从而出现一系列智能障碍的临床表现。

(2)老年性痴呆论治:A.肾虚精亏证,治以补肾填精,方以左归饮化裁,药用熟地黄、山药、山茱萸、菟丝子、枸杞子、怀牛膝、鹿角胶、龟甲胶、知母、银杏叶;或以自拟萸桃还聪汤化裁,药用山茱萸、胡桃肉、枸杞子、丹参、石菖蒲、银杏叶。B.心脾气虚证,治以健脾养心,方以归脾汤化裁,药用党参、黄芪、炒白术、当归、茯苓、炒枣仁、龙眼肉、远志、制首乌、木香、银杏叶。或以自拟参芎增智胶囊化裁,药用人参、川芎、黄芪、天麻、石菖蒲、银杏叶。C.肝肾阴虚证,治以滋补肝肾为主,方以加味一贯煎加减,药用太子参、麦冬、生地黄、川楝子、当归、枸杞子、丹参、鸡血藤、柴胡、郁金、姜黄、银杏叶。或以自拟杞首复智汤加减,药用枸杞子、何首乌、太子参、怀牛膝、赤芍、葛根、三七、银杏叶。D.痰浊阻窍证,治以化痰开窍为主,方以涤痰汤化裁,药用半夏、陈皮、茯苓、竹茹、枳实、胆星、石菖蒲、天竹黄、郁金、苍术、白术、神曲、银杏叶。或以自拟夏天开智汤加减,药用半夏、天麻、石菖蒲、胆星、川芎、党参。E.瘀血阻络证,治以活血化瘀为主,方以血府逐瘀汤化裁,药用当归、生地黄、桃仁、红花、甘草、枳壳、赤芍、川芎、柴胡、川牛膝、桔梗、银杏叶。或以自拟丹红启智汤化裁,药用丹参、红花、赤芍、土鳖虫、党参、枳壳、石菖蒲。F.忧郁伤神证,治以疏肝解郁,养心安神为主,方以自拟柴胡龙骨牡蛎汤加减,药用柴胡、黄芩、半夏、炙甘草、党参、大枣、生龙骨、生牡蛎、浮小麦、石菖蒲、丹参、炒枣仁、柏子仁、首乌藤。

3.姚培发经验

(1)老年性痴呆病机:姚培发认为本病病位在脑,病变在脑神,以肾精虚衰为本,痰瘀是直接导致本病的病理产物,治拟急则治标,以豁痰开窍,清心平肝,活血化瘀为治则;缓则治本,以补肾填精,健脾养心,充髓荣脑;或标本兼顾为治则。

(2)老年性痴呆专方治疗:治疗以补肾醒脑煎,该方由生地黄、熟地黄、制首乌、益智仁、女贞子、肉苁蓉、炙黄芪、淮山药、石菖蒲、远志、郁金、青龙齿、莵蔚子、天竺黄、桂枝组成。方中生地黄、熟地黄、首乌、益智仁、女贞子、肉苁蓉以滋肾壮水填精,荣脑充髓益智;淮山药、炙黄芪健脾益气菖蒲、远志、郁金、天竺黄、莵蔚子以理血化痰,通络开窍;青龙齿以安神定志,再少佐桂枝,以增其通络之功。诸药相合,益肾填精,健脾充髓,豁痰通络,开窍定志,寓通于补,攻补兼施,标本兼顾。疾病早期痰火瘀血较突出者,宜先用当归芍药散、丹栀逍遥散或牛黄清心丸消痰化瘀清火,病标缓解后再用本方补肾填精培土,兼以清热豁痰,通络开窍。

4. 夏翔经验

(1)老年性痴呆病机:夏教授认为,老年性痴呆为本虚标实之证,其本虚为肾虚(包括髓虚、兼有五脏之虚)、气虚(兼有阴虚、阳虚、血虚),其标实以血瘀、痰浊为多。因人至老年,脏器虚衰,元气不足,阴阳俱亏,尤以肾之元气精血亏损为主,以至髓海空虚,脑失所养,元神无主,故头晕、善忘、痴呆乃作。另一方面又因脏腑亏虚,气血不足,以至气血不利,气滞血瘀,痰浊蕴留,阻滞于脑,则蒙蔽元神,发为痴呆。因此,老年性痴呆病机为元气亏虚,瘀血痰阻,本虚标实,以虚为主。治疗以益气活血为大法,佐以豁痰开窍醒神。

(2)老年性痴呆专方治疗:治疗以回春饮,该方由生黄芪、葛根、川芎、麦冬、首乌、锁阳、石菖蒲、制南星组成。以生黄芪为主,能补益升提"脑气""髓气""肾气",配以首乌、锁阳以调补肾阴肾阳;麦冬、葛根以增强补阴生津之功,而且此二药尚有保护动脉,改善脑部血液供应,提高心脑之耐缺氧能力;佐以川芎、石菖蒲、制南星可活血化瘀,祛痰化浊,醒脑提神。全方共奏益气补元,活血化痰,开窍醒神之功。临床加减:腰膝酸软,加生地黄、山茱萸以养肝滋肾;面色萎黄,气短心悸,加当归、白芍,并重用黄芪,以补气养血;胸闷呕恶,食少多寐,加白术、天竺黄、青礞石,以化痰开窍;激动易怒,口苦目赤,加钩藤、黄芩、生石决明,以平肝泻火。

五、预防与护理

(一)老年性痴呆的预防

根据流行病学调查研究,高龄、衰老、高血压、糖尿病、高脂血症、缺乏运动、动脉硬化、脑血管意外及带有 ApoE4 基因型的对象等是 AD 的高危因素,针对病因及身体情况进行一级预防工作,减少或延缓痴呆的发生。对已出现认知障碍并达到一定损害标准的对象进行二级预防,使病情发展减缓。对早、中期痴呆患者尽可能给予积极的防治,以减缓病情迅速恶化。以上是痴呆的三级预防。这里主要赘述老年性痴呆的一级预防措施。

1. 针对病因的防治措施 针对高血压、高脂血症、动脉硬化、糖尿病、脑血管病进行积极的防治,是预防痴呆的重要方面。要将血脂、血压、血糖控制在合理的范围,及时治疗动脉硬化和脑血管疾病等。

2. 合理的饮食营养 神经细胞活动和记忆需要足够的蛋白质、能量、卵磷脂、维生素、微量元素等,所以应注意营养要素的补充,并做到饮食平衡。

3. 注意心理卫生 多参加集体活动,克服孤独状态和抑郁情绪,培养新兴趣、挑战新事物、保持乐观、愉快的心情,广泛接触各方面的人群,多交流,保持对事业的执着追求等。及时治疗抑郁症,尽量减少紧张和压力,保证睡眠及休息。

4. 加强脑功能锻炼 多动脑,多学习,如多读书看报、绘画、交谈讨论、做益智活动、学会集中注意力等,但要持之以恒,不间断,可结合自身特点进行脑锻炼。

5. 坚持体育锻炼及减肥 运动缺乏是 AD 的重要危险因素之一,坚持体育锻炼对预防痴呆极为重要。体育锻炼能增加脑源性生长因子水平,激发大脑活力,增加大脑供血,改善新的神经细胞突触的连接,提高注意力和警觉能力等。

6. 戒烟、戒酒　吸烟可损害脑细胞并阻碍新脑细胞的产生,研究表明,随着吸烟量及年龄的增长,智力下降速度相应增快。长期嗜酒可严重损害大脑功能,导致智力减退等。

(二)老年性痴呆的护理

痴呆护理的原则是提高患者的生活质量,延缓病情。要做到家庭、社会与医护人员的密切配合,才能做好痴呆的护理。这里就老年性痴呆的一般护理和特殊护理做简要介绍。

1. 老年性痴呆的一般护理

(1)要充分调整环境压力,运用关心、情感及感化等心理干预手段最大限度调动患者可能参与的潜能,达到减缓病情的发展,甚至促使某些症状的好转。对患者一视同仁,更加亲切、耐心的交流与护理,使患者能够有安全感,愿意安心接受有关护理。对患者的重复叙述要倾听,主动与患者交流,不厌其烦。必须用鼓励和表扬的手段对待患者。

(2)尽量使患者自己照料自己的生活,并参加人际交流等社会活动,使之与周围环境多联系,维护认知功能的锻炼。

(3)必须适应患者动作缓慢、理解能力及反应能力较差等情况,注意做出适当的自我调整,减少对患者的压力,避免产生不必要的不良影响。

(4)对严重精神症状,可进行恰当的处理。避免过量用药,加重认知障碍。

(5)保证安全,预防事故及骨折。莫让患者单独出行,以免迷路或丢失。尽量使患者远离外伤的环境。有抑郁倾向的要做好自伤、自杀的预防工作,也亦需防护患者暴力伤人。

(6)做好生活护理,包括患者个人卫生、饮食起居。注意勿过快饮食,防止窒息。要定时翻身、更换体位,及时更换衣被,保持整洁,指导定时大小便。

(7)做好医疗护理,包括药物剂量、性能及药物的不良反应观察,必要时定时测定心率、呼吸和血压,以保证医疗的安全实施。

(8)鉴于老年性痴呆药物治疗的疗效并不持久,有效的百分率不高,故家庭和社会应给予患者积极、良好的护理及心理治疗。尽可能与患者多进行沟通交流,要学会理解患者,并使患者理解家属及医护人员的想法。

2. 老年性痴呆的特殊护理

(1)记忆和认知障碍的护理:应注意有意训练患者,从记忆的识记阶段、保持阶段、回忆阶段加强患者记忆的训练,及时复习记忆的内容,反复强化,对提高记忆能力和延缓疾病发展十分必要。如对饮食、洗脸、洗澡、大小便等均可采用一些能加强记忆,便于学习的方法,以帮助完成。应设法使之养成按医师安排的时间规律去完成某些行为,做好标记及指标有助于学习,必要时最好请患者亲近或为患者所信任的人帮助,能取得事半功倍的效果。认知障碍严重时,出现定向力障碍,不认识周围的有关情况,丧失时间概念,甚至不认识家人,进而行为改变。中、晚期患者更为明显,护理时应多帮助患者回忆往事,使他们尽可能按过去的生活习惯安排日常生活,尽可能做某些日常小事,以减少认知障碍带来的困难。

(2)某些行为问题的护理对策:痴呆患者出现的行为问题多种多样,必须寻找原因,以谅解的心情疏导患者,进行解释,关心安慰,使之逐渐恢复常态。

(3)语言障碍患者的护理:必须重视并解决与患者的思想沟通,确定发生问题的原因,并设法解决。对患者进行语言沟通时,应关心地注视患者,增加他们的信心,并有助于患者集中注意力,了解所要求的事项。交谈内容应简单、直接,说话用字要简单,语调要平和、缓慢,必要时应重复讲解。要设法听懂患者所说的话,并设法在一定范围内变通地满足他们的要求。

(4)精神障碍的护理:A. 焦虑、烦躁不安、睡眠障碍:应尽量给予解释,并设法解决他们的某些想法与要求,和他们谈一些感兴趣的事或共同唱唱歌、听音乐、看电视,以逐渐安定其情绪。对睡眠障碍者应设法使之白天不睡觉,可采取某些活动使之处于兴奋状态,以便晚上睡好,必要时可用适量的镇静药。B. 幻觉、误认与妄想的护理:中晚期患者可出现幻觉与误认,对此必须以谅解的态度进行某些解释,避免争论,设法转移注意力并防止意外,必要时可用药,但必须注意尽可能小剂量而安全。C. 暴力攻击行为与游走:应尽可能设法排除令患者不愉快的刺激,疏导解释,转移注意力,尽快使之恢复平静。对游走患者需要专人看护,以免走失,避免事故发生。D. 暴饮暴食、暴露性器官:应注意节制其饮食,并晓之以理,动之以情,使其有所好转。

(5)晚期痴呆患者的护理:此时患者完全丧失生活能力,护理者有时会使用一些约束患者的做法,导致患者更加吵闹、躁动甚至有攻击行为,此种措施即使十分必要,也只能短期行之,每隔1~2h 应检查患者的情况,应经常巡视检查其呼吸、循环及大小便情况。最好能事先预测或估计到患者可能有的要求,如上厕所,急着要起床,应及早采取预防性的相应措施,避免摔伤,给患者安排有规律的大、小便时间,有助于护理及安全。约束有损于患者的自由和自尊,迫不得已时方可用之。通过精神交流使患者感到关心与爱护,有助于促使其配合。如病情严重到丧失吞咽能力,应预防窒息与吸入。喂食时患者必须完全清醒,采取坐位,切勿躺位,喂食要慢,食品应便于吞咽,最严重的患者必须靠鼻饲。

第二节　老年性抑郁症

一、西医诊断

(一)抑郁症的临床表现

抑郁症的临床表现涉及情感、认知、躯体、运动等多方面,但抑郁症也存在着共同的临床特征,其共同的临床表现具体如下。

1. **心境和情感方面**　主要有悲伤、对事件反应迟钝,动机降低,兴趣或快乐丧失,情感缺乏,空虚感,情感淡漠,焦虑,紧张,易激惹,沮丧感,愤怒。

2. **思维认知方面**　主要有注意力下降,犹豫不决或踌躇,丧失自信或自尊,无价值感,无理由地自责,或不恰当的罪恶感,无助,悲观,无望,想死和自杀观念。

3. **精神运动活动方面**　可分为迟滞和激越两类。①迟滞:主要有身体活动缓慢木僵,面部表情贫乏或缺乏表情,人际交流差或缺乏交流。②激越:主要有不安,烦躁,无目的失控的行为过多。

4. **身躯体表现**　主要有以下四类。

(1)基础功能的改变:失眠或睡眠过多,食欲和体重的降低或增高,性欲下降。

(2)精力的改变:疲劳,衰弱,精力下降,缺乏活力。

(3)身体感觉:疼痛,压力感,冷热感,肢体沉重,其他任何含糊、不能区别的感觉。

(4)内脏症状:胃肠道、心血管系统、呼吸系统及其他的身体功能的含糊主诉。

(二)老年期抑郁症的特点

老年期抑郁症除了具备一般抑郁症的主要症状外,往往还具有如下特点。

1. **症状**　表现为以自主神经症状为主的躯体症状。常以某一种不太严重的躯体疾病开始,虽然躯体症状日益好转,但抑郁、焦虑却与日俱增。

2. **焦虑、激越**　担心自己和家庭将遭遇不幸,大祸临头,搓手顿足,坐卧不安,惶惶不可终日。

3. **躯体症状**　主要表现为自主神经功能障碍或有关内脏功能障碍,如厌食、腹部不适、便秘、体重减轻、胸闷、喉部堵塞感、头痛和其他躯体各部的疼痛、性欲减退、失眠、周身乏力等。此外，入睡困难，睡眠浅，尤其是早醒更多见。

4. 精神运动性迟滞　思维迟缓，思考问题困难，思维内容贫乏、缄默、行动迟缓。重则双目凝视，情感淡漠，呈无欲状，对外界动向无动于衷。

5. 妄想　尤以疑病及虚无妄想最为常见，其次为被害妄想、关系妄想、贫穷妄想、罪恶妄想等。

6. 认知损害　可表现为各种不同类型的认知功能损害，严重时与痴呆相似，患者对自己智能降低表现出特征性的淡漠，但常有较好的定向力，且无病理反射。

7. 自杀倾向　老年抑郁障碍自杀的危险比其他年龄组大得多。有报告显示，55%的老年患者在抑郁状态下自杀。自杀往往发生在伴有躯体疾病的情况下，且成功率高。导致自杀的危险因素主要有孤独、酒精中毒、疑病症状、激越、谵妄等。

(三)实验室检查

对怀疑为抑郁障碍的患者，除了进行全面的躯体检查及神经系统检查外，还要注意实验室检查，如血糖、甲状腺功能等。迄今为止，尚无针对抑郁障碍的特异性检查项目，但以下实验室检查具有一定的意义，可视情况予以选择性使用。5-羟色胺，多巴胺，去甲肾上腺素，兴奋递质，抑制递质，免疫细胞，糖皮质激素受体，神经激肽(NK)受体，N5、N10-亚甲基四氢叶酸还原酶基因，脑源性神经营养因子(BDNF)基因，甲状腺素和血脂水平改变等纷纷被研究证实与抑郁有或多或少的联系。

1. 地塞米松抑制试验(dexamethasone suppression test, DST)　口服地塞米松可抑制下丘脑—垂体—肾上腺素(HPA)的ACTH分泌，测定血浆皮质醇的含量，如含量下降，表明功能正常，为地塞米松试验阴性；如服用地塞米松后血清皮质醇含量不下降，则为地塞米松抑制试验阳性。试验方法为：在晚上11点给患者口服地塞米松1mg，次日早晨8点、下午4点及晚上11点各取血 1 次,测定其中皮质醇含量。如果皮质醇含量等于或高于 $5\mu g/dl$ 即为阳性。此试验的临床实用价值仍有许多局限性:①敏感性不够,只有 45% 的抑郁症患者为阳性。②特异性也不够,有许多地塞米松抑制试验阳性者并没有明显抑郁症临床表现,而其他精神病患者本试验也可以阳性。但此试验可用于预测抑郁症的复发。

2. 促甲状腺素释放激素抑制试验(thyrotropin releasing hormone suppression test,TRHST)　被认为是抑郁症的生物学指标。试验方法为先取血测定基础促甲状腺素(TSH),然后静脉注射 500mg 促甲状腺素释放素(TRH),以后再在 15min、30min、60min 及 90min 分别取血测定 TSH。正常人在注射 TRH 后血清中的 TSH 含量能提高 10~29mlU/ml,而抑郁症患者对 TRH 的反应则较迟钝(上升低于 7mlU/ml),其异常率可达到 25%~70%,女性患者的异常率更高。如果将 DST 及 TRHST 结合一起检查比单独检查可能对抑郁障碍的诊断更有意义。

(四)辅助检查

影像学检查在抑郁症诊断中的应用早期并不陌生,影像学检查由于其无创等特点在抑郁症的诊断中具有独特优势。CT、磁共振、B超、心电图、脑电图等均有意义。脑功能检测技术(SET)是目前先进的可以检测抑郁症患者脑中神经递质分布变化的一项技术指标。因此,开展脑电超慢涨落分析系统,对患者脑内各种神经递质的分布进行检测分析,可为抑郁症的诊断提供参考依据。

(五)辅助诊断的筛查工具

为提高对老年抑郁症的识别率,简单、有效的诊断工具可起到很大帮助,医师可借助这些工具对老年抑郁症进行初步筛查。评定抑郁障碍的临床评定量表较多,但从其性质上看,大多可分为自评量表与他评量表两类。其中属于前者的有 Zung 抑郁自评量表(SDS),属于后者的有汉密尔顿抑郁量表(HAMD)。而从功能上看,抑郁症的评定量表又可分为症状评定量表和诊断量表。前者只能用于评估某些抑郁症状是否存在及其严重程度,多用于疗效评定、病情观察及精神药理学研究,不具有诊断功能,不能作为诊断依据(如贝克抑郁自评量表,BDI;汉密尔顿抑郁量表,HAMD)。后者是伴随诊断标准编制的,为诊断标准服务的量表,使依据诊断标准而进行的诊断过程及资料收集标准化。属于诊断量表的工具主要有:①世界卫生组织(WHO)编制的《复合性国际诊断交谈检查(CIDI)》(1990),其依据的诊断标准为 ICD-10 系统;②DSM-Ⅳ轴Ⅰ障碍用临床定式检查(研究版,SCID-I)(Firstetal,1996,目前已有中文版),主要与 DSM-Ⅳ 配套使用;③《健康问题和疾病定量测试法》(RTHD),这是由我国自主知识产权的诊断评估工具,可与 CCMD-3、DSM-Ⅳ、ICD-10 等配套使用。此评估系统分为 3 个平台,大众导医台、临床平台和科研平台。

1. 抑郁自评量表 SDS 由 Zung(1968)编制的抑郁自评量表(SDS),是使用最广泛的抑郁症测量工具之一,特别是在精神科和医学界,它的使用和计分简便易行。20 道题目都按症状本身出现的程度分为 4 级。患者可根据自己的感觉分别做出没有、很少时间有、大部分时间有或全部时间都有的反应。这个量表题目是平衡的,一半题目表现消极症状,另一半题目反映积极症状,很容易评分。也可以作为临床检查目录使用。SDS 使用简便,在住院患者中测量的效度肯定,但进一步使用需要有更多的信度数据,特别是再测信度数据。由于还未证明 SDS 对少数有严重抑郁背景的患者的测量效度,所以如用于非住院患者或非精神科领域要十分慎重。且推荐的计分标准不能代替精神科诊断。

2. 汉密尔顿抑郁量表(HAMD) HAMD 是目前使用最为广泛的抑郁量表。HAMD 属于他评量表,其原始量表包括 21 道题目,只按前 17 道题目计算总分。目前有 17 项、21 项及 24 项三种版本。HAMD 的大部分项目采用 5 级评分(从 0 到 4),少数项目采用 0～2 分的 3 级评分法。像 HAMD 这样的观察量表较自评量表有某些优点,最突出的是能够测量像迟滞这样的症状。另一个明显的优点是文盲和症状严重的患者也可以用此量表评定。HAMD 具有很好的信度和效度,它能较敏感地反映抑郁症状的变化,并被认为是治疗学研究的最佳评定工具之一,其总分能较好地反映抑郁症的严重程度,病情越轻总分越低。使用不同项目量表的严重程度标准不同。如针对 17 项 HAMD 而言,其严重程度的划界是:24 分以上为严重抑郁,17 分为中度抑郁,7 分以下为无抑郁症状。此量表可用于抑郁症、恶劣心境、抑郁障碍等疾病的抑郁症状测量。

3. Montgomery-Asberg 抑郁量表(MADS)　此量表为 Montgomery 和 Asberg(1979 年)发展而成,共 10 个项目,取 0～6 的 7 级记分法。主要用于评定抗抑郁治疗的疗效,许多精神药理学研究均采用这一量表。这一量表应由有经验的专科工作者任评定员。除其中第一项为观察项外,其余均为自我报告评定。

4. Beck 抑郁问卷(BDI)　抑郁问卷(Beck 等,1961 年)是最早被广泛使用的评定抑郁的量表,共有 21 项条目,其中有 6 项不是精神症状。每项为 0～3 分的 4 级评分。评定方法是向被试者读出条目,然后让被试者自己选择备选答案之一。该量表最初是由检查者评定的他评量表,但后来已被改编成自我报告形式的自评量表。抑郁症的评定量表是临床诊断与评估过程中有用的工具,使用各种量表要适当掌握各量表的优缺点,取长补短。

以上介绍的几种量表中,HAMD 最为流行,其他几个量表各有侧重点。应该注意,在使用这些量表时,必须结合病史、精神检查,并与诊断标准和定式检查相配合,才能发挥其应有的作用。患者健康状况问卷 9(PHQ-9)是第 5 版《精神疾病诊断与统计手册》推荐用评估抑郁严重程度的量表。

(六)诊断

1. 诊断标准　目前尚无专门针对老年抑郁症的诊断标准,

2012年第5版《精神疾病诊断与统计手册》(DSM-V)在2013年5月18日召开的美国精神病学会年会上发布。该手册对诊断精神疾病的标准参考指南进行了全面更新。由于老年抑郁症的情绪障碍和行为异常具有一定特殊性,临床症状变异较大,存在不同程度的非典型抑郁症状,单纯依据DSM-IV抑郁症诊断标准及年龄因素很难全面体现老年抑郁症的特点。因此,在应用上述诊断标准时,应注意老年抑郁症的某些临床特征,如老年抑郁症通常具有躯体化症状和认知障碍这两大特点。

DSM-V中关于抑郁障碍症状的诊断标准具体如下。

A项:在连续2周内有5项(或更多)下述症状,并且是原有功能的改变,其中至少有1项症状是①心境抑郁或②对活动失去兴趣或者愉快感。

①几乎每天大部分的时间心境抑郁,主观体验(例如:感到悲伤或空虚),或他人观察到(例如:流泪),注意:儿童和青少年可以是易激惹。

②几乎每天大部分时间对所有的或几乎所有活动的兴趣或者愉快感显著减少(主观体验或他人观察到)。

③没有节食时体重明显下降,或体重明显增加(例如:1个月内体重变化超过5%),或几乎每天都有食欲缺乏或者增加。儿童要考虑体重没有得到预期增加。

④几乎每天都有失眠或者睡眠过多。

⑤几乎每天都有精神运动性激越或者迟滞(不仅主观感到坐立不安或者迟滞,而且别人也能观察到)。

⑥几乎每天都感到疲倦或者缺乏精力。

⑦几乎每天都感到自己无用,或者有不恰当的过分的内疚(可以达到罪恶妄想的程度:不仅是为患病而自责或者内疚)。

⑧几乎每天都有思维能力或注意集中能力减退,或者犹豫不决(主观体验或者他人观察到)。

⑨反复出现死的想法(不只是怕死),反复出现自杀的意念但

无特定的计划,或有自杀未遂,或有特定的自杀计划。

B项:症状引起具有临床意义的苦恼或者社交、职业或其他重要功能的损害。

C项:症状不是由于物质(如成瘾药物、处方药物)或者躯体情况(例如甲状腺功能减退)的直接生理效应所致。

2.诊断要点 首先符合DSM-Ⅴ抑郁症诊断标准,且年龄≥65岁,其次具备老年抑郁症的危险因素和老年抑郁症特殊临床表现如精神运动迟滞、躯体症状、疑病性、不安焦虑、谵妄,多数伴有认知功能损害,并以执行功能损害为核心;抑郁发作家族史和个人史较少;患者存在脑血管如静息性卒中、磁共振显示脑室周围、皮质下白质高信号现象,或高血压、糖尿病等血管危险因素的客观证据。

二、中医诊断

(一)病因病机

抑郁症以多种原因导致情志不遂,气机不畅,肝郁气滞,始发于肝,出现情绪低落或情绪不稳的症状群。继而肝郁乘脾,肝郁脾虚而生痰,肝郁痰阻,日久及心,乃成心脾两虚,最后及肾而心肾不交。肝郁贯穿始终,病位初期在肝,久及脾、心、肾。初病多实,久病多虚,虚实夹杂。

中国中医科学院西苑医院李跃华教授认为,抑郁症属于情志病,五志七情均有五脏归属,喜属心、怒属肝、忧思属脾、悲属肺、恐惊属肾,七情为病均可出现抑郁症。抑郁症脏腑归属包括:肝气郁结、心神失养、心肺阴虚、脾失健运、肾气虚衰、痰火郁胆及脑神失用。具体表现为:

1.抑郁症可以分为情志自病累及脏腑和由脏腑之病而及情志两种。前者多以七情过极,导致肝气郁结,日久而及它脏;后者多为脏腑虚实之变,影响人体气机活动,气机郁滞,肝失条达,郁结于里而发病。气机紊乱,脏腑功能失调是它们的共同特征。抑郁症作为一种疾病,有脏腑失调,必然影响阴阳、气血津液的正常运行及代谢,一脏波及他脏,从而出现多脏受病,并有阴阳气血津液的失调及病理代谢产物的产生。

2. 阴阳、气血津液的失常表现为:气机郁滞,郁久化火;气机不畅,痰浊内阻;气机不畅,瘀血内阻;气郁伤阴,阴虚内热;思虑过度,气血不足;阳气虚弱,神失所养。由于病变涉及心、肝、脾、肾和"脑神",表现为气机紊乱和脏腑功能的失调。

3. 在抑郁症发生发展的过程中,不同时期的表现和病机不会完全相同,且因为个体差异的存在,不同患者,甚至同一患者在不同的患病时期,会有不同的证候表现,因此个体化的辨证论治更为重要。

(二)辨证分型

1. 肝郁气滞型　抑郁善叹息、悲痛欲哭,情绪急躁易怒,生活无兴趣,注意力不集中,胸胁乳房胀满、口苦咽干、舌红或淡红、苔薄白或黄白、脉弦。

2. 肝郁脾虚型　抑郁善叹息、悲痛欲哭,情绪急躁易怒,生活无兴趣,注意力不集中,腹胀纳差、胸胁胀满、倦怠乏力、形体消瘦、懒言、便溏、舌体胖大有齿痕、舌淡、苔白、脉弦。

3. 肝郁痰阻型　抑郁善叹息、悲痛欲哭,情绪急躁易怒,生活无兴趣,注意力不集中,脘腹胀闷、恶心欲吐、纳差、泛吐痰涎、口中黏腻、眩晕、舌胖、苔腻、脉弦滑。

4. 心脾两虚型　抑郁善叹息、悲痛欲哭,情绪急躁易怒,生活无兴趣,注意力不集中,失眠多梦、心悸气短、乏力纳差、面色萎黄、大便溏、舌淡体胖、苔薄白、脉弱或细。

5. 心肾不交型　抑郁善叹息、悲痛欲哭,情绪急躁易怒,生活无兴趣,注意力不集中,情绪低落、心悸、健忘、心烦失眠、多梦、五心烦热、腰膝酸软、舌红少津、脉细数。

三、西医治疗

(一)老年性抑郁症的药物治疗

1. **三环类、四环类及单胺氧化酶抑制药抗抑郁药** 三环类抗抑郁药(tricyclic antidepress ants，TCAs)、四环类抗抑郁药(tetracyclicanti depressants)和单胺氧化酶抑制药(monoamine oxidase inhibitors，MAOIs)。TCAs 与 MAOIs 类药治疗抑郁症，常用阿米替林、米帕明(丙米嗪)、氯米帕明、多塞平等，抗抑郁疗效肯定，但对心血管系统有奎尼丁样作用。四环类马普替林有很强的抗抑郁作用。由于它选择性作用于 NE 再摄取，可引起心动过速。MAOIs 的常见不良反应为直立性低血压，这使老年患者易跌倒。TCAs 对心脏有毒性反应，直立性低血压、抗胆碱能不良反应。中枢性抗胆碱作用可发生记忆认知减退，甚至谵妄、抽搐、往往发生在老年患者。大多数老年抑郁症伴有心血管等躯体疾病，因此目前临床上很少用 TCAs 及 MAOIs 药治疗老年期抑郁症。

2. **选择性 5-羟色胺再摄取抑制药(SSRI)** SSRI 目前已经成为老年抑郁症的首选药物，该药物疗效显著，不良反应少，可长期服用，没有抗胆碱能不良反应，不引起低血压，对心血管影响小。但由于此类药物多由 CYP1A2、CYP2D6、CYP3A4 等催化代谢，易与相关的抑制药或诱导药竞争药物代谢酶而导致严重的不良反应。因此，老年人要特别注意药物之间的相互作用。SSRI 包括帕罗西汀、氟西汀、氟伏沙明、西酞普兰和艾司西酞、舍曲林等。

3. **其他抗抑郁药** 其他抗抑郁药米氮平、文拉法辛、度洛西汀等目前已经逐步用于老年抑郁症患者，在应用中均显示出有突出的抗抑郁疗效，且具有较好的耐受性。米氮平为 NE 和特异性 5-HT 抗抑郁药，具有 NE 和 5-HT 双重作用，能激动 $5-HT_1$ 受体，阻断 $5-HT_2$、$5-HT_3$ 受体。因此，米氮平具有改善睡眠和抗焦虑的作用。但因其对 H_1 受体的作用，可引起困倦、肥胖等不良反应。文拉法辛、度洛西汀为5-羟色胺和去甲肾上腺素再摄取抑制药（SNRIs）的代表药物，通过抑制5-HT和NE重吸收而发挥抗抑郁作用。文拉法新起效快（4d至1周），对重性或难治性抑郁症可获得较好的疗效，不良反应轻，耐受性好，可有胃肠道反应和性功能减退，常与剂量相关，少数患者可轻度增高血压。度洛西汀对胆碱能、组胺能和肾上腺素能受体无亲和力，起作用受体相对比较单一，因此药物间相互作用更小。

（二）老年性抑郁症的心理治疗

对于老年抑郁症患者中症状较轻者或者对药物治疗耐受较差者往往采用心理治疗，常用的心理治疗方式有认知心理治疗、行为心理治疗、人际心理治疗等。

认知心理治疗适用于存在曲解认知行为的中轻度老年抑郁症，对重度抑郁症适合将临床抗抑郁药物和心理治疗联合使用。认知疗法的目的在于减轻老年患者的抑郁情绪，纠正患者的不良认知，与临床抗抑郁药物联合使用，能有效降低抑郁症复发的危险。

将行为治疗与认知治疗相结合，即认知行为治疗，该疗法包括认知重建、暴露疗法、社交技能训练等，认知行为治疗着重发展个体的行为应对技巧和学习能力，在接触患者的过程中挖掘、了解他们的错误行为和认知，指导他们采取积极的行为方式，从而达到适应环境的目的。人际心理治疗的实施方法包括电话咨询及集体治疗等形式，该方法旨在解决患者存在的一些人际关系问题，从而缓解患者的抑郁症状，提高社会适应能力。

森田疗法受到越来越多的我国学者的关注，很多精神科、心理科医师将其与认知疗法、行为疗法等整合。目前森田疗法普遍应用于抑郁症的治疗。在心理治疗各学派理论的发展过程中，治疗师根据治疗实践，发展并总结了新的治疗理论与技术。国内方面，以内观、意向对话为代表。国外的研究一方面在澄清各种心理治疗之间不同的治疗作用,同时也在积极地将心理学现代的理论成果运用于抑郁症的治疗,比如积极心理学、自体心理学等。

内观疗法目前广泛应用于心理治疗领域。内观,即自我省察,其治疗机制是通过内观使患者对人生的再体验、对恩情的再体验、对人生的再定义,使患者在内观的过程中对自己的过去进行深刻的理解和反省,体验与亲人朋友之间的深刻连结,对世界和他人的信任感。通过内观,患者会对自我形象和他人形象进行调整,提高同他人的共鸣协调和自我控制能力,使自己的情绪行为变得稳定,从而对各种精神障碍产生效果。

意象对话是我国学者朱建军根据精神分析的相关理论,借鉴释梦、催眠的理论,于 20 世纪 90 年代建立的心理治疗技术。在利用原有催眠技术的基础上,让患者在意识较清醒的状态下进行自由想象,通过一些固定的引导语,让人产生意象(类似梦),这种意象是来访者自己不由自主产生的,因此是毫无掩饰的无意识的真实反映,咨询者围绕来访者的意象进行对话也就更有针对性和准确性,所以咨询和治疗的效果更加显著和快速。

积极心理学近年来越来越多地被用于抑郁症的治疗,最具代表性的当属正向思维训练技术,把正向的情绪和时间作为一种资源。在治疗师的指导下,患者通过多种形式体验积极的感受,比如书写正向词汇,细数自己的幸福,默想别人的好处等,通过这些方式,让患者能抓住生活中积极的方面,用以对抗抑郁情绪与诱发抑郁的生活压力。

四、中医治疗

(一)治疗原则

抑郁症的中医治疗原则以疏肝理气为基础,肝郁脾虚则疏肝健脾,肝郁痰阻则疏肝化痰,心脾两虚则健脾养心,心肾不交则交通心肾。在不同的证型给以不同的治疗,但疏肝之法贯穿始终。

(二)辨证论治

1. 肝郁气滞证

[治则治法] 疏肝理气。

[中药处方] 柴胡疏肝散加减。

[处方用药] 柴胡、枳壳、香附、川芎、天麻、川楝子等。

[临证加减] 肝郁化火者,加栀子、牡丹皮;失眠早醒加酸枣仁、远志、白蒺藜;心悸心慌加珍珠母、柏子仁;焦躁不安加合欢皮;便秘加芦荟。

2. 肝郁脾虚证

[治则治法] 疏肝健脾。

[中药处方] 逍遥散加减。

[处方用药] 柴胡、当归、白芍、茯苓、白术等。

[临证加减] 失眠早醒加酸枣仁、远志、白蒺藜;心悸心慌加柏子仁、五味子;焦躁不安加合欢皮;便秘加芦荟;乏力懒言加黄芪、党参。

3. 肝郁痰阻证

[治则治法] 疏肝理气化痰。

[中药处方] 半夏厚朴汤加减。

[处方用药] 半夏、陈皮、厚朴、苏叶、茯苓、远志等。

[临证加减] 失眠早醒加酸枣仁、琥珀粉、白蒺藜;心悸心慌加柏子仁、五味子;焦躁不安加合欢皮、石菖蒲;便秘加芦荟;乏力懒言加黄芪、党参。

4. 心脾两虚证

[治则治法] 健脾养心。

[中药处方] 归脾汤加减。

[处方用药] 党参、黄芪、白术、茯神、当归、远志、合欢皮、酸枣仁等。

[临证加减] 失眠早醒加五味子、白蒺藜;心悸心慌加柏子仁、生龙齿;焦躁不安加合欢皮、石菖蒲;大便溏泄加吴茱萸、补

骨脂。

5. 心肾不交证

[治则治法] 交通心肾,平调阴阳。

[中药处方] 二仙汤加减。

[处方用药] 淫羊藿、知母、黄柏、当归、仙茅等。

[临证加减] 自汗、盗汗加生黄芪、煅龙骨、煅牡蛎;失眠早醒加五味子、酸枣仁、何首乌、首乌藤;情志不畅、胸胁胀满加合欢皮、石菖蒲;恍惚不安加浮小麦、炙甘草。

注意事项如下:

(1)治疗时,首先要问清楚患者是否服用西药,是哪一种及服用时间,对患者所服用的西药心中有数。

(2)对于严重失眠的患者,已常年应用较大剂量的催眠药,久治不愈,此时,不要突然大量减停西药,要在逐渐减少西药剂量的基础上加大中药安神药的剂量。

(3)在病情基本控制稳定后,中药治疗同样遵循逐渐减药的原则。

(4)目前尚无中医对抑郁症的分期标准,仍按照汉密尔顿抑郁量表评分分为轻、中、重。对于轻、中度抑郁症可以首先应用以上方案,若4周后疗效不明显者,可以考虑中西医结合治疗。对于重度抑郁症患者,可以首先考虑中西医结合治疗。

(三)中成药

辨证使用中成药。肝郁气滞:四逆散;肝郁脾虚:逍遥散;化火者,丹栀逍遥散;肝郁痰阻二陈丸和逍遥散;心脾两虚:归脾丸;心肾不交乌灵胶囊。

(四)针灸治疗

在辨证用药的同时辨证应用针灸治疗,也是提高临床疗效的方法。辨证选穴如下。

1. 肝郁气滞证 太冲、期门、内关、神门、中脘、气海。

2. 肝郁脾虚证 肝俞、脾俞、太白、太冲、足三里、三阴交。

3. 肝郁痰阻证　太冲、丰隆、中脘、合谷、内关。

4. 心脾两虚证　心俞、脾俞、神门、足三里、学海、三阴交。

5. 心肾不交证　心俞、肾俞、太溪、三阴交、命门、神门。

(五)名老中医治疗经验举例

李跃华教授,主任医师,博士生导师,擅长治疗焦虑抑郁症、骨质疏松症、老年颈椎病、老年心脑血管疾病等。李跃华教授认为:

抑郁症的疾病演变过程是一个由实到虚的过程,疾病的初期多为情志不遂所致,病机为肝郁气滞证,此时为疾病初期,病程较短,多位实证阶段。随着病情发展,治疗不及时或症状不好转,则发展至疾病中期虚实夹杂,木郁克土,脾脏受损,则出现肝郁脾虚证。若疾病未得到控制继续发展,病程也会相比初期长,脾虚运化失司,水液代谢失常,痰湿内生,则形成肝郁痰阻证,这个阶段疾病进入虚实夹杂阶段。若疾病进一步发展日久,或者年老体质虚弱,阴阳平衡失调明显的患者,则以虚证为主,脾虚日甚,气血生化之源匮乏,心神失养,心血亏虚,故现心脾两虚证。心君亏损,耗伤心阴,虚火内生,日久及肾,肾精肾阴亏虚,不能上养心神,形成心肾不交证。心脾两虚证和心肾不交证均为虚证阶段,绝大多数患者年龄偏大,病程较长,因此李跃华教授认为早期治疗也是该病的治疗原则。

抑郁症的基本证候由特异症状＋精神症状(2项或3项以上)＋躯体症状(3项或3项以上)组成。其中特异症状以心境低落,兴趣减少,多愁善感悲观易哭,持续2周以上。伴随症状有思维迟缓或困难、动作减少或迟缓或多动、睡眠障碍、焦虑、易激动,躯体症状可有头晕、头痛、气短、胸闷、心悸、腹胀、胁痛、呃逆、纳呆等。抑郁症的中医相关症状为:①肝郁气滞型:善叹息、胸胁乳房胀满、咽中有梗阻感、脉中医弦。②肝郁痰阻型:脘腹胀闷、恶心欲吐、纳差、泛吐痰涎、眩晕、脉弦滑。③肝郁脾虚型:倦怠乏力、形体消瘦、懒言、纳差、便溏。④心脾两虚型:心悸、纳差、面色萎黄、腹胀、大便溏。⑤心肾不交型：心悸、健忘、心烦失眠、多梦、五心烦热、遗精、腰膝酸软、舌红少津、脉细数。根据患者特意症状、精神症状、以及躯体表现进行辨证论治。

抑郁症除了最常见的心境障碍，可出现多系统的复杂躯体症候群，其发病机制至今尚不明确，存在多种假说，其中以脑内单胺类神经递质不足和氨基酸类物质不足与抑郁症的关系研究最为深入。我们团队对脑及外周血 5-羟色胺（5-HT）、乙酰胆碱（Ach）、多巴胺（DA）、去甲肾上腺素（NE）、脑内抑制介质（INH）、兴奋介质（EXC）6 种神经递质的变化及平衡关系进行研究，认为导致抑郁症的发生，是以 5-HT、DA、NE 神经递质功能不足而引起，但也存在神经递质功能低下、亢进及平衡失调三个方面的问题。抑郁症患者 DA 与 5-HT，ACH 与 NE 神经递质存在着互相依存相互拮抗的关系，当 DA 与 5-HT、ACH 与 NE 之间平衡失调就会发生疾病。如《素闻·阴阳应象大论》所说："阴胜则阳病，阳胜则阴病"所言，阴阳失调、阴阳的偏盛偏衰导致疾病的发生。抑郁症的躯体症状复杂多样，说明有着不同的物质基础和病理机制。

有诸内必形于诸外，"阳在外阴之使也，阴在内阳之守也"，不同的证候表现必有其不同的物质基础。不同的中医辨证分型有着不同的临床表现，这些不同的证型存在着不同的物质基础。李跃华教授完成多项抑郁症科研项目结果显示：肝郁气滞型 DA、5-HT 水平相对高，肝郁脾虚型 NE 水平低、Ach 水平偏高、肝郁痰阻型 DA 和 Ach 水平低、心脾两虚型 NE、5-HT、DA、Ach 水平均低、心肾不交型 NE 和 Ach 水平偏高、DA 水平低。中医辨证表现为阳证（肝郁气滞证）外周血 5-HT 或 DA 水平亢进，阴证（肝郁脾虚、肝郁痰阻及心脾两虚证）外周血 5-HT、NE、DA 水平低下，而阴虚阳亢者（心肾不交证）5-HT、DA 水平低下，NE 水平相对亢进。因此用中医辨证施治调节阴阳、脏腑、气血平衡才是治疗本病的关键，这也是中医个体化治疗的优势所在。

从总体来看,抑郁症患者外周血神经递质水平低于正常人,但尚有一定比例患者表现为神经递质的功能亢进,这也间接解释了西药抗抑郁药物总有20%无效的原因。

典型医案:

罗某,男,65岁,河南信阳农民。自诉2012年10月底无明显原因出现发热,体温39~40℃,于每日中午发热,每日1次,伴畏寒寒战,双下肢沉重、活动后加重,体温可以在2h后自行消退,无晨僵,无咳嗽咯痰,无盗汗乏力、头晕头痛、腹痛腹泻。先后在当地医院、北京307医院、北京协和医院就诊及住院治疗,行血液学、生化、免疫、病原体、基因检测、影像学等多项相关检查,均未有明显阳性指标变化,考虑"发热原因不明,感染性发热可能性大",给予抗生素、激素等治疗,发热未明显缓解或者体温正常维持几天后再次出现发热,症状同前,在协和医院住院期间,因不能除外结核,行诊断性抗结核治疗,症状亦未好转,予2月25日出院。

辨治经过:为寻求诊治,于2013年3月1日中国中医科学院西苑医院老年病科门诊李跃华主任就诊。初诊情况:患者面色发红,精神差,自诉每日发热1~2次,体温38.5~40℃。多在中午及午后,同时发热时伴有下肢发沉无力感,无恶寒怕冷症状,时有汗出,纳食可,睡眠可,大便干,小便可。舌质红、苔黄厚腻,脉沉滑。根据患者症状和舌脉体征,辨证为湿热内蕴,交蒸于气分,则发热倦怠,热重于湿,以清热利湿为法,并结合患者情绪不佳,以甘露消毒丹加减治疗,经治疗月余,发热消失,精神好,情绪正常痊愈。

焦虑抑郁症是最常见的心境障碍,可出现多系统的复杂躯体症候群,其发病机制至今尚不明确,存在多种假说,其中以脑神经递质与抑郁症的关系研究最为深入。以脑内抑制介质(INH)、5-羟色胺(5-HT)、乙酰胆碱(Ach)、多巴胺(DA)、去甲肾上腺素(NE)、兴奋介质(EXC)6种神经递质的变化及平衡关系改变而导致抑郁症的发生,特别是以5-HT、DA、NE神经递质功能不足而引起。此患者自发热伊始,原因不明,经协和医院等医院诊断治疗后仍未明确病因,间断发热给予解热及激素等治疗,连续应用5个月,患者病情未改善。患者情绪低落,紧张不安,持续时间较长,引起脑功能的改变,脑内神经递质的含量不足,特别是5-HT、NE含量不足,而5-HT参与体温的调节作用,当焦虑抑郁患者脑功能改变时,5-HT递质改变,引起体温调节中枢的异常,5-HT可能在体温调节过程中作为提高体温的递质而发挥作用。因此根据以上的分析,李跃华教授以焦虑抑郁症中医辨证诊治,结合清热利湿,并口服西医对症抗焦虑抑郁药物治疗,患者发热好转,未再发热。

五、预防与护理

(一)避免应用能引起抑郁症的药物

由于老年人多种疾病同时存在,多种药物重叠使用,构成药物不良反应。有药物引起的抑郁症,药物依赖性抑郁症和药物戒绝抑郁症。在使用下列药物时,尤其是长期服用下列药物时,家属一定要注意观察,如患者出现坐立不安、激越性抑郁症时,要停止使用能引起抑郁症的药物。

1. 止痛药　可待因、吗啡、哌替啶(杜冷丁)。

2. 镇痛药　布洛芬、吲哚美辛(消炎痛)、萘普生。

3. 抗焦虑药　地西泮、氯氮䓬(利眠宁)、甲丙氨酯(眠尔通)。

4. 降压药　甲基多巴、可乐定、普萘洛尔(心得安)、利舍平、胍乙啶。

5. 抗精神药　氯丙嗪、奋乃静。

6. 镇静催眠药　苯巴比妥、司可巴比妥(速可眠)、甲喹酮(安眠酮)。

7. 其他类　西咪替丁、口服避孕药、泼尼松(强的松)等。

(二)心理治疗

根据流行病学调查资料,老年人抑郁症发生与生活中不愉快的事件有关,如丧偶、离退休、子女远离等,使老年人感到孤独,与社会隔绝,情绪不振。为此,应给老年人更多的心理治疗,如安慰、解释,尤其是亲人的关心及照顾,显得十分重要。目前,提出家庭治疗的方法,即指导患者亲属如何关心、照顾患者,配合药物治疗会起到积极作用。

(三)自我调摄

1. 良好的饮食起居习惯 老年人因时间充足,应鼓励其生活要有规律,要合理饮食。老年人饮食应以新鲜、易于消化食物为主,多食蔬菜瓜果、低盐低脂、高纤维饮食,经常改变烹饪方法,少吃煎炸烧烤食物,保持饮食平衡,不要过饥过饱。少吸烟,少喝酒,不宜太晚休息。有些退休老年人打麻将通宵达旦,白天睡大觉,这样对身体极为不利。根据个人喜好,结合身体素质,制订饮食结构。

2. 劳逸适中 适当的体育锻炼和劳动,如早晚散步,适当打太极拳,跳广场舞,打乒乓球,去市场买菜等。切忌剧烈运动,如奔跑、大幅度地摇头等。适当的活动不但能增加新陈代谢,同时锻炼心脏和四肢肌肉,还可延缓衰老。

3. 乐观开朗 老年人应保持精神乐观,性格开朗,对人、对事、对生活要有正确态度。少发脾气,少发牢骚,遇事冷静,不急不躁,心胸豁达。

4. 坚持学习 尽可能每日坚持读书、写日记、看报、听广播、看电视。这样坚持科学用脑,防止过早出现脑萎缩和老年痴呆。

5. 社会交往 找老同事、老朋友聊聊天,叙叙旧,交换信息。多培养兴趣爱好,如上老年大学,练书法、绘画、养花、养鱼,不但可以学到新知识、新本领,更可以怡情易性,可以说积极参加社会交往,老年人会产生自豪感和荣誉感,使精神充实而愉快。

6. 家庭和睦 尊老爱幼是我们的传统美德,家庭内更是如此,俗语说家和万事兴。晚辈应多体贴和照顾老年人,主动分担家务。多为老年人着想。老年人应心胸豁达,放手鼓励年轻人投身事业。一个良好的家庭氛围,对老年人是至关重要的。

7. 积极防治各种疾病　许多慢性疾病对于老年人的情绪影响较大,并且可以促进抑郁症的发生发展。研究表明,高血压、糖尿病、冠心病、脑血管病等均可引起抑郁症的发生。定期检查身体,及时治疗疾病,控制病情,对抑郁症的预防具有重要意义。

第三节　帕金森病

帕金森病又名震颤麻痹,由英国医学家兼地质学家 James Parkinson(1755－1824 年)于 1817 年首先提出,并发表了个人专著《论震颤麻痹》(*Essay on the Shaking Palsy*)。该病具有慢性、进行性加重的特点,成为中老年人群的第二大神经系统变性疾病。

一、西医诊断

帕金森病的诊断到目前为止仍缺乏敏感性和特异性很好的生物学指标,主要还是依靠患者的临床表现和医师的临床经验。中西医学在帕金森病的诊断方面都在不断地努力,相关的专业学会积极组织专家做了大量的工作,制定了相关的诊断标准,并通过临床验证不断改进,渐趋规范化、科学化。

(一)帕金森病的诊断标准(1984 年 10 月全国锥体外系疾病会议)

1. 原发性帕金森病的诊断

(1)至少要具备下列 4 个典型的症状和体征(静止性震颤、少动、僵直、姿势反射障碍)中的 2 个。

(2)是否存在不支持诊断原发性帕金森病(idiopathic Parkinson's disease,IPD)的不典型症状和体征,如锥体束征、失用性步态障碍、小脑症状、意向性震颤、凝视麻痹、严重的自主神经功能障碍、明显的痴呆伴有轻度锥体外系症状。

（3）脊髓液中高香草酸减少，对确诊早期帕金森病和支持特发性震颤（ET）、药物性帕金森综合征与PD是有帮助的。

（4）一般而言，原发性震颤有时与早期IPD很难鉴别，ET多表现为手、头部位置性和动作性震颤，而无肌张力增高和少动。

2. 继发性帕金森综合征的诊断

（1）药物性帕金森综合征（PS）：药物性PS与IPD在临床上很难鉴别，重要的是依靠病史上有无服用抗精神病药物史。另外，药物性PS的症状两侧对称，有时可伴有多动症则会先出现症状。若临床鉴别困难时，可暂停应用抗精神病药物，假若是药物性，一般在数周至6个月PS症状即可消失。

（2）血管性帕金森综合征：该征的特点为多无震颤，常伴有局灶性神经系统体征（如锥体束征、假性延髓麻痹、情绪不稳等），病程多呈阶梯样进展，L-多巴制剂治疗一般无效。

（二）Takahashi 等诊断和排除标准（1992）

对大多数已有明显的动作缓慢、动作减少、肌强直、震颤的中老年患者均会考虑到IPD，而对那些早期或症状不典型的病例有时确会被误诊。为此，Takahashi等和Calne等提出IPD早期诊断的必要条件和排除条件的初步标准。

1. 原发性帕金森病的诊断和排除标准（Takahashi，1992）原发性PD在临床上至少存在以下3个症状中的2个症状，即震颤、肌强直、动作徐缓，并要包括和排除下列情况。

（1）没有可找到的病因。

（2）锥体外系损害只能仅有腱反射亢进和Babinski征。

（3）没有下运动神经元损害。

（4）无凝视障碍，或仅限于向上凝视，可能有上睑下垂。

（5）仅限于轻微的自主神经功能障碍，不能造成反复的昏厥，并应除外药物性自主神经功能障碍。

2. 诊断不同阶段的原发性帕金森病的标准(Calne,1992)

(1)三个阶段

①临床上可考虑(clinically possible)。

②临床上可能(clinically probable)。

③临床上肯定(clinically definite)。

④再加上实验室支持上述任何一类。

(2)临床上可考虑原发性 PD 的标准:存在以下症状中的任何一种。

①静止性震颤。

②强直。

③动作缓慢。

(3)临床上可能为原发性 PD 的标准:存在以下症状中的任何两种。

①静止性震颤。

②强直。

③动作缓慢。

④姿势反射障碍。

或上面任何一种伴有头 3 个中任何一个不对称分布的表现。

(4)支持原发性 PD 的实验室治疗:阳性发现(特别是 PET)合并临床上可考虑、可能、肯定。

(三)帕金森病的诊断标准(中华医学会神经病学分会运动障碍及帕金森病学组,2006)

1. 符合帕金森病的诊断

(1)运动减少:启动随意运动的速度缓慢。疾病进展后,重复性动作的运动速度及幅度均降低。

(2)至少存在下列 1 项特征

①肌肉僵直。

②静止性震颤 4~6Hz。

③姿势不稳(非原发性视觉、前庭、小脑及本体感受功能障碍

造成)。

2. **支持诊断帕金森病必须具备下列 3 项或 3 项以上的特征**

(1)单侧起病。

(2)静止性震颤。

(3)逐渐进展。

(4)发病后多为持续性的不对称性受累。

(5)对左旋多巴的治疗反应良好(70%~100%)。

(6)左旋多巴导致的严重的异动症。

(7)左旋多巴的治疗效果持续 5 年或 5 年以上。

(8)临床病程 10 年或 10 年以上。

3. **必须排除非帕金森病** 下述症状和体征不支持帕金森病,可能为帕金森叠加症或继发帕金森综合征。

(1)反复的脑卒中发作史,伴帕金森病特征的阶梯状进展。

(2)反复的脑损伤史。

(3)明确的脑炎史和(或)非药物所致动眼危象。

(4)在症状出现时,应用抗精神病药物和(或)多巴胺耗竭药。

(5)1 个以上的亲属患病。

(6)CT 扫描可见颅内肿瘤或交通性脑积水。

(7)接触已知的神经毒类。

(8)病情持续缓解或发展迅速。

(9)用大剂量左旋多巴治疗无效(除外吸收障碍)。

(10)发病 3 年后,仍是严格的单侧受累。

(11)出现其他神经系统症状或体征,如垂直凝视麻痹、共济失调,早期即有严重的自主神经受累,早期即有严重的痴呆,伴有记忆力、言语和执行功能障碍,锥体束征阳性等。

4. **诊断帕金森病的金标准** 随访观察。

(四)临床分级评分

在治疗 PD 的临床工作中,随着方法的增加,尤其在 PD 的临床研究中,对 PD 的诊断要求越来越高、越来越细,由于缺乏公认的、敏感性和特异性很好的、全定量的生物学指标,研究人员就采用了半定量的数字或等级评定表来对其病情或症状进行分级或评分。

评定量表是用来对评价对象进行量化观察的一种测量工具。由于是半定量的,所以在应用过程中可能产生一些主观的偏倚,但通过一些科研方法的设计就可以消除,至少可以减少这些偏倚,如随机的方法、双盲或三盲的方法,基本上可以消除主观产生的偏倚。有关PD的量表比较多,在PD的临床工作和临床研究工作中可以有选择性地使用。

1. Webster 10 项评分法 Webster 评分法简单易行,根据PD患者的面部表情、坐位起立、言语、步态、运动障碍、上肢伴随运动、震颤、生活自理、肌强直、姿势 10 项进行评分。每一症状分为 4 级,即正常(0 分),轻度不正常(1 分),中度不正常(2 分)和重度不正常(3 分)。最后把 10 项症状的分数相加,1~10 分者为轻症,11~20 分者为中度,21~30 分者为重度。在患者入院时未服药、服药后、术后 1 周及术后 2 周对患者进行评分,并比较手术症状改善的程度。

10 项症状分级标准如下。

(1)双手动作减少(包括书写)

0=无影响。

1=通过患者使用工具,扣纽扣或写字,发现旋前-旋后动作稍减慢。

2=一侧或两侧旋前-旋后速率中等减慢,上述手的功能有中等障碍,书写时有明显障碍及有"写字过小症"。

3=旋前-旋后速率严重变慢,不能书写或扣纽扣,使用工具极度困难。

(2)强直

0=无发现。

1=颈和肩发现有强直,一手臂或两手臂有轻度静止强直,但活动现象存在。

2＝颈和肩中等强直,有明显的静止性强直,但在用药后可逆转。

3＝颈和肩严重强直,强直现象不能被药物逆转。

（3）姿势

0＝正常。

1＝开始有僵直姿势,头有轻度俯屈。

2＝头有轻度俯屈,站立时有臂肘关节屈曲,但手的部位仍处于腰以下。

3＝头有严重俯屈,站立时臂肘关节屈曲明显,膝关节也屈曲,致手已处于腰以上位置,指间关节伸直。

（4）行走时上肢摆动

0＝行走时两手摆动良好。

1＝手臂摆动幅度有肯定的减少。

2＝一手臂没有摆动。

3＝两手臂没有摆动。

（5）步态

0＝跨步距离正常,可自然转身。

1＝跨步距离轻度缩短,走路时有一足拖地,转身缓慢。

2＝跨步距离中等缩短,走路时两足底有明显的拖地现象。

3＝步伐极小,拖曳步态,用足趾起步,转身极慢。

（6）震颤

0＝无可见震颤。

1＝静止或行走时在肢体或头部可见有轻度震颤现象。

2＝手、头或其他肢体有较严重但不持续的震颤。

3＝有严重且持续存在的震颤,无法自己写字及吃饭。

（7）面容

0＝正常。

1＝口闭合,开始出现焦虑或抑郁面容。

2＝表情呆板,口唇有时分开,流涎、焦虑、抑郁表情明显。

3＝明显假面具样面容,平时口张大,有严重流涎。

(8)坐、起立运动

0＝正常。

1＝坐、起立运动能单独完成,但比正常人差,或用一手支撑才能完成。

2＝坐、起立运动需要两手支撑才能完成。

3＝坐、起立运动在双手的支撑下也不能完成,或仅能勉强完成。

(9)言语

0＝清晰、易懂。

1＝讲话开始出现音量降低,走音,无共鸣,但能听懂。

2＝讲话声音明显降低,高低音不分,音节不变,开始有构音障碍、呐吃。

3＝讲话声音极低,且难听懂。

(10)生活自理能力

0＝无障碍。

1＝能自我照料及独立生活,各种活动速度减慢,但尚能胜任工作。

2＝活动明显减慢,有些动作要帮忙,如床上翻身、起坐等。

3＝不能照料自己,生活不能自理。

2. **帕金森病评定量化表** 统一帕金森病评定量化表(Unified Parkinson Disease Rating Scale,UPDRS 3.0 版,1987 年 2 月),是目前国际上普遍采用的量化表。UPDRS 评价标准从精神、行为和情感,日常生活,运动检查,药物治疗的并发症四大项进行评分,总分为 199 分。

精神、行为和情感方面包括智力损害、思维混乱、抑郁、生活的主动性,每项 0～4 分。

日常生活方面包括说话、唾液分泌、吞咽、书写、餐具的使用、穿衣、日常个人清洁卫生、床上翻身、与僵直无关的跌倒、行走时僵直状态、行走、震颤、躯(肢)体的肌肉疼痛,每项0～4分。

运动检查包括说话、面部表情、静止性震颤、伴随手的动作和姿势而出现的震颤、僵直、对指运动、手的运动、手的轮替动作、足的灵活性、椅子上坐立试验、姿势、步态、姿势的稳定性、运动缓慢和运动减少,每项0～4分;其中震颤和僵直这两项则将头、右上肢、左上肢、右下肢、左下肢分别评分,对指运动、手的运动、手的轮替动作、足的灵活性则分左右侧肢体分别评分。

药物治疗的并发症则根据药物所致的运动障碍、临床症状的波动及有无恶心、失眠和直立性低血压症状等而评分,此项总分为23分。

在对日常生活的状态和运动检查进行评分时还需要区别患者是处于开或关的状态。UPDRS评分的0～50分、51～100分、101～199分,分别相当于Hoehn-Yahr分级法的Ⅰ～Ⅱ级、Ⅲ级、Ⅳ～Ⅴ级。症状越重,评分越高。现将该量化表详细介绍如下。

(1)精神、行为和情感

①智力损害

0＝无。

1＝轻微智力损害,持续健忘,能部分回忆过去的事件,无其他困难。

2＝中等记忆损害,有定向障碍,解决复杂问题有中等程度的困难,在家中生活功能有轻度但肯定的损害,有时需要鼓励。

3＝严重记忆损害伴时间及(经常有)地点定向障碍,解决问题有严重困难。

4＝严重记忆损害,仅保留人物定向,不能做出判断或解决问题,生活需要更多的他人帮助。

②思维障碍(由于痴呆或药物中毒)

0＝无。

1＝生动的梦境。

2＝"良性"幻觉,自知力良好。

3＝偶然或经常的幻觉或妄想,无自知力,可能影响日常活动。

4＝持续的幻觉、妄想或富于色彩的精神病,不能自我照料。

③抑郁

0＝无。

1＝悲观和内疚时间比正常多,持续时间不超过1周。

2＝持续抑郁(1周或以上)。

3＝持续抑郁伴自主神经症状(失眠、食欲缺乏、体重下降、兴趣降低)。

4＝持续抑郁伴自主神经症状和自杀念头或意愿。

④动力或始动力

0＝正常。

1＝比通常缺少决断力(assertive),较被动。

2＝对选择性(非常规)活动无兴趣或动力。

3＝对每天的(常规)活动无兴趣或动力。

4＝退缩,完全无动力。

(2)日常生活活动(分"开"和"关"两期)

①言语(接受)

0＝正常。

1＝轻微受影响,无听懂困难。

2＝中度受影响,有时要求重复才听懂。

3＝严重受影响,经常要求重复才听懂。

4＝经常不能理解。

②唾液分泌

0＝正常。

1＝口腔内唾液分泌轻微但肯定增多,可能有夜间流涎。

2＝中等程度的唾液分泌过多,可能有轻微流涎。

3＝明显过多的唾液伴流涎。

4＝明显流涎,需持续用纸巾或手帕擦拭。

③吞咽

0＝正常。

1＝极少呛咳。

2＝偶然呛咳。

3＝需进软食。

4＝需要鼻饲或胃造口进食。

④书写

0＝正常。

1＝轻微缓慢或字变小。

2＝中度缓慢或字变小,所有字迹均清楚。

3＝严重受影响,不是所有字迹均清楚。

4＝大多数字迹不清楚。

⑤切割食物和使用餐具

0＝正常。

1＝稍慢和笨拙,但不需要帮助。

2＝尽管慢和笨拙,但能切割多数食物,需要某种程度的帮助。

3＝需要他人帮助切割食物,但能自己缓慢进食。

4＝需要喂食。

⑥着装

0＝正常。

1＝略慢,不需帮助。

2＝偶尔需要帮助扣纽扣及将手臂放进袖里。

3＝需要相当多的帮助,但还能独立做某些事情。

4＝完全需要帮助。

⑦个人卫生

0＝正常。

1＝稍慢,但不需要帮助。

2＝需要帮助淋浴或盆浴,或做个人卫生很慢。

3＝洗脸、刷牙、梳头及洗澡均需帮助。

4＝保留导尿或其他机械帮助。

⑧翻身和整理床单

0＝正常。

1＝稍慢且笨拙,但无需帮助。

2＝能独立翻身或整理床单,但很困难。

3＝能起始,但不能完成翻身或整理床单。

4＝完全需要帮助。

⑨跌跤[与冻结(freezing)无关者]

0＝无。

1＝偶有。

2＝有时有,少于每天1次。

3＝平均每天1次。

4＝多于每天1次。

⑩行走中冻结

0＝无。

1＝少见,可有启动困难。

2＝有时有冻结。

3＝经常有,偶有因冻结跌跤。

4＝经常因冻结跌跤。

⑪行走

0＝正常。

1＝轻微困难,可能上肢不摆动或倾向于拖步。

2＝中度困难,但稍需或不需帮助。

3＝严重行走困难,需要帮助。

4＝即使给予帮助也不能行走。

⑫震颤

0＝无。

1＝轻微,不常有。

2＝中度,感觉烦恼。

3＝严重,许多活动受影响。

4＝明显,大多数活动受影响。

⑬与帕金森病有关的感觉主诉

0＝无。

1＝偶然有麻木、麻刺感或轻微疼痛。

2＝经常有麻木、麻刺感或轻微疼痛,不痛苦。

3＝经常的痛苦感。

4＝极度的痛苦感。

(3)运动检查

①言语(表达)

0＝正常。

1＝表达、理解和(或)音量轻度下降。

2＝单音调,含糊但可听懂,中度受损。

3＝明显损害,难以听懂。

4＝无法听懂。

②面部表情

0＝正常。

1＝略呆板,可能是正常的"面无表情"。

2＝轻度但肯定是面部表情差。

3＝中度表情呆板,有时张口。

4＝面具脸,几乎完全没有表情,口张开在 1/4in(0.6cm)或以上。

③静止性震颤(面部、嘴唇、下颌、右上肢、左上肢、右下肢及左下肢分别评定)

0＝无。

1＝轻度,有时出现。

2＝幅度小而持续,或中等幅度间断出现。

3＝幅度中等,多数时间出现。

4＝幅度大,多数时间出现。

④手部运动性或姿势性震颤(右上肢、左上肢分别评定)

0＝无。

1＝轻度,活动时出现。

2＝幅度中等,活动时出现。

3＝幅度中等,持物或活动时出现。

4＝幅度大,影响进食。

⑤强直(患者取坐位,放松,以大关节的被动活动来判断,可以忽略"齿轮样感觉";颈、右上肢、左上肢、右下肢及左下肢分别评定)

0＝无。

1＝轻度,或仅在镜像运动及加强试验时可查出。

2＝轻到中度。

3＝明显,但活动范围不受限。

4＝严重,活动范围受限。

⑥手指拍打试验(拇指、示指尽可能大幅度、快速地做连续对掌动作;右手、左手分别评定)

0＝正常(≥15/5s)。

1＝轻度减慢和(或)幅度减小(11～14/5s)。

2＝中等障碍,有肯定的早期疲劳现象,运动中可以有偶尔的停顿(7～10/s)。

3＝严重障碍,动作起始困难或运动中有停顿(3～6/5s)。

4＝几乎不能执行动作(0～2/5s)。

⑦手运动(尽可能大幅度地做快速连续的伸掌握拳动作,两手分别做,分别评定)

0＝正常。

1＝轻度减慢或幅度减小。

2＝中度障碍,有肯定的早期疲劳现象,运动中可以有偶尔的停顿。

3＝严重障碍，动作起始时经常犹豫或运动中有停顿。

4＝几乎不能执行动作。

⑧轮替动作（两手垂直或水平做最大幅度的旋前和旋后动作，双手同时动作，分别评定）

0＝正常。

1＝轻度减慢或幅度减小。

2＝中度障碍，有肯定的早期疲劳现象，偶在运动中出现停顿。

3＝严重障碍，动作起始时经常犹豫或运动中有停顿。

4＝几乎不能执行动作。

⑨腿部灵活性（连续快速地足后跟踏地，腿完全抬高，幅度约为 3in，分别评定）

0＝正常。

1＝轻度减慢或幅度减小。

2＝中度障碍，有肯定的早期疲劳现象，偶在运动中出现停顿。

3＝严重障碍，动作起始时经常犹豫或运动中有停顿。

4＝几乎不能执行动作。

⑩起立（患者双手臂抱胸从直背木或金属椅子站起）

0＝正常。

1＝缓慢，或可能需要试1次以上。

2＝需扶扶手站起。

3＝向后倒的倾向，必须试几次才能站起，但不需帮助。

4＝没有帮助不能站起。

⑪姿势

0＝正常直立。

1＝不很直，轻度前倾，可能是正常老年人的姿势。

2＝中度前倾，肯定不正常，可能有轻度的向一侧倾斜。

3＝严重前倾伴脊柱后凸,可能有中度的向一侧倾斜。

4＝显著屈曲,姿势极度异常。

⑫步态

0＝正常。

1＝行走缓慢,可有曳步,步距小,但无慌张步态或前冲步态。

2＝行走困难,但还不需要帮助,可有某种程度的慌张步态、小步或前冲。

3＝严重异常步态,行走需帮助。

4＝即使给予帮助也不能行走。

⑬姿势的稳定性(突然向后拉双肩时所引起姿势反应,患者应睁眼直立,双足略分开并做好准备)

0＝正常。

1＝后倾,无需帮助可自行恢复。

2＝无姿势反应,如果不扶可能摔倒。

3＝非常不稳,有自发的失去平衡现象。

4＝不借助外界帮助不能站立。

⑭躯体少动(梳头缓慢,手臂摆动减少,幅度减小,整体活动减少)

0＝无。

1＝略慢,似乎是故意的,在某些人可能是正常的,幅度可能减小。

2＝运动呈轻度缓慢和减少,肯定不正常,或幅度减小。

3＝中度缓慢,运动缺乏或幅度小。

4＝明显缓慢,运动缺乏或幅度小。

(4)治疗的并发症

①异动症

A. 持续时间(异动症存在时间所占 1d 内觉醒状态时间的比例——病史信息)

0＝无。

1＝1％～25％。

2＝26％～50％。

3＝51％～75％。

4＝76％～100％。

B. 残疾(异动症所致残疾的程度——病史信息。可经诊室检查修正)

0＝无残疾。

1＝轻度残疾。

2＝中度残疾。

3＝严重残疾。

4＝完全残疾。

C. 痛性异动症所致疼痛的程度

0＝无痛性异动症。

1＝轻微。

2＝中度。

3＝严重。

4＝极度。

D. 清晨肌张力不全

0＝无。

1＝有。

②临床波动

A. "关"是否能根据服药时间预测

0＝不能。

1＝能。

B. "关"是否不能根据服药时间预测

0＝不是。

1＝是。

C. "关"是否会突然出现(如持续数秒)

0＝不会。

1=会。

D."关"平均所占每天觉醒状态时间的比例

0=无。

1=1%～25%。

2=26%～50%。

3=51%～75%。

4=76%～100%。

③其他并发症

A. 患者有无食欲缺乏、恶心或呕吐

0=无。

1=有。

B. 患者是否有睡眠障碍(如失眠或睡眠过多)

0=无。

1=有。

C. 患者是否有症状性位置性障碍(orthostasis,记录患者的血压、脉搏和体重)

0=无。

1=有。

3. 修订 Hoehn-Yahr 分级

0 期=无症状。

1 期=单侧疾病。

1.5 期=单侧＋躯干受累。

2 期=双侧疾病,无平衡障碍。

2.5 期=轻微双侧疾病,后拉试验可恢复。

3 期=轻度至中度双侧疾病,某种姿势不稳,独立生活。

4 期=严重残疾,仍可独自行走或站立。

5 期=无帮助时只能坐轮椅或卧床。

4. Schwab-England 日常生活活动量表 Schwab-England 日常生活活动量表是用来评价 PD 患者的生活质量,以百分数来表示,从 0 到 100％共分 11 个档次。从量表内容来看,主要是从患者的运动功能角度来考察患者的生活质量,虽然不尽全面,但有一定的临床参考价值。具体内容如下。

100％＝完全独立,能毫无困难地做各种家务,速度不慢,基本上是正常的,没有意识到有什么困难。

90％＝完全独立,能做各种家务,速度稍慢或感觉稍有困难及有障碍,可能需要双倍时间,开始意识到有困难。

80％＝能独立完成大部分家务,但需双倍时间,意识到有困难及速度缓慢。

70％＝不能完全独立,做某些家务较困难,需 3～4 倍的时间,做家务需用 1d 的大部分时间。

60％＝某种程度独立,能做大部分家务,但极为缓慢和费力,出错误,某种家务不能做。

50％＝更多地依赖他人,半数需要帮助,更慢,任何事情均感困难。

40％＝极需依赖他人,在帮助下做各种家务,但很少独立完成。

30％＝费力,有时独立做一些家务或开始时独立做,需要更多的帮助。

20％＝不能独立做家务,在少量帮助下做某些家务也困难,严重残疾。

10％＝完全依赖他人,不能自理,完全残疾。

0＝自主功能障碍如吞咽困难,大小便失禁,卧床。

二、中医诊断

(第三届中华全国中医学会老年脑病学术研讨会,1991)

(一)病名诊断

同一病名为老年颤证,相当于帕金森病及帕金森综合征。

1. 主症　头或肢体颤震,少动,肢体拘痉,项背僵直。

2. 兼症 表情呆板，头胸前倾，言语謇涩，上肢协调不能，皮脂外溢，口角流涎，智力减退或精神障碍，生活自理能力降低。

3. 发病年龄 一般患者发病年龄在 55 岁以上。

4. 发病诱因 可有明显诱因，如感受外邪，中毒或脑部病变，也可无诱因。

5. 病势 慢性起病或进行性加重。具有主症 2 个以上，慢性起病或进行性加重，结合年龄、诱因等特点可确诊为老年颤证。

（二）证候诊断

1. 痰热动风证 神呆懒动，形体稍胖，头胸前倾，头或肢体颤震尚能自制，活动缓慢，胸脘痞满，口干或多汗，头晕或头沉，咳痰色黄，小便短赤，大便秘结或数日不行，舌质红或黯红，舌苔黄或黄腻，脉象细数或弦滑。

2. 瘀血动风证 表情呆板，面色晦暗，头摇或肢体颤震日久，震颤幅度较大，肢体拘痉，活动受限，项背前倾，言语不利，步态慌张，或智力减退，或精神障碍；头晕眼花，皮脂外溢，发甲焦枯，舌质紫黯或夹瘀斑，舌苔薄白或白腻，脉象弦滑。

3. 气血两虚证 神呆懒言，面色㿠白，肢体颤震或头摇日久，震颤程度较重，项背僵直或肢体拘痉，活动减少，行走不稳，气短乏力，头晕眼花，自汗，动则尤甚，皮脂外溢或口角流涎，舌体胖，边有齿痕，舌质黯淡，舌苔薄白或白腻，脉象细无力或沉细。

4. 肝肾不足证 表情呆板，肢体或头颤震日久，震颤幅度大，或肢体拘痉，活动笨拙，上肢协调不能，步态拖拉，言语謇涩，或智力减退，形体消瘦，头晕耳鸣，失眠多梦，或头痛或盗汗，急躁时颤震加重，腰酸腿笨，小便频数，大便秘结，舌体瘦小，舌质黯红，舌苔少或剥脱或微黄，脉象弦细或细数。

5. 阴阳两虚证 表情呆板，肢体或头颤震日久，项背僵直，或肢体拘痉，言语謇涩，失眠健忘，汗出畏寒，体倦肢冷，或腰酸腿痛，阳痿遗精，溲少便溏，舌质嫩红或淡黯，舌苔薄白，脉沉细。

(三)鉴别诊断

1. **痉病(也称风痉)**　痉病是一种不论老幼,急性起病,临床主要表现以项背强急,四肢抽搐,甚至口噤,角弓反张为特征的病证[相当于西医流行性脑脊髓膜炎(流脑)、流行性乙型脑炎(乙脑)、各种原因引起的脑膜炎、脑血管病、脑肿瘤、脑寄生虫病引起的抽搐及各种原因引起的高热惊厥等]。

2. **风痱病**　风痱病是一组起病形式隐袭而缓慢,渐进性加重,以运动失调为主要临床表现,伴有构音困难,智力低下的慢性虚损性疾病(相当于西医的各种共济失调症,尤其类似于小脑共济失调症)。

3. **青少年颤证**　青少年颤证是一种急性或慢性起病,常由先天禀赋不足引起的铜代谢障碍,临床以进行性加重的肢体震颤,肢体拘痉,言语謇涩,精神障碍,肝硬化及角膜色素环等为主要表现的疾病(相当于西医肝豆状核变性)。

4. **舞动病**　舞动病是一组急性起病,年龄不限,由风湿痹证、中毒或中风病等引起,临床表现以一种无规律、无节奏、无意义、无自主、奇形怪状的头部、躯干、四肢舞蹈、多动或扭转运动的病证(相当于西医的舞蹈症、扭转痉挛、手足徐动症)。

三、西医治疗

(一)帕金森病的药物治疗

早在 1817 年,James Parkinson 就首先报道了帕金森病(PD),但当时对本病的认识不足,最早的治疗方法仅限于莨菪碱类药物。随着对 PD 的解剖、病理生理、生化等病理改变的认识,逐步提出了更为合理的治疗方案。20 世纪 60 年代以后,基本确立了左旋多巴(L-dopa)替代治疗的基本原则。2000 年度诺贝尔生理学或医学奖获得者瑞典神经药理学家 Carlsson(1957 年)首先提出脑内多巴胺(DA)主要分布于纹状体,用左旋多巴可使利舍平引起的实验动物少动现象减轻。Hornykiewcz(1960 年)证实了 PD 患者纹状体 DA 耗竭是 PD 生化改变的关键。当患者黑质 DA 能神经元减少 50％以上,DA 浓度减少 80％以上则出现临床症状。Cotzias 等(1967 年)认为口服大剂量左旋多巴临床疗效显著。迄今为止,左旋多巴特别是复方左旋多巴,仍是治疗帕金森病的最有效药物。

治疗帕金森病的药物有以下几类。

①抗胆碱能药:如苯海索(安坦)。

②抗组胺药物:如苯海拉明、金刚烷胺。

③左旋多巴:如美多巴、息宁。

④多巴胺受体激动药:如协良行。

⑤单胺氧化酶 B 抑制药:如司兰吉林,其英文商品名为"Jumax"。

⑥儿茶酚胺氧位甲基转移酶抑制药:如答是美。

⑦神经营养药。

DA 替代疗法和抗胆碱能药最为常用。

总之,目前还没有预防或根治帕金森病的好方法。药物治疗虽可使 PD 患者的症状得到一定程度的缓解,但并不能完全阻止 PD 的疾病进程。由于各种药物都有轻重不等的不良反应,因此要根据病情选择药物,并小心确定和调整剂量,使之既能控制症状,又可避免或减轻不良反应。

1. **药物治疗的机制** PD 是因纹状体内缺乏多巴胺所致,病理表现为黑质致密部和网状部多巴胺能神经元缺失、残留神经元变性、胞质内出现小体等。由于黑质部位多巴胺能神经元进行性退变超过 80％以上,导致多巴胺递质的生成障碍,造成黑质-纹状体通路多巴胺能神经功能减弱,而胆碱能神经功能相对占优势。正常情况下,黑质中的多巴胺神经元利用酪氨酸羟化酶(TH)将左旋酪氨酸转化为左旋多巴,再经过脱羧酶的作用转化为多巴胺。多巴胺作为神经递质经黑质-纹状体转运至尾状核和壳核细胞,传递信号 DA 的减少导致了锥体外系功能失调,从而产生 PD

的一系列临床症状。PD的这一生化发病机制已得到公认,由此得出一条非常重要的治疗思路,即设法调整和恢复这一对递质的平衡。要解决这一问题,可通过两条途径:一是补充多巴胺或兴奋多巴胺受体;二是抑制或阻断乙酰胆碱的作用。药物治疗是帕金森病最基本的治疗手段。药物治疗机制是纠正帕金森病生化代谢改变,即纠正多巴胺能功能低下,乙酰胆碱能功能相对亢进。

2. 常用药物

(1)左旋多巴

①作用与疗效:自1967年应用于临床以来,左旋多巴一直是治疗PD最有效的药物。近50年的临床应用证明,患者症状改善率可达70%～100%,其疗效可持续5年甚至10年以上,足以说明该药在PD治疗中的地位。左旋多巴是治疗PD的"金标准",也是PD治疗中的一个里程碑。

左旋多巴广泛用于治疗各种类型的PD患者,对75%的患者有很好的效果,能明显改善患者的症状,提高生活质量。其中对肌肉强直和运动障碍的疗效较好,对震颤的疗效较差;对轻症及较年轻的患者疗效较好,对重症及年老衰弱者疗效较差;对原发性PD疗效较好,对老年及脑炎后继发性帕金森综合征较差;对服用抗精神病药物引起的无效。

左旋多巴作用较慢,用药后2～3周才出现症状的改善,1～6个月以上才获得最大疗效。此药必须长期服用,连续服药数月至1年后,有些患者可减少剂量亦也能维持满意疗效。应用左旋多巴治疗的前数年,疗效稳定、理想。然而,患者对长期服药的疗效则个体差异较大。服用6年后,有50%的患者不能保持疗效或不能耐受其不良反应,只有25%的患者继续保持良好效果,这与PD进展有关。因左旋多巴只有症状治疗作用,并不能阻止病变的进展。随着病变的加重,变性的神经细胞摄取并转化左旋多巴的能力日益减低,导致疗效逐渐减低甚至丧失疗效。

②体内代谢过程:左旋多巴口服后经小肠上端吸收,有

30％～50％到达全身循环。胃液的酸度高、胃排空缓慢及消化高蛋白饮食后出现某些其他氨基酸与本品竞争载体时,都可延缓左旋多巴的吸收,低蛋白食物或空腹服药可促进吸收。空腹服药后1.5～2h血浆浓度达峰值,但进食时服药达峰时间延迟,作用时间可持续5h。本品被吸收后广泛分布于体内各种组织,绝大部分均在脑外代谢脱羧成DA。大约有低于1％的左旋多巴最终能通过"血脑屏障"进入脑,被黑质神经细胞或其他神经细胞摄取,在多巴脱羧酶的作用下脱去一个羧基,变成多巴胺,从而起到补充脑内多巴胺,减轻帕金森病症状的作用。左旋多巴通过血脑屏障进入大脑,再转化为多巴胺的过程需要15～30min。所以,一般来讲,服药后20～30min会感到药物开始起效,但只有在1.5h左右才能达到药物的最佳效果。半衰期一般为1～3h。口服后80％的本品于24h内降解成DA代谢物,主要为高香草酸(HVA)及二羟苯乙酸(DOPAC),由肾排泄,有些代谢物可使尿色变红。口服2～3周后临床症状才出现明显进步,有些患者则需连服6个月才能获得最好疗效。

③不良反应:由于左旋多巴大部分在外周多巴脱羧酶作用下转变为DA,影响胃肠道、心血管系统等功能而成为主要的不良反应。此外,脑内DA增多也会影响其他DA通路如中脑-边缘系统、下丘脑-垂体DA通路的功能。脑内DA还能转化为去甲肾上腺素,通过中枢去甲肾上腺素能系统产生影响而成为不良反应。服用外周多巴脱羧酶抑制药可明显减轻DA引起的外周不良反应,但对中枢DA作用增强所致的不良反应则无影响。治疗达1年至数年者,部分患者可突然发生运动不能,震颤及强直,如"开-关"现象。情绪紧张可促进患者发生反常运动不能或"起步困难"。

常见的不良反应有以下几种。

A. 半数患者有胃肠道反应,如恶心、呕吐、食欲缺乏、腹胀、腹泻。

B. 自卧位或坐位起立时感眩晕。在开始左旋多巴治疗时约30%患者可发生直立性低血压。

C. 心律失常。

D. 不随意异常运动。可见于面部、舌、上肢、头部及身体上部,提示纹状体中 DA 含量可能过多,50%～80%患者发生舞蹈样或其他不随意运动,且常与剂量有关。

E. 精神抑郁,情绪或精神改变。

F. 排尿困难。多发生于老年人。

④使用原则:中华医学会神经病学分会 1998 年提出的原发性帕金森病治疗的建议中认为,左旋多巴的使用应遵循"细水长流,不求全效"的原则,即在获得疗效基本满意的情况下,尽可能给予最小的剂量,在开始用药时,应注意从小剂量开始,逐渐增加到需要的剂量,达到以最小的剂量获得满意的疗效。不考虑患者的远期利益而盲目地追求眼前的疗效,加大左旋多巴的剂量是短视的。服用左旋多巴应注意避开进食时间,最好在进食前或后 1h 服用,因为蛋白质影响左旋多巴的吸收,从而降低疗效。

(2)抗胆碱能药物:PD 患者由于黑质 DA 能神经元退变,功能下降,从而使纹状体中胆碱能神经元失去抑制,兴奋性增强,引起锥体外系功能失调。抗胆碱能药物通过阻断中枢胆碱受体,减弱纹状体中乙酰胆碱的作用,从另一角度帮助恢复 PD 患者 DA 和乙酰胆碱这两类递质系统的相对平衡而发挥对 PD 的治疗作用。抗胆碱能药物对震颤和强直有一定效果,但对运动迟缓疗效较差,适用于震颤突出且年龄较轻的患者。

传统的抗胆碱能药物阿托品、东莨菪碱是最早用于治疗 PD 的药物,但其外周抗胆碱作用引起的不良反应大。因此,现已合成了一系列选择性作用中枢而对外周作用较小的中枢抗胆碱能药物。常用的有苯海索(又称安坦)、丙环定(又称开马君)、苄托品(又称苯扎托品)、比哌立登(又称安克痉)等。

①作用与疗效:本类药物抗帕金森病作用较弱,对改善肌张

力优于震颤,对运动障碍的疗效甚微。现主要适用于:A. 帕金森病早期轻症患者,单独应用时精神神经方面的不良反应少于左旋多巴类。B. 不能耐受左旋多巴或禁用左旋多巴的患者。C. 与左旋多巴类合用于左旋多巴疗效不佳者。D. 对因药物如抗精神病药阻断 DA 受体引起的帕金森综合征,本类药的疗效优于左旋多巴。

②不良反应:本类药物仍有一定的外周抗胆碱作用而产生不良反应。不良反应与阿托品相似,以瞳孔散大、口干、视物模糊、头晕、尿潴留、便秘等为多见,少数患者可有激动、幻觉、精神错乱等,最严重的不良反应是精神症状和智能损害。闭角型青光眼、前列腺肥大、驾驶员及高空作业者禁用。若发生不良反应应立即停药或逐渐减量,以避免撤药反应加重 PD 症状。

③用法与用量:苯海索开始口服每次 2~4mg,每日 3 次。甲磺酸苯扎托品(苄托品)开始口服每次 2~4mg,分 2~3 次服用。比哌立登开始口服 2~4mg/次,每日 3 次。苯海索是目前应用最广泛的抗胆碱能药。

(3)多巴胺释放药:目前最常用的为金刚烷胺。本品抗 PD 的作用机制较复杂,主要作用机制是加强突触前合成和释放 DA,减少 DA 的重摄取,对 DA 受体也有直接激动作用。此外,还有较弱的抗乙酰胆碱作用。与左旋多巴有协同作用。

①作用与疗效:疗效不及左旋多巴,但优于胆碱受体阻滞药。起效快,作用维持时间短,用药 48h 后作用即达到高峰,但部分患者连用 5~12 周后疗效逐渐减退,停用一段时间后再用则可能恢复。药效一般可维持 1 年左右,之后减弱。金刚烷胺对减轻震颤效果较好,对运动障碍也有一定效果。本品与左旋多巴合用有协同作用,可使左旋多巴较快达到最适疗效浓度。此外,对不能耐受大剂量左旋多巴或疗效有波动者有疗效。90% 的药物以原型由肾排出,故有严重肾病者禁用。

②不良反应:长期用药后,常见有头痛、激动、震颤、共济失

调、眩晕、下肢皮肤出现网状青斑及胃肠道反应,如恶心、呕吐、腹痛等。偶致惊厥,每日剂量超过 300mg 可致失眠、精神错乱、运动失调等。脑动脉硬化、囊肿、精神病患者及孕妇禁用。服药期间应避免从事驾驶等需精细操作的工作。

③用法与用量:口服剂量为每次 100mg,每日 2~3 次,通常早饭及午饭后服用,晚上服用可引起失眠。每日剂量超过 200mg 时疗效并无明显增强;连续用药后如疗效减低,可停用一段时间后再用,可再次起效。换药时应逐渐撤药,以待换用的药物发挥作用。

(4)多巴胺受体激动药:存在于纹状体突触后膜的 DA 受体有 5 种不同类型的受体,其中两种与 PD 药物治疗关系密切,即 D_1 和 D_2 两种受体亚型。D_1 受体与腺苷酸环化酶相连,主要存在于纹状体内部的神经元。D_2 受体不与腺苷酸环化酶相连,主要存在于下行的皮质纹状体通路的轴突上。由于激动 D_1 或 D_2 受体可控制 PD 的症状,近年来 DA 受体激动药的作用及其应用受到了重视。它们选择性地作用于特异的 DA 受体,不需要在体内转化即可发挥作用,因此不受黑质细胞进行性破坏减少的影响。但是,此类药物控制 PD 的疗效方面较左旋多巴差,且不良反应也较多,如精神神经症状、直立性低血压等。但该类药物能推迟左旋多巴的应用,与之合用可减少左旋多巴的用量,对多巴胺神经元有保护作用。

DA 能受体激动药可分为两大类,即麦角类和非麦角类多巴胺能受体激动药。麦角类多巴胺能受体激动药有溴隐亭、培高利特(已停用)、里舒麦角晶碱、甲磺酸 α-二氢麦角隐亭和长效多巴胺能受体激动药卡麦角林;非麦角类多巴胺能受体激动药有罗比尼尔、泰舒达缓释片和普拉克索。多巴胺受体激动药的使用方法基本上同复方左旋多巴,从小剂量开始,逐渐增加剂量以获得最好的疗效,治疗过程中应进行细致的调整,每位患者对药物的敏感度是不一样的,应注意剂量的个体化。

①溴隐亭（Bromocriptine）

A. 作用与疗效：本品可激活中枢神经系统新纹状体中的突触后多巴胺 D_2 受体，同时可降低多巴胺在体内的转换。此药与左旋多巴合用时，后者可激活多巴胺 D_1 受体，从而加强本品治疗 PD 的作用。

B. 用法与用量：起始量每次 0.625mg，每日 1～2 次，逐渐增加至每次 1.25～2.5mg，每日 2 次，一般用量每日 2.5～3.0mg，分次服。可在 2 周内逐渐增加剂量，以找到最佳的最小剂量。

C. 不良反应：常见的不良反应多发生于治疗开始阶段，持续用药发生的不良反应则与药物的用量有关。常见的不良反应有低血压尤其是由卧位、坐位改为立位时易发生；大剂量用药时可出现精神错乱、幻觉、不自主的躯体运动，尤以面部、舌、上肢、双手、头部及上部躯体为著，这些不良反应在用量较小时也可发生，停药后仍可持续 1 周或更长时间；另外还可以出现便秘、食欲缺乏、胃痛及呕吐等症状及抑郁、夜间腿部痉挛、鼻塞和雷诺现象；偶有发生心肌梗死、抽搐、脑卒中的报道，一旦出现无法解释的头痛，应立即停药；偶见白细胞和血小板减少、神经性耳聋、视物模糊、复视、性欲减退，女性患者中有尿失禁。相互作用：氟哌啶醇、甲基多巴、单胺氧化酶抑制药、甲氧氯普胺、吩噻嗪类、利舍平等药物能升高血清催乳素浓度，干扰本品的效能，必须合用时，应适当调整本品剂量；与其他麦角碱衍生物合用时，偶可引起高血压加重；与降压药合用时，可加强降压效果，降压药的用量应酌减。

②泰舒达（吡贝地尔缓释片，Trastal）：本药是一种多巴胺能激动药，可刺激大脑黑质纹状体突触后的 D_2 受体及中脑皮质，中脑边缘叶通路的 D_2 和 D_3 受体，提供有效的多巴胺效应。此药适用于 PD，可作为单一用药，特别治疗以震颤为主要症状的患者；也可与左旋多巴合并使用，作为初期或后期治疗。用法和用量：治疗 PD，剂量应逐渐增加，单独治疗维持剂量为每天 150～250mg，分次在餐后服。与左旋多巴合用时，一般维持剂量为每天

50～150mg。

禁忌证:循环性虚脱,急性心肌梗死。此药没有观察到有致畸作用。为安全起见,不宜用于孕妇。偶有胃肠道不适(消化不良,恶心)。本品避免与单胺氧化酶抑制药及神经节阻滞药合用。

③盐酸普拉克索片(森福罗,Pramipexole Hydrochloride Tablets):是一种非麦角类多巴胺受体激动药。其治疗 PD 的确切机制尚不清楚,目前认为与激活纹状体的多巴胺受体有关。本品可单独(无左旋多巴)或与左旋多巴联用来治疗 PD 体征和症状。

A. 用法用量:口服用药,用水吞服,伴随或不伴随进食均可。每天 3 次。初始剂量为每日 0.375mg,然后每 5～7 天增加一次剂量。如果患者可以耐受,应增加剂量以达到最大疗效。如果需要进一步增加剂量,应以周为单位,每周加量 1 次,每次日剂量增加 0.75mg,每日最大剂量为 4.5mg。然而,应该注意的是,每日剂量高于 1.5mg 时,嗜睡发生率增加。

B. 维持治疗:个体剂量应该为每天 0.375～4.5mg。

C. 不良反应:当本品日剂量高于 1.5mg 时嗜睡的发生率增加。与左旋多巴联用时最常见的不良反应是运动障碍。便秘、恶心和运动障碍往往随治疗进行逐渐消失。治疗初期可能发生低血压,尤其本品药量增加过快时。本品可能与性欲异常有关(增加或降低)。

(5)单胺氧化酶-B 抑制药(MAO-B):单胺氧化酶(MAO)分为两型,即 A 型和 B 型。肠道内以 A 型为主,其专一底物为 5-羟色胺、去甲肾上腺素;黑质-纹状体内以 B 型为主,其专一底物为苯乙胺。肝中的 MAO-A 和 MAO-B 含量大致相等。在肝、肠中的 MAO 主要对来自食物及血循环的单胺进行氧化脱胺,起着解毒的作用。黑质纹状体的 MAO-B 以降解 DA 为主,故 MAO-B 抑制药可减少脑内 DA 的降解。更为重要的是,近年的研究认为,MAO-B 在 PD 的发病机制中起着重要的作用。氧化应激-自由基学说提出:MAO-B能氧化某些物质如MPTP,使之成为具有神经毒性物质而引起神经元变性。此外,长期使用左旋多巴后,脑内DA含量增多。其经MAO-B的氧化作用产生自由基,也是导致神经元变性及PD病情进展的原因之一。因此,MAO-B抑制药的使用被认为具有细胞保护作用,能延缓PD进程及推迟患者必须使用左旋多巴的时间,这是防治PD的又一次重大革命。

司来吉兰:司来吉兰为特异性的B型MAO抑制药。20世纪70年代,欧洲已提出用此药治疗PD,但未被重视。1983年,发现它能减少DA的再摄取,促进DA的释放。本品可透过血脑屏障进入脑内,减少脑内DA的降解,增加DA在脑内的浓度。如与左旋多巴类药物合用,则可增加和延长后者的作用,并减少其用量。

①作用与疗效:在PD的早期使用司来吉兰,可通过增加脑内DA的量发挥抗PD治疗作用。在疾病发展中可与左旋多巴类合用,可较好地维持左旋多巴的治疗效果,提高PD患者的生存年限,降低其致残程度。司来吉兰可使左旋多巴的有效时间延长,并使左旋多巴的用量减少20%～30%,故外周性不良反应也随之减少,使患者对左旋多巴的耐受性较好;也可预防或改善久用左旋多巴引起的药恶化现象及药效消失、晨僵运动、波动等。此外,本品还能延缓PD的病变进展,可能阻止黑质DA神经元的死亡。由于上述作用,临床将本品与维生素E合用,以其抗氧化作用治疗早期PD,可能成为早期PD治疗的首选药。

②不良反应:司来吉兰的不良反应少且不严重。常见不良反应有兴奋、失眠、幻觉、妄想和胃肠不适。有胃及十二指肠溃疡、不稳定高血压、心律失常、严重心绞痛或精神病患者须慎用。由于本品代谢物为苯丙胺类物质,易致失眠,故应避免晚间使用本品。初次加用本药时还可促发PD患者产生多梦或幻觉,故对有精神病史的PD患者应禁用或慎用本药。

③用法与用量:开始时每日用药1次,每次5mg,清晨服用或早晨、下午分次服用,每日剂量不宜超过10mg。如与左旋多巴类

合用,后者要注意减量。

(6)儿茶酚胺甲基转移酶(COMT)抑制药:COMT抑制药通过抑制左旋多巴在外周的代谢,使血浆左旋多巴浓度保持稳定,增加左旋多巴的进脑量,延长左旋多巴的半衰期和提高其生物利用度,减少症状波动的发生。该类药物与左旋多巴合用可增强后者疗效,单独使用无效。常用药物有托卡朋和恩他卡朋。

(二)药物的选择和治疗原则

1. **药物治疗的一般原则**

(1)对症用药,控制剂量,个体化治疗。

(2)长期服药,控制症状。

(3)最小剂量达到最佳效果,即小剂量开始,缓慢增量,细水长流,不求全效。

(4)权衡利弊,联合用药。

美国神经病学会2002年确定的帕金森病治疗原则如下。

(1)左旋多巴是帕金森病对症治疗的最佳药物,尤其对运动迟缓和僵硬(Ⅰ、Ⅱ、Ⅲ级证据)。

(2)抗胆碱药物一般在初始时使用,尤其在震颤严重时,在缓解震颤方面要明显优于左旋多巴(Ⅱ级证据)。

(3)金刚烷胺对帕金森病的所有症状都有中度的治疗作用,而且不良反应也较低(Ⅱ级证据)。

(4)多巴胺受体激动药对帕金森病的所有症状都有中度的治疗作用,但作用不如左旋多巴且较左旋多巴昂贵(Ⅰ、Ⅱ级证据)。

该学会推荐的治疗原则是:需要接受多巴胺能早期治疗的帕金森病患者,选择左旋多巴或多巴胺受体激动药都可,但具体选用何种治疗方案则要看该患者需要改善运动障碍(左旋多巴较佳),还是要减少运动并发症(多巴胺受体激动药较佳)。当使用左旋多巴时,可以考虑使用即释剂型或缓释剂型。

2. **不同患者的用药选择**　药物的选择必须因人而异,既要考虑患者的年龄、智力状态、主要症状,又要考虑对日常活动破坏的严重性。年轻患者的症状可能会较严重,但年轻患者通常比年老患者的疾病过程良性度高,智力状况好,而且年轻患者常预期要治疗 20～30 年,所以应该格外注意对这些人群的治疗,目的是控制有害症状,节省左旋多巴用量以减少长期不良反应,如何为避免疾病恶化提供神经保护等是这类患者选择药物治疗时首先应考虑的问题,主要的初始治疗选择包括司来吉兰、金刚烷胺和抗胆碱能药物。50 多岁的患者除用司来吉兰外还需加用多巴胺受体激动药(或用多巴胺受体激动药代替司来吉兰)才能达到对症状的充分控制。对 60 岁以上的患者,改善功能损害是治疗的主要目标。对这些患者,要特别考虑避免诱发或加重智能损害。息宁缓释药被认为是治疗这些患者的首选药物。当左旋多巴已达到最大剂量而治疗效果仍不理想时,可加用多巴胺受体激动药。中枢性抗胆碱能药物、金刚烷胺、司来吉兰一般不用。

(三)帕金森病的外科治疗

1. **现状与发展** 功能性神经外科治疗 PD 经历了近一个世纪,其发展的历史潮起潮落。根据人们对 PD 认识研究过程的反映,可分为两个阶段:第一阶段是开放性功能性神经外科手术,现已放弃;第二阶段是立体定向手术,即所谓闭合性功能性神经外科手术,这是目前采用的主要手术方式。PD 的立体定向神经外科正是在神经外科治疗历史的基础上发展起来的。外科治疗 PD 的要点是切断某些特定的神经通路和毁损特定的神经核团。

近 20 年来,随着对 PD 研究的不断深入及计算机技术、影像诊断的发展,PD 的治疗也取得了巨大的成就。还有高频刺激和神经移植的应用,使 PD 的手术方式有了更多的选择。PD 的外科治疗有五个发展方向:①立体定向神经核团毁损术(stereotactic nucleus ablative procedure);②脑深部刺激术(deep brain stimulation, DBS);③神经组织(细胞)移植术(neurotissue/cell transplantation);④立体定向放射外科(stereotactic radiosurgery);⑤基因治疗(gene therapy)。所采用神经核团都集中于脑的三个区域:丘脑、苍白球和丘脑底,而且主要是丘脑腹中间核(Vim)、苍白球内侧部(GPi)和丘脑底核(STN)。

　　2. 外科治疗 PD 的适应证

　　(1)原发性 PD,禁止性震颤,运动迟缓,齿轮样肌张力增高,姿势平衡障碍,以上四个主要症状中必须具备两个,而且静止性震颤和运动迟缓必须具备一项。

　　(2)经过全面系统的药物治疗,左旋多巴或复方多巴治疗有效,但目前疗效明显减退,并出现症状波动或运动障碍等不良反应。

　　(3)一般要求病程 2 年以上。不能独立生活,中度或重度PD,病情主要属于 Hoehn-Yahr 分级 Ⅱ～Ⅳ 期。

　　(4)无明显痴呆或精神症状,CT、MRI 示无严重脑萎缩。

　　(5)术中能配合手术者的指令。

　　3. 外科治疗 PD 的禁忌证

　　(1)非典型 PD 或帕金森综合征。

　　(2)有明显智能障碍或精神症状。

　　(3)不能配合和耐受手术。

　　(4)有直立性低血压和难以控制的高血压及其他疾病不能耐受手术者。

　　(5)严重脑萎缩或其他脑内器质性病变。

　　(6)近半年用过多巴胺受体阻滞药。

四、中医治疗

(一)病因病机

　　帕金森病属于中医颤证范畴,早在《黄帝内经》中对本病已有认识。《黄帝内经》称震颤为"掉""振掉"。《素问·至真要大论》中"诸风掉眩,皆属于肝",是对本病的早期认识。其中"掉"即含有"震颤"义。强直在《黄帝内经》中归属"痉"的范畴,有因风或因湿的区别,《素问·至真要大论》有"诸暴强直,皆属于风……诸痉项强,皆属于湿"。而随意运动障碍被称为拘挛。《素问·脉要精微论》有"骨者,髓之府,不能久立,行则振掉,骨将惫矣"之论,《素问·五常政大论》又有"其病摇动""掉眩癫疾""掉振鼓栗"等描述,阐述了本病以肢体摇动为其主要症状,属风象,与肝、肾有关,为后世对颤证的认识奠定了基础。明代《医学纲目·颤振》说"颤,摇也;振,动也。风火相乘,动摇之象,比之瘛疭,其势为缓"。还指出"风颤者,以风入于肝脏经络,上气不守正位,故使头招面摇,手足颤掉也""此证多由风热相合,亦有风寒所中者,亦有风夹湿痰者,治各不同也"。肯定了《黄帝内经》肝风内动的观点,扩充了病因病机的内容,阐明了风寒、热邪、湿痰均可作为病因而生风致颤,并指出本病与瘛疭有别。金元医家张从正在《儒门事亲》中生动而形象地描述了一系列震颤麻痹患者,从病情变化和治疗经过均具有典型的帕金森病特征,这比英国 Parkinson 的报道(1817年)大约早 600 年,而其所载的治法,用于今天的帕金森病患者也多有一定疗效。明朝医家孙一奎《赤水玄珠》首次把以震颤为主要临床表现的疾病统一命名为颤振证,强调颤振不能随意控制,指出"颤振者,人病手足摇动,如抖擞之状,筋脉约束不住,而莫能任持,风之象也"。并进一步指出"颤振者,非寒禁鼓栗,乃木火上载,肾阴不充,下虚上实。实为痰水,虚则肾亏"。其后王肯堂在《证治准绳·颤振》中强调"此病壮年鲜有,中年以后乃有之,老年尤多。夫年老阴血不足,少水不能制盛火,极为难治""病之轻者,或可用补金平木、清痰调气之法,在人自斟酌之。中风手足弹拽,星附散、独活散、金牙酒,无热者宜之;搜肝丸,镇火平肝,消痰定颤,有热者宜之;气虚而振,参术汤补之;心虚而振,补心丸养之;夹痰,导痰汤加竹沥;老人战振,宜定振丸"。中肯地论述了本病的发病特点、预后和治疗。至清代,高鼓风在《医宗己任编》中提出"大抵气血俱虚不能荣养筋骨,故为之振摇而不能主持也",故"须大补气血,人参养荣汤或加味人参养荣汤;若摇身不得眠者,十味温胆汤倍加人参,或加味温胆汤"。而张璐《张氏医通·卷六·诸风门·颤振节》在系统总结了前人经验的基础上,结合临床实践,对颤证的病因病机、辨证治疗及其预后有了较全面的阐述,认为本病多因风、火、痰、瘀、虚所致,按脾胃虚弱,心气虚弱,心虚夹痰,肾虚,实热积滞而分别立方,并记载相应的治疗方药十余首,从而使本证的理法方药更趋充实。当代学者大多数认为本病属本虚标实之证,本虚在肝肾阴虚,气血不足;标实为风、火、痰、瘀。中老年人,肝、肾、脾渐衰,则精气血渐亏,筋脉失于濡养,虚风内动;或风火痰瘀、互阻络道,气血不通,风气内动。任继学提出本病的形成以肾为本,以脾为根,以肝为标。王永炎等认为,本病多由年老体弱,肾精渐亏,或因外伤、外感毒邪等因素直接伤及肝、肾、脑髓所致,病机属于本虚标实。本虚为气血亏虚,肝肾不足致使筋脉失荣、脑髓失充;标实为内风、瘀血、痰热致使心神失主,筋脉肢体失控。病位在肝,病久涉及脾肾,并且瘀血阻络贯穿于疾病的全过程。

本病多见于中老年人,因中年以后气阴自半,脏腑气血皆亏,复因劳倦、思虑过度,或摄生不慎,饮食不节,房劳过度,五志过极等,致肝肾阴虚,精血俱耗,于是水不涵木,风阳内动,颤抖振摇,经脉失养,拘急僵直。少有因先天禀赋不足而成本病,也可因染邪、中毒、外伤等损及脑神发为本病者。

(二)辨证论治

本病多为本虚标实之证。肝肾不足,气血两亏,是病之本,亦可兼见脾虚或心脾两虚者;风、火、痰、瘀,乃为病之标。治疗当视标本虚实之轻重缓急而常需标本同治,扶正与祛邪兼施。临床常见证型为肝肾阴虚证、气血两虚证、血瘀动风证、痰热动风证、阳气虚衰证等。

1. 肝肾阴虚证

[临床表现] 中老年后逐渐出现手足颤动,筋脉拘紧,动作不利,腰膝酸软乏力。震颤日久,颤动幅度大,难以制止。常兼见头晕目眩,耳鸣,健忘,呆傻迟钝或急躁易怒,失眠多梦,盗汗,人

便秘结。舌体瘦小,舌质黯红,舌苔少或光剥无苔,脉细弦或沉细。

[证机概要] 阴精不足,神机失养,肢体筋脉失主。

[治则治法] 滋补肝肾,育阴息风。

[中药处方] 龟鹿二仙膏合大定风珠加减。前方重在益气,填补精髓,适用于肾精亏损,神机失用,肢体颤振伴有智能障碍者;后方增液滋阴息风,用于热盛耗伤阴精,或肝肾阴虚,筋脉失养,虚风内动证。

[常用药物] 龟甲、鳖甲、生牡蛎、钩藤、鸡子黄、阿胶育阴潜阳,平肝息风;枸杞子、鹿角胶、熟地黄、生地黄、白芍、麦冬、麻仁补益肝肾,滋阴养血润燥;人参、山药、茯苓健脾益气,化生气血;五味子、甘草酸甘化阴、安神。若虚热甚,症见五心烦热,舌红苔剥,便秘溲赤者,可加知母、黄柏、牡丹皮、牛膝、元参等,以增其养阴清热降火之效;若肝风甚,肢体颤抖、眩晕较著者,可加天麻、全蝎、石决明、珍珠母,或羚羊角粉冲服,以增平肝息风之效;若肢体麻木、筋脉拘急强直者,可加葛根、地龙、木瓜、僵蚕,重用白芍、甘草以舒筋缓急。

2. 气血两虚证

[临床表现] 颤振初起或颤振日久,肢体震颤乏力,筋脉拘急麻木,少气懒言,精神倦怠,面色无华,头晕眼花,心悸健忘,口张流涎,自汗。舌淡黯或淡胖,苔薄白,脉细弱。

[证机概要] 气血两虚,虚风内动。

[治则治法] 益气养血,息风止颤。

[中药处方] 人参养荣汤加减。本方益气养血,补益心脾,用于气血不足,心脾两虚,虚风内动之颤证。

[常用药物] 熟地黄、当归、白芍、人参、白术、黄芪、茯苓、炙甘草等健脾益气养血;肉桂助阳,鼓舞气血生长;天麻、钩藤、珍珠母平肝息风止颤;五味子、远志养心安神。气虚运化无力,湿聚成痰,应化痰通络止颤,可加半夏、白芥子、胆南星;血虚心神失养,

章老年神经系统退行性疾病

心悸、失眠、健忘，加炒枣仁、柏子仁；气虚血滞，肢体颤抖，疼痛麻木，加鸡血藤、丹参、桃仁、红花；汗多者，可加龙骨、牡蛎。

3. 血瘀动风证

[临床表现]　颤证日益加重，肢体拘急，屈伸不利，手足震颤，步态慌张，表情呆板，面色晦暗，舌强言謇，四肢厥冷或重着刺痛。舌紫黯或见瘀斑、瘀点，舌下青筋怒起，舌苔薄白或白腻，脉弦涩或细涩。

[证机概要]　瘀血阻滞，筋脉拘急。

[治则治法]　活血化瘀，息风通络。

[中药处方]　补阳还五汤合天麻钩藤饮加减。前方重在益气活血通络，后者重在平肝息风止颤。

[常用药物]　黄芪、当归、川芎、赤芍、桃仁、红花、地龙等益气活血通络，天麻、钩藤、石决明等平肝息风。舌强言语謇涩者，加用石菖蒲、郁金、薄荷叶以开窍利音；肝郁气滞者，加柴胡以疏肝理气；心烦失眠者，加山栀、首乌藤、枣仁以降火安神；痰浊较甚者，加胆南星、瓜蒌、竹沥等以清热化痰。

4. 痰热动风证

[临床表现]　肢体震颤，时轻时重，筋脉拘紧，动作不利；胸脘痞闷，咳痰色黄，头昏蒙，口干内热，小便色黄，大便秘结；舌质黯红，舌苔黄腻，脉弦滑或滑数。

[证机概要]　痰热内蕴，热极生风。

[治则治法]　清热化痰，息风止颤。

[中药处方]　导痰汤和羚角钩藤汤加减。前方祛痰行气，后方清热平肝息风，二方合用，清热化痰，平肝息风，适用于痰热内蕴，扰动肝风之颤证。

[常用药物]　半夏、胆南星、竹茹、川贝母、黄芩清热化痰；羚羊角、桑叶、钩藤、菊花平肝息风止颤；生地黄、生白芍、甘草育阴清热，缓急止颤；橘红、茯苓、枳实健脾理气。若痰湿内聚，证见胸闷恶心，咳吐痰涎，苔厚腻，脉滑者，加用煨皂角、白芥子以燥湿豁

痰;震颤较重,加珍珠母、生石决明、全蝎;心烦易怒、大便秘结不通,可合用小承气汤,加牡丹皮、郁金;胸闷脘痞,加瓜蒌皮、厚朴、苍术;肌肤麻木不仁,加地龙、丝瓜络、竹沥;神志呆滞,加石菖蒲、远志。

5. 阳气虚衰证

[临床表现] 头摇肢颤,筋脉拘挛,畏寒肢冷,四肢麻木,心悸懒言,动则气短,自汗,小便清长或自遗,大便溏。舌质淡,舌苔薄白,脉沉迟无力。

[证机概要] 阳气虚衰,失于温煦,虚风内动。

[治则治法] 补肾助阳,温煦筋脉。

[中药处方] 地黄饮子加减。本方主要是补肾助阳,以温煦筋脉,用于肾阳虚衰,筋脉拘挛,颤抖不止。

[常用药物] 附子、肉桂、巴戟天补肾温阳;山茱萸、熟地黄补肾填精;党参、白术、茯苓、生姜补气健脾,祛痰祛湿;白芍、甘草缓急止颤。大便溏者,加干姜、肉豆蔻温中健脾;心悸者加远志、柏子仁养心安神。

颤证病程缠绵,病机复杂,临证须仔细辨析。临床对各证型的治疗均可在辨证的基础上配合息风之法。而清热、平肝、滋阴、潜阳等也常与息风相伍,常用药物有钩藤、白蒺藜、天麻、珍珠母、生龙骨、生牡蛎、全蝎、蜈蚣、白僵蚕等。其中虫类药物不但息风定颤,且有搜风通络之功,叶天士谓"久病邪正混处其间,草木不能见效,当以虫蚁疏通逐邪"。运用虫类药以焙研为末吞服为佳。临床证明,羚羊角粉在颤证的治疗上有肯定的疗效,久颤不愈者可配合应用。患者因老年体衰,加之震颤日久,脏腑气血失调,病理变化复杂,往往难以迅速收效,欲过分求速反易招致诸多变证,故治疗应缓缓图之,慎用耗伤气血阴阳等攻伐之品。如能减轻症状,控制发展,则应坚持治疗。

(三)针灸治疗

针灸治疗 PD 是以针刺治疗为主。目前采用的针刺方法有体针、耳针、头针、梅花针、头皮针及穴位注射等。临床均取得了一定的效果，且针刺疗效与疾病临床类型有一定关系，以强直为主的效果较好，以震颤为主的则疗效较差。有些病程长、病情重，并出现肢体肌肉挛缩或畸形者，头针治疗常无效。针灸治疗 PD 的效果主要体现在改善症状、减少西药用量及其不良反应、延缓病程、增强患者体质、提高抗病能力等方面。

1. 针灸的治疗机制与原则　《素问·脉要精微论》指出："头者精明之府。"《灵枢·邪气脏腑病形》曰"十二经脉，三百六十五络，其气血皆上于面而走空窍"。说明头部与人体各脏腑器官的功能有密切关系。针刺头部穴位不仅可以激发头部经气，调整头部阴阳；并因十四经脉直接或间接通向头部，使其还可调整全身气血和阴阳，改善全身症状。现代针灸学家在临床实践中发现，头部有几个区域如震颤区、运动区等对 PD 有比较好的疗效，并运用单光子发射计算机断层扫描技术发现头部电针可以减少基底节区多巴胺转运体（DAT）的丢失，改善基底节区 DAT 的活性，起到对于 DA 神经元的保护作用，从而延缓 PD 患者的病程。

"风气内动"是本病的发病关键，其主病在肝，病位在脑。祛风止痉为本病的首要治则。《灵枢·九针十二原》曰"五脏有疾，当取之十二原"。《行针指要歌》曰"且如行步难移，太冲最奇"。说明太冲穴有通达三焦元气、柔肝舒筋之功；风府穴为督脉经的腧穴，为风之要穴，有散风息风、通关开窍之功。《行针指要歌》曰"或针风，先向风府，百会中"。针刺治疗多选太冲、风府穴相配；督脉循行于背部，上至风府入脑，统摄一身之阳，开窍通络止颤，又可补下元亏虚，疏泄肝风，取督脉穴主治脑病为多数针灸专家所倚重。

由于本病症状众多，机制复杂，故针灸治疗至今尚未发现特效穴位或特定疗法，但在临床应用中其疗效可靠、无明显毒副作用，且可以减少多巴胺用药量和毒副反应，充分体现了针灸治疗本病的特点。

2. 临床治疗的操作手法 针刺治疗 PD,以头针和体针运用最多。其手法以各个医师的经验各异。

(1)头针:常以焦氏头针取法,取双侧舞蹈震颤控制区、运动区上、中部较多,以 30 号 1.5 寸不锈钢(毫针)刺到皮下或肌层均可,得气后以每分钟 200 转速度固定捻转 2min 后留针 60min,并 10min 重复针 1 次。

(2)体针:以 PD 患者的具体情况辨证取穴,由于 PD 临床表现的复杂性,临床医师对不同患者可能做出不同的辨证取穴,由于每位医师的临床经验不同,所取穴位的差异也会较大。上肢主选合谷、内关、曲池、灵道,手全息端点;下肢主选足三里、承山、飞扬、阴陵泉、太冲、足全息颤点;躯干穴主选督脉主穴。在手法选择上,震颤少动型,以泻法为主;僵直少动型,以补泻交替为主;震颤痴呆型,以补法为主。常用的穴位有:大椎、百会、合谷、曲池、血海、足三里、太冲等。以 30 号 1~2 寸不锈钢毫针,进针得气后,行平补平泻手法后留针 30min,并 10min 行针 1 次。大椎、百会、太冲、足三里等是治疗 PD 的几个重要穴位。大椎为督脉之奇穴,督脉总督人体一身之阳,因 PD 的病机主要责之于阳动,当治阳邪,治从阳经,取大椎穴可通阳经以调和阳气,为治本之策。百会位于头顶,为督脉之要穴,百脉所会之处。PD 之临床表现,中医多归为筋脉之变,针刺百会可温通阳气,和百脉而柔筋骨,从而缓解 PD 的运动症状。太冲为足厥阴肝经之原穴,《行针指要歌》称"行步难移,太冲最奇",说明太冲穴对运动障碍有着显著的效果,中医学认为,太冲穴有通达三焦元气、柔肝舒筋之功,是治疗 PD 运动症状的要穴。太冲与合谷同用,称为"开四关",具有息风止颤、行气止痛、活血通络等作用,两穴一阴一阳,位于手足相应的位置,针刺通常有较明显的得气感,并不因为患者足颤抖而影响留针。足三里为足阳明胃经之经穴,具有调理脾胃、补中益气、通经活络之功。在治疗 PD 方面,可起到多项治疗作用:一可强化生之源,滋养筋脉骨骼,通经活络,改善运动症状;二可补中益气,改善 PD 患者久病气虚、易于疲劳的精神状态;三可通过调理脾胃,改善 PD 患者大便秘结的非运动症状。严重的大便秘结直接影响到 PD 患者的生活质量,是比震颤、僵硬还要痛苦的非运动症状。

3. 针灸取穴原则

(1)兼症取穴法

①上肢震颤,握物无力或困难:内关、阳池、合谷、太冲、肩髃。均用泻法。

②下肢震颤,步行艰难:内关、阳陵泉、足三里、太冲、承扶。足三里用补法,其余均用泻法。

③四肢肌紧张,强直,挛急,屈曲困难:风池、天柱、曲池、尺泽、合谷、阳陵泉、足三里、行间。行间、阳陵泉用泻法,余均用平补平泻法。

④头摇,项急,点头,嘴唇颤抖:百会、风池、承浆、曲池、后溪、申脉。后溪、申脉用泻法,余均用平补平泻法。

⑤书写困难:风池、大杼、曲池、外关。均用平补平泻法。

(2)经验效穴

①华佗夹脊:从颈椎开始,下可取到腰椎,根据病变不同而取相应的椎体节段。上肢震颤以颈胸夹脊为主,下肢震颤以腰夹脊为主。

②头穴:震颤取从前神聪到悬厘连线,此线称顶颞前斜线,针此线上 1/5 段主治下肢震颤;中 2/5 段主治上肢震颤;下 2/5 段主治头摇动,嘴震颤;一侧震颤取对侧,双侧震颤取双侧。肌紧张取从百会到曲鬓连线,此线称顶颞后斜线,针刺此线的上 1/5 段主治下肢肌张力高,中 2/5 段主治上肢肌张力高,下 2/5 段主治头顶肌张力高。一侧肌张力高刺对侧,双侧肌张力高取两侧。

(3)温和灸:常用灸法为艾条温和灸大包、期门,每穴 10min,对于改善僵直症状有较好的疗效,阳虚痰瘀内阻可温和灸神阙、足三里。

（4）耳针取穴：神门、皮质下、肝、肾、内分泌、肘膝、腕、指。

（四）名老中医治疗经验举例

1. 王永炎　王永炎认为帕金森病的病机复杂,本虚标实,本虚为发病基础。病机的根本改变,在脏腑之气渐衰,病位在肝、肾、脑髓,涉及脾、胃、心。使病情加重的恶性循环的关键在"本虚"。患者在疾病的不同阶段可表现痰浊、火热、腑实等邪实症状,但均有不同程度的本虚之症。死血、顽痰留滞,是老年颤证症状产生的直接原因。

治疗均应攻补兼施。或邪实去后,以补为主。息风、活血、化痰为治疗通则,但治疗颤证的根本在于固本培元,滋养肝肾、育阴息风为治疗颤证的根本法则。平息内风主治在肝,可以镇肝息风,养血柔肝息风,滋阴潜阳息风。应辨证论治,但无论何法,均可加入息风药物羚羊角,以平肝息风。阳亢明显,重用金石类药物以重镇息风,如生龙骨、生牡蛎、生石决明、珍珠母等。颤证慢性起病,治疗过程较长,病难速去,风难速息,平肝息风应坚持不懈,可合用养血柔肝息风之法,药用当归、赤芍、白芍等,息风化痰通络之法,药用天麻、钩藤等。以上诸药,均可作为治疗颤证常用药。瘀滞之血为死血,干血,治当破血逐瘀,搜风通络。临床选用虫类药物,如水蛭、虻虫等,而且共同应用,以深入经隧,攻逐死血,通达四肢经脉,搜风活血通络,荡除浊邪。但虫类药物作用峻猛,耗气伤阴,不能单独使用,应配伍益气养血,滋补肝肾之法,攻补兼施。化痰亦为重要一法,息风以化痰,健脾以化痰,活血以化痰。药物选用天麻、钩藤、白蒺藜、薏苡仁、白蔻仁等。在调理脾胃方面,治以调补、清补为主,药物选用太子参、西洋参、黄芪、茯苓、白术、淮山药等。滋养肝肾方面,药物选用制首乌、生地黄、熟地黄、山茱萸、杜仲、川断、枸杞子等。若病久肾阳亦虚者,可加肉桂、肉苁蓉。若脾胃功能尚可,也常选用阿胶、紫河车、鹿角胶等血肉有情之品以填精补髓。

颤证病程缠绵,治疗难以速效,当攻则攻,当补则补,或重攻轻补,或重补轻攻,攻补兼施。最终应归到以补为主,长期坚持治疗,缓缓图之。

2. **任继学** 任继学认为帕金森病是因脑髓、肝、脾、肾发生退行性变或病理性改变。虽与脑有关,但形成以肾为本,以脾为根,以肝为标。治宜补肾为主,健脾为法,调肝为方,分为五型治疗。风阳内动证,治以滋阴潜阳,方用滋生青阳汤(《医醇賸义》):生地黄、白芍、牡丹皮、麦冬、石斛、天麻、甘菊、石决明、柴胡、桑叶、薄荷、灵磁石。亦可用滋荣养液膏(《薛生白医案》):女贞子、广皮、干桑叶、熟地黄、白芍、黑芝麻、墨旱莲、枸杞子、归身、鲜菊花、黑穞豆、南竹叶、玉竹、白茯苓、沙蒺藜、炙甘草。髓海不足证,治以填精益髓,方用延寿瓮头春,又名神仙延寿酒(《寿世保元》):天冬、破故纸、肉苁蓉、粉草、牛膝、杜仲、大附子、川椒,上八味为末,入面内和糜;淫羊藿、羚羊角、当归、头红花、白芍、生地黄、苍术、熟地黄、白茯苓、甘菊花、五加皮、地骨皮,以上十二味锉咀片,绢袋盛贮铺缸内;缩砂仁、白蔻仁、木香、丁香,上四味为末。后用酒煮用。亦可用龟鹿二仙膏(《成方切用》)。阳虚气弱证,治以补中益气,方用补中益气汤或四君子汤治之。亦可用心脾双补丸(《薛生白医案》):人参、元参、五味子、远志肉、麦冬、茯神、酸枣仁、柏子仁、于白术、川贝母、生甘草、苦桔梗、丹参、生地黄、川黄连、金华香附、朱砂,以上共为末,以桂圆肉熬膏代蜜,捣丸如弹子大。每晨嚼服一丸,开水送下。心虚血少证,治以补心宁神,方用天王补心丹或用炙甘草汤加鹿角胶、琥珀、石菖蒲、五加皮、百合,水煎服。痰涎壅滞证,治以豁痰醒神,方用二陈汤加煨皂角 1g,硼砂 1g,胆南星 2g。水煮服。或用化痰透脑丸(自拟方):制南星 25g,天竺黄 100g,煨皂角 5g,麝香 4g,琥珀 50g,郁金 50g,清半夏 50g,蛇胆陈皮 50g,远志肉 100g,珍珠 10g,沉香 50g,石花菜 100g,海胆 50g。共为细末,蜜为丸(重约 6g)。每服 1 丸,每日服 3 次,白开水送下。

3. **周仲瑛** 周仲瑛认为本病的发生主因肝肾亏虚,其标在内风痰瘀,治疗上需权衡标本,方药灵活变通。治法多以滋肾柔肝、平肝息风为主,可仿地黄饮子立方,基本方为:地黄 12~15g,石斛 15g,白芍 15~30g,肉苁蓉 10~15g,续断 15g,白蒺藜 15g,海藻 12g,僵蚕 10g,炙鳖甲(先煎)15g,煅龙骨、煅牡蛎各 20g(先煎),石决明(先煎)30g,炮山甲(代,先煎)10g。加减法:①震颤显著时,宜重镇息风为主,方中可加珍珠母、天麻,亦可酌加方中鳖甲、龙骨、牡蛎、石决明之量;此类药品又能镇心、宁神、止汗,对兼有心悸、失眠、多汗之症者尤为合适。②筋僵、拘挛,肌张力较高,可选木瓜及大剂白芍、甘草柔肝解痉,也可重用地龙、全蝎,息风通络解痉。③舌质紫暗、脉来细涩、面色晦滞,宜重用祛瘀药,如有脑卒中,手足麻木、半身不利,则选水蛭、当归、鸡血藤、路路通;如兼胸痹心痛,可用丹参、檀香、赤芍、桂枝;如颈僵肩臂疼痛,宜入葛根、姜黄;糖尿病则宜加鬼箭羽。④痰浊内盛、舌苔厚腻或血脂较高时,可重用僵蚕、胆南星、海藻,并增荷叶、苍术。⑤内热偏盛、面赤舌红,可酌予白薇、功劳叶、女贞子、墨旱莲、槐花、夏枯草、黄柏、漏芦等滋阴泻火两顾。⑥阴精亏损、体虚显著时,可重用枸杞子、首乌、黄精、杜仲、牛膝、桑寄生、楮实子、麦冬;阴损及阳或阳气本虚,可配巴戟天、淫羊藿、黄芪、锁阳温润之品,忌用刚燥之属。⑦失眠、心悸、紧张,除用重镇之品外,尚可加五味子、茯神、玉竹、熟枣仁养心宁神或参用桂枝加龙骨牡蛎汤通阳宁神两顾之法。⑧反应迟钝、记忆不敏,可重用首乌、续断、石菖蒲、远志、五味子以补肾荣脑,化痰开窍。

4. 张学文 张学文认为帕金森病的病机为肝肾阴亏,肝风内动。病位在脑,与肝肾关系密切。肝肾阴虚证用镇肝息风汤化裁;气虚血瘀证用补阳还五汤化裁;风痰阻络证方用大秦艽汤加白附子、胆南星、白僵蚕、全蝎。在临床中随证加减。

主张从肝论治震颤,并提出滋补肝肾是治本之法,宜选用熟地黄、白芍、枸杞子、山茱萸、桑寄生、何首乌、龟甲、鳖甲、续断、杜仲、淫羊藿等;平肝息风贯穿治疗始终。重镇潜阳类,如石决明、珍珠母、生龙齿、生龙骨、生牡蛎等；息风解痉类，如天麻、钩藤、蒺藜、羚羊角、僵蚕等，其中羚羊角粉、钩藤、珍珠母为首选药物。

立止颤方治疗，药物有珍珠粉 0.5g，钩藤 30g，全蝎 2g，天麻、胆南星各 10g，丹参、龟甲各 15g，白芍 30g。

5. **颜德馨** 颜德馨擅长用活血化瘀治疗疑难杂症，对颤证主张从"瘀血生风"论治。治疗颤证推崇气血学说，在古人"血虚生风"的理论上创立"血瘀生风"的观点，遵循"疏其血气，令其条达而致和平"的重要治疗原则，主张运用活血化瘀、祛风通络之剂治疗颤证。临床习用王清任的血府逐瘀汤、通窍活血汤化裁。根据患者的表现随证加减，每每能获良效。血府逐瘀汤由桃红四物汤合四逆散加桔梗、牛膝而成。其特点是活血化瘀而不伤血，疏肝解郁而不耗气。诸药配合，使血活气行，瘀化热消而肝郁亦解，诸症自愈。常用药物如：当归、赤芍、桃仁、红花、川芎、生蒲黄、柴胡、枳壳、桔梗、熟大黄等。若肝阳偏亢，则加龙骨、牡蛎、磁石以潜阳息风。阴虚阳亢，则予鳖甲、龟甲等滋阴潜阳之品。瘀血日久可加用搜剔脉络瘀血之水蛭、全蝎、蜈蚣、土鳖虫等。临床上辨证施治，随证加减。

6. **聂惠民** 聂惠民擅长以针药并用治疗颤证。

(1)肝肾阴虚、阴虚风动证：治以滋养肝肾、育阴息风。以大补阴丸加味：生龟甲、生地黄、熟地黄、何首乌、山药、知母、黄柏、钩藤、白蒺藜、丹参、赤芍、白芍、珍珠母、麦冬、川芎、白僵蚕、火麻仁。加减：潮热加青蒿、醋鳖甲；阴虚火旺明显，手足心热，口苦咽干，加玄参、黄柏；肢体麻木，血瘀阻络加鸡血藤、当归；日久阴损及阳，出现阳虚肢冷、舌淡白，加巴戟天、山茱萸、炮附子、石菖蒲、肉苁蓉。针灸：肝俞、肾俞、膈俞、天枢、足三里、公孙、复溜、太冲、太溪、百会、神庭。

(2)气血双亏，血虚风动证：治以益气养血，息风柔筋，以定振丸加减(《证治准绳》)：天麻、秦艽、全蝎、生地黄、熟地黄、当归、川芎、白芍、防风、白术、黄芪、威灵仙、人参。加减：筋脉拘紧，震颤不止,风重者加白僵蚕、蜈蚣;失眠、心神不足者,加炒枣仁、远志、生龙骨、生牡蛎;便秘者加肉苁蓉、生大黄(泡服),便通即停。针灸:足三里、阳陵泉、心俞、脾俞、胃俞、中脘、膈俞、血海、章门、行间、气海,行平补平泻法。

(3)气滞血瘀,瘀血阻络证:治以行气活血,通经活络,化瘀息风。方以通窍活血汤加减(《医林改错》)。气虚者加黄芪、党参;肾阴虚,口燥咽干加生地黄、沙参、枸杞子;语言不利加石菖蒲、郁金、远志。针灸:百会、正营、肝俞、膈俞、血海,均用补法。太冲、大椎、风池,上肢加肩髃、曲池、合谷,下肢加环跳、风市、阳陵泉、悬钟,均用泻法。

(4)脾虚痰聚,痰热动风证:治以清热化痰,息风止痉,以导痰汤合天麻钩藤饮加减。饮少纳呆,腹胀加青皮、山楂、厚朴;痰热盛、心烦口苦,面赤目红,身热者加黄连、连翘、青黛。针灸:风池、大椎、曲池、阳陵泉、阴陵泉、足三里、筋缩、丰隆、行间、内庭,行泻法。

(5)肝郁化火,阳升风动证:治以滋阴潜阳,清肝息风。以摧肝丸(《证治准绳》五册)镇火平肝,消痰定颤:胆南星、双钩藤、黄连、滑石、青黛、僵蚕、天麻、甘草、辰砂、竹沥水、生地黄、石斛、麦冬、牡丹皮、菊花、薄荷。针灸:百会、悬颅、风府、风池、曲池、合谷、太冲、阴陵泉、曲泉、蠡沟、太溪、三阴交、足临泣。太溪、三阴交用补法,其他穴用泻法。

7. 胡建华 胡建华认为震颤麻痹多属本虚标实,虚实夹杂之证,本虚系肝肾阴亏,标实为肝风瘀痰。因此补益肝肾、平肝息风、豁痰祛瘀、标本兼治是震颤治疗的总则。临床辨治中,注重“肝风”,治以“息风”,并有柔润平肝法、虫类剔风法、活血养血法三法。柔润平肝,取天麻钩藤饮之意,用药柔缓,切忌辛燥走窜,并白芍用大剂量,养血敛阴,柔肝平肝。震颤麻痹多由肝风阻络,兼有痰瘀,非单纯草木之品所能祛之,必借虫类搜剔钻透,方能使络畅风平邪去正复。常用药物为全蝎、蜈蚣、僵蚕、地龙四虫。

"治风先治血,血行风自灭",必用丹参、当归、川芎、莪术等活血养血之品。在诊治震颤麻痹时还注重对患者智力的保护,发现养心益肝补肾法有一定益智作用,用化痰开窍药则是必备之品,如菖蒲、远志、龙骨、枳实、竹茹等。尤为推崇《千金方》中的孔圣枕中丹中的龟甲、龙骨、远志、石菖蒲四味具有"通九窍,明耳目,益心智,不忘,不老"等功能,加入益智仁,疗效更好。天南星具有化痰散结、祛风定痉之功,认为治疗震颤麻痹等症,用生天南星,配合全蝎、蜈蚣、僵蚕、石菖蒲、远志等,取其息风解痉之功,效果更好。

8.章真如 章真如治疗震颤麻痹分为三个阶段。第一阶段益气化瘀、镇静安神,方用补阳还五汤加僵蚕、全虫等药;第二阶段益气养血,方用黄芪桂枝五物汤加减;第三阶段镇肝息风,方用镇肝息风汤加减。

五、预防与护理

(一)帕金森病的预防

鉴于帕金森病的病因未明,从根本上预防本病是无能为力的,仅就能够引起帕金森病及其综合征的一些有关因素,提出可行的预防措施。针对帕金森病可能是一种多因素造成的疾病,采取积极的综合性预防措施,也许能取得一些效果。

在防治帕金森病发生方面,加强环境保护和劳动保护,对一些能产生毒物的工厂应依照《环境保护法》进行严格管理,对废渣、废料、废水进行无害化处理;改善工作环境和条件;执行工作章程和个人安全保护,保障工厂工人和周围居民免受毒害。注意饮食卫生,饮用井水比饮用河水更为合理。预防和治疗某些可能引起帕金森综合征的疾病,如甲状旁腺功能减退症、脑动脉硬化和脑部肿瘤。积极预防一氧化碳、锰、氰化物的接触和中毒;尽量避免哌替啶类药物的使用,严厉打击贩毒、吸毒。在老年人中积极开展有益于健康的体育、娱乐活动,增进健康状况。

该病要早期诊断、早期治疗。帕金森病有着较长的代偿期。

脑内纹状体区多巴胺含量降低80％时,才会出现典型的帕金森病症状。开展对中老年人的健康查体,尤其加强对高危人群的筛查,譬如有阳性家族史的人群、动脉硬化及在有毒环境作业的人群,对肌张力、协调动作和姿势稳定性有怀疑的人群进行随访追踪,以期早期发现本病,早期诊断,控制本病的发展。对失代偿的早期轻型小于65岁的患者,原则上宜首选金刚烷胺、多巴胺受体激动药或B型单胺氧化酶抑制药治疗,以缓解症状,维持生活和工作能力;若大于65岁的患者,则首选小剂量复方左旋多巴制剂(包括美多巴和息宁)。在长期用药治疗过程中,如果出现疗效减退,则进一步调整治疗,给予多药联合治疗。本病合并其他疾病时,用药方面要注意避免使用加重帕金森病症状的药。对于早期的患者尤其不可忽视运动疗法、物理疗法、心理疗法等,包括参加一定的体力劳动,加强日常生活中动作、平衡功能的锻炼,关节活动范围和肌力的锻炼及言语功能的锻炼。

对于中晚期患者预防的主要目标是延缓致残的过程和威胁生命的并发症。针对患者的肢体震颤、肌强直、运动功能障碍、言语障碍、便秘和生活不能自理等,亲属和医务人员仍应鼓励患者多做主动运动,例如吃饭、穿衣等。运动虽然不能防止震颤,但可以防止和推迟关节强直和肢体挛缩。鼓励患者克服吞咽困难,多吃蔬菜、水果和适量蜂蜜,避免刺激性食物和烟酒,以减轻便秘。提醒患者注意,并装置必要的辅助设施,必要时给予帮助和保护,防止跌倒。还应注意用药的不良反应,如直立性低血压等。克服情绪激动、紧张,保持愉快的心境。对于晚期卧床患者,加强翻身,被动活动肢体,防止关节固定、压疮、坠积性肺炎等。

(二)帕金森病的护理

由于PD患者的主要临床症状是运动功能的障碍,直接影响到患者的工作和生活,PD患者大多数又是中老年患者,本来全身功能活动都处于一种低下阶段,加上PD的运动障碍症状,就会使各方面的运动状态更加糟糕。除了药物治疗外,PD的护理是临床非常重要的一个问题,直接关系到患者的治疗效果和生活质量。

1. 心理护理　PD患者精神抑郁的发生率较高,有报道为40%~50%。表现为明显的焦虑抑郁和轻度自责自罪观念,抑郁多见于明显运动迟缓和步态不稳的PD患者,少见于以震颤为主的患者。单纯心理治疗无效者,服用抗抑郁药物可改善症状。PD可并发智能障碍、情绪障碍和人格改变。PD患者智能受损是广泛的,包括抽象概括力、理解力、观察力等的减退,结构综合和空间综合技能减退,视觉分析能力下降等。人格变化可表现为易焦虑、易受惊,防御机制受压抑及过度细心、谨慎、勤劳、整洁和刻板等方面。这种人格变化并非年龄引起,而是疾病促进了这种正常人在晚年才会出现的人格变化。PD患者由于疾病的长期折磨,生活不能自理,加之长期服药出现不可抗拒的药物不良反应(易动症和"开-关"现象),给工作和生活带来极大的不便,心理负担很重,心理问题多而复杂。PD患者既有老年病所共有的心理特征,如心情固执、适应力差、不易合作、自尊心强等,又有PD疾病相关心理情绪改变,如焦虑、烦躁、自怨等。因此,心理护理是PD患者治疗中极其重要的组成部分。深入了解PD患者的神经心理变化,对指导临床护理,有针对性地做好心理护理具有重要意义。有效的心理护理可以起到稳定情绪、维护心理健康和提高PD治疗效果的作用。在护理中应该全方位采集信息,全面掌握患者心理,建立良好的护患关系,善于稳定并调适患者的不良情绪,帮助患者走出心理误区。

2. 生活护理　大多数PD患者生活不能完全自理,护理人员应协助饮食、起居、排泄等生活护理。PD患者多见于老年人,由于肌张力增加,胃肠蠕动能力相对减弱,应指导患者平衡进食糖、蛋白质、脂肪、维生素食物,不偏食,细嚼慢咽,食物品种多样化,防止便秘,增强患者体质,提高机体对手术的耐受性。对长期吞咽困难的患者应留置胃管,同时注意静脉补液,纠正电解质及酸碱平衡紊乱。患者长期服用左旋多巴类药物时,易使血压升高,应监测血压变化,注意观察有无潜在性心血管疾病发作的征象,如心前区不适、头晕等。

3. **安全护理** 由于 PD 患者均存在不同程度的肌张力增强,导致不同程度的运动迟缓、肌肉强直、姿势步态异常。老年患者大多存在不同程度的骨质疏松。服用多巴胺剂量较大时会造成不良反应,如"开-关"现象。晚期重病患者存在抑郁症状者容易产生自杀、悲观、自悲等。这些都是 PD 患者安全隐患的因素,如坠床、行走不稳、摔倒或自伤。

应做好以下安全护理工作。

(1)应加强床边安全防护,安装床栏,并以软垫立于两侧以防肢体与床档的碰撞。

(2)指导患者学会利用辅助设施(如床栏和扶手等)自主移动躯体。

(3)行走、运动前充分做好准备工作,如帮助其按摩下肢肌肉或鼓励自行按摩,鼓励患者行走时保持正确姿势,摆动双臂并目视前方,移开环境中的障碍物。

(4)尽量减少可能障碍物,加用防护栏,防跌跤及坠床,鼓励使用拐杖,日常用品避免使用易碎物品。

(5)建议使用宽大衣物,选用按钮、拉链、自粘胶代替纽扣,以避免自杀或外伤。

(6)对于有吞咽困难、饮水呛咳的患者,应注意预防窒息。

(三)帕金森病常见伴随症状的处理

1. **便秘** 首选饮食疗法,提倡健康的富含纤维素的饮食,多吃水果、蔬菜、豆类和谷物;咀嚼困难的患者,多喝含有高纤维成分的饮料。每天保证饮水 6～8 杯(250ml 容积的玻璃杯),以补充足够的水分滋润身体。养成定时排便的习惯。最好每天排便 1次,只要大便软且易于排出,2～3d 才排便 1 次也是正常的,不必顾虑便秘而精神紧张。坚持定期锻炼。锻炼能刺激肠道蠕动,有助于盆腔底部肌肉的收缩力。鼓励患者多做腹部运动,每天睡前顺时针按摩腹部 50 圈以上,定时练习腹式呼吸,以促进肠蠕动。

饮食与物理方法不能改善便秘时,应当药物治疗。胃肠道动力药,如西沙必利,不仅能促进胃肠蠕动,还能增加左旋多巴的吸收,提高左旋多巴制剂的利用率,对于帕金森病患者的便秘比较有效,但国外有报道它会引起心脏传导阻滞等不良反应,不主张长期服用。使用胃动力药时应定期监测心电图,防止心律失常发生。缓泻药治疗便秘疗效确切。西药如杜秘克,中成药有麻仁润肠丸、番泻叶等。但导泻作用强的药物只能短期、间歇使用,应在医师的指导下选择使用这类药物。粪便嵌塞时,使用开塞露栓剂塞肛通便,也可用温开水或肥皂水灌肠应急。

2. 抑郁和焦虑　晚期帕金森病患者容易出现抑郁等情感障碍。造成抑郁的原因有心因性、病理性两方面。加强心理护理,给予足够的理解和关怀,消除抑郁情绪。通过调整抗帕金森病药物治疗方案,使患者相关症状达到较满意的控制,生活质量明显提高后,患者抑郁也可明显缓解。如果抑郁影响了患者的日常生活功能,则应开始抗抑郁药物治疗。临床上广泛应用盐酸氟西汀、帕罗西汀或舍曲林等及多塞平、阿米替林等药物。抗抑郁药物在与抗帕金森病药物同时使用时,应该注意药物间的相互作用。司来吉兰与盐酸氟西汀、舍曲林和帕罗西汀同时服用,曾有报道产生严重的精神不良反应。

3. 吞咽困难　帕金森病患者由于口唇和喉部肌肉失控,常常食物吞咽困难,进食量少,进餐时焦虑和惊恐,体重逐渐减轻,人体消瘦。还容易发生窒息或吸入性肺炎,痛苦异常,甚至危及生命安全。通过特殊的吞咽训练能减轻患者的吞咽困难。

(1)坐姿:首先改善进餐坐姿:竖直坐位姿势,头略向前倾,进餐后仍保持竖直坐姿或站姿 15~20min,防止食物误入气管。

(2)细嚼慢咽:细嚼慢咽很重要,将食物切成小片且充分细嚼,不要强求一次吃下一匙的食物。同时,平时养成有意识的经常吞咽习惯,每次咬一口或吸一口食物必须吞咽 2~3 次,如果食物或液体卡在喉部,轻轻咳嗽或清理喉部,并且在吸气前再吞咽 1 次,注意要经常进行吞咽动作训练。

(3)水分与柔软的食物:注意补充足够水分,定时喝水或冰柠檬水,促进唾液生成。饮食上应尽量少吃需要咀嚼的食物,多吃柔软的食物,可将食物放在搅拌器内做成浓汤状,将药片压碎与果酱混合,容易吞咽。但息宁控释片压碎后会影响它的药效,应尽可能原状服用。

严重吞咽困难患者,应当长期留置胃管或胃造口术进行胃肠道营养,保证患者日常营养的供应和药物给予。

4. 流涎 正常人每天会吞咽 500 余次,下意识的清除口腔中的唾液。帕金森病引起口、舌、腭和咽部的肌肉僵硬和运动迟缓,影响患者的这种功能,自动吞咽运动减少,使口腔内唾液瘀积增多,就会出现流口水。晚期帕金森病患者常常不能紧闭嘴唇并且头部向前倾斜,这种特殊姿势使唾液容易从嘴里漏出,加重流涎。

嘴唇不能完全闭合的患者,改善身体姿势可以缓解流涎。坐着时自己用双手托起下颌,将头向上抻,帮助闭拢嘴唇。行走时借助专门设备来维持嘴唇的闭合。同时,应当叮嘱患者经常有意识地进行吞咽动作,帮助清除口腔内的唾液。一些抗胆碱能药物,如盐酸苯海索(安坦)等,能减少唾液的分泌。应当注意这些药物会影响记忆力和出现精神症状,如幻觉、激越等,故 60 岁以上患者应慎用。

如果流涎症状非常严重,可以考虑放射性抑制唾液腺的分泌功能、外科手术摘除唾液腺。目前研究发现,注射 A 型肉毒素是一种安全而有效的控制帕金森病患者流涎症状的方法,其效果能维持 3~6 个月,但必须重复多次注射。

5. 直立性低血压 帕金森病患者自主神经功能紊乱,可以出现直立性低血压的临床表现。目前,抗帕金森病药物几乎都能导致直立性低血压,因此,抗帕金森病药物会导致或加重低血压,要注意监测血压变化,仅有血压下降而无头晕、眼花等症状,可继续观察暂不处理。

卧位或坐位直立起来时出现头晕、眼花,可能是直立性低血压,其临床特征是平卧位时血压正常,直立时血压显著下降,以收缩压下降明显,可达 $30\sim50$mmHg,但心率脉搏不受血压影响,病初以头晕无力、视物模糊、下肢发软,继之头晕加重,站立不稳甚至晕厥发生。卧位起立时明显,影响生活质量,必须进行治疗。

具体治疗方法有以下几方面。

(1)物理调节:平时穿有弹性的紧身裤和弹力长袜促使直立时静脉血液的回流,弹力长袜尺寸要合适,过紧会阻滞血液回流。起床前先活动下肢后缓慢起身;每天做倾斜运动以刺激体位改变时逐步调节血压的耐受性。

(2)饮食调节:饮食适当偏咸,适量吃一些胆固醇含量丰富的食品,如猪肝、鸡蛋和猪骨等,提高血脂浓度,增加动脉张力,迫使血压上升。可适当服用一些具有益气升压的中成药或人参,如生脉口服液等。

(3)纠正药物源性:如果是抗帕金森病药物引起的,那么在医师指导下减量使用,或者停服该药而改用其他不影响血压的抗帕金森病药物。

6. **失眠**　帕金森病患者大多有睡眠障碍。原因很多,如果夜晚帕金森病症状处于"关"期,患者肢体僵硬、翻身困难、疼痛和震颤造成的失眠,睡前加用长效的抗帕金森病药物,如息宁控释片或者长效多巴胺受体激动药卡麦角林。譬如震颤控制不理想而难以入睡,睡前加服盐酸苯海索(安坦);肌僵改善不明显夜间翻身困难或肢体痉挛促使患者早醒,睡前加服息宁控释片。如果做梦频繁或噩梦导致失眠,那么减少夜间抗帕金森病药物用量可能有益于改善症状。抑郁症、焦虑症或精神障碍也可引起失眠,建议晚上服用镇静药,白天还需抗抑郁或抗焦虑治疗。精神障碍致失眠可用药物氯氮平从小剂量递增服用。

7. **排尿困难** 由于帕金森病影响膀胱功能,造成患者夜尿增多而引起排尿困难,应提醒患者晚上不要喝咖啡、茶或啤酒等饮料;夜间使用便壶,减少患者上厕所的麻烦;必要时可使用奥昔布宁或托特罗定等药物进行治疗,可改善帕金森病造成的膀胱功能障碍。

8. **体重下降** 体重下降在患者中很常见,可能是由于恶心、食欲缺乏、咀嚼吞咽困难等合并症,引起食物摄入减少所造成,但有时原因并不明确。

体重下降通常是一个逐渐发生的过程,一般在若干年内,少数患者可能发生在数月甚至数星期内。明显体重下降的不良后果是身体虚弱、抵抗力下降、容易感染疾病。可采取的对策如下。

(1)处理可能引起体重下降的各种因素。

(2)注意观察体重的变化,每周测 1 次体重,及时发现体重的改变,以便及时采取措施。

(3)适当增加食量,少吃多餐,增加的食物应以谷类、薯类为主,也可以在烹饪时适当加用植物油。

(4)使体重逐渐增加,以每月增加 0.5～1kg 体重为目标。

第 3 章

老年骨骼退行性疾病

第一节　骨质疏松症

一、西医诊断

骨质疏松症(osteoporosis,OP)是一种以骨量低下,骨微结构损坏,导致骨脆性增加,易发生骨折为特征的全身性骨病。2001年美国国立卫生研究院(NIH)提出骨质疏松症是以骨强度下降、骨折风险性增加为特征的骨骼系统疾病。骨强度反映骨骼的两个主要方面,即骨矿密度和骨质量。骨质疏松症主要分为原发性骨质疏松症和继发性骨质疏松症:其中原发性骨质疏松症又分为绝经妇女骨质疏松症(postmenopausal osteoporosis,PMOP)、老年性骨质疏松症(senile OP)和特发性骨质疏松症(包括青少年)。绝经妇女骨质疏松症为高转换型,主要原因为雌激素缺乏;老年性骨质疏松症为低转换型,主要原因是年龄老化。

(一)临床表现

1. 疼痛　原发性骨质疏松症最常见的症状以腰背痛多见,占疼痛患者中的70%～80%。疼痛沿脊柱向两侧扩散,仰卧或坐位时疼痛减轻,直立时后伸或久立、久坐时疼痛加剧,日间疼痛轻,夜间和清晨醒来时加重,弯腰、肌肉运动、咳嗽、大便用力时加重。一般骨量丢失12%以上时即可出现骨痛。老年性骨质疏松症时,椎体骨小梁萎缩,数量减少,椎体压缩变形,脊柱前屈,肌肉疲劳甚至痉挛,产生疼痛。新近胸腰椎压缩骨折,亦可产生急性疼痛,相应部位的脊柱棘突可有强烈压痛及叩击痛,一般 2～3 周后可逐渐减轻,部分患者可呈慢性腰痛。若压迫相应的脊神经可产生四肢放射痛、双下肢感觉运动障碍、肋间神经痛、胸骨后疼痛类似心绞痛,也可出现上腹痛类似急腹症。若压迫脊髓、马尾还会影响膀胱、直肠功能,引起排尿、排便困难。

2. 身长缩短、脊柱后凸(驼背)　多在疼痛后出现。脊椎椎体前部几乎多为骨松质组成,而且此部位是身体的支柱,负重量大,尤其第 11、12 胸椎及第 3 腰椎,负荷量更大,容易压缩变形,使脊椎前倾,背曲加剧,形成驼背,随着年龄增长,骨质疏松加重,驼背曲度加大,致使膝关节挛拘显著。每人有 24 节椎体,正常人每一椎体高度约 2cm,老年人骨质疏松时椎体压缩,每椎体缩短 2mm 左右,身长平均缩短 3～6cm。

3. 骨折　骨折是骨质疏松症最常见和最严重的并发症,它不仅增加患者的痛苦,加重经济负担,还严重影响患者生活质量,甚至缩短寿命。据我国统计,老年人骨折发生率为 6.3%～24.4%,尤以高龄(80 岁以上)女性老年人为甚。骨质疏松症所致骨折在老年前期以桡骨远端骨折(Colles 骨折)多见,老年期以后腰椎和股骨上端骨折多见。一般骨量丢失 20% 以上时即发生骨折。骨密度每减少 1.0 DS,脊椎骨折发生率增加 1.5～2 倍。脊椎压缩骨折有 20%～50% 的患者无明显症状。

4. 呼吸功能下降　胸、腰椎压缩骨折后,脊椎后弯,胸廓畸形,可使肺活量和最大换气量显著减少。肺功能会随着增龄而下降,若再加上骨质疏松症所致胸廓畸形,患者往往可出现胸闷、气短、呼吸困难等症状。

(二)骨密度检查

临床上采用骨密度(BMD)测量作为诊断骨质疏松、预测骨质疏松性骨折风险、监测自然病程及评价药物干预疗效的最佳定量指标。骨密度是指单位体积(体积密度)或者是单位面积(面积密度)的骨量,两者能够通过无创技术对活体进行测量。骨密度及骨测量的方法也较多,不同方法在骨质疏松症的诊断、疗效的监测及骨折危险性的评估作用也有所不同。临床应用的有双能 X线吸收测定法(DXA)、外周双能 X 线吸收测定法(pDXA)及定量计算机断层照相术(QCT)。其中 DXA 测量值是目前国际学术界公认的骨质疏松症诊断的金标准。

基于骨密度测定的诊断标准,参照世界卫生组织(WHO)推荐的诊断标准。基于 DXA 测定:骨密度值低于同性别、同种族正常成年人的骨峰值不足 1 个标准差属正常;降低 1～2.5 个标准差之间为骨量低下(骨量减少);降低程度等于或大于 2.5 个标准差为骨质疏松症;骨密度降低程度大于 3 个标准差或符合骨质疏松诊断标准同时伴有一处或多处骨折时为严重骨质疏松。骨密度通常用 T 值(T Score)表示,T 值=(测定值−骨峰值)/正常成年人骨密度标准差。T 值用于表示绝经后女性和大于 50 岁男性的骨密度水平。对于儿童、绝经前女性,以及小于 50 岁的男性,其骨密度水平建议用 Z 值表示,Z 值=(测定值−同龄人骨密度均值)/同龄人骨密度标准差(表 3-1)。

表 3-1　骨质疏松症的骨密度诊断

T 值	诊断
≥−1.0	正常
−2.5<T<−1.0	骨量低下
≤−2.5	骨质疏松
≤−3.0 或≤−2.5 且伴有一处或多处骨折	严重骨质疏松

(三)影像学检查

1. X 线在骨质疏松中的应用　常规 X 线在骨质疏松的诊断,特别是早期诊断帮助不大。但常规 X 线摄片方法简便,费用低,可以观察骨骼密度、形状,骨小梁数量、形态、分布及骨皮质的厚度,尤其在诊断骨质疏松的病因,判断是否合并骨折、骨质增生及变形,并与其他骨病相鉴别上仍然必不可少。

(1)骨 X 线的透光度增加:当骨质疏松发生时,由于单位体积内骨量减少,骨钙量的降低,骨结构对 X 线的吸收量也随之减少,致使穿透骨骼到达胶片的射线量增加,从而使胶片感光度增加,这在 X 线片上就表现为与正常骨质相比颜色发暗,也就是我们所谓的透光度增加或骨密度减低。正如前面所提到的,X 线胶片的透光度受许多因素的影响,要注意鉴别。

(2)骨小梁与骨皮质的改变:骨质疏松的病理改变除了骨量减少外,还可以累及骨小梁和骨皮质。骨小梁与骨皮质相比,在骨质疏松的发生发展中变化较早,也较快,因此最能反映骨质疏松的骨丢失情况。在骨质疏松初期,骨小梁的减少存在选择性骨吸收的规律性,即以非承重的骨小梁减少开始,从而凸显出承重部位的骨小梁,随后,由于这些承重骨小梁的代偿性增厚,表现出典型的影像学特征。因为椎体几乎全为骨松质构成,骨质疏松时椎体横向骨小梁最先受累,而沿应力方向的骨小梁呈不规则的纵行条纹状排列,形如栅栏状;同时由于骨量减少开始于椎体中央部,并向皮质侧扩展,这些组织学上的特征在 X 线平片上就表现为椎体中央部出现透亮区,并且逐渐向周围扩大,横向骨小梁减少,纵向骨小梁异常突出。随着病情的进展,纵向骨小梁也随之减少,椎体不同程度的变扁,上下缘内凹如鱼脊样,椎间隙增宽呈梭形,第 11、12 胸椎或第 1、2 腰椎常有压缩骨折,椎体变扁或呈楔形,多数病例常同时伴有椎体边缘不同程度的增生,骨赘形成。骨质疏松时骨皮质的 X 线表现主要为骨皮质变薄及皮质内哈佛斯管扩大所显现的皮质内隧道征,常见于各种高骨转换的代谢性疾病。

(3)骨折:骨折是骨质疏松的主要并发症,也是骨质疏松诊断的重要指标之一,只要有骨质疏松性骨折的存在,不论骨密度测量结果如何都应诊断为骨质疏松并给予治疗。在脊椎骨折与四肢骨折中,脊椎骨折的发生率最高;四肢骨的骨折主要发生于腕关节、髋关节及距小腿关节。发生在四肢的骨折一般都有明确外伤史和临床表现,X线影像学的表现除了一般骨折所具有的骨皮质和骨小梁中断不连续、断端成角畸形和软组织肿胀外,还具备上述所提到的骨质疏松的基本影像表现。而发生在脊柱的骨折不一定有明确外伤史,临床表现可仅表现为疼痛,在脊柱正侧位X线平片上常见到椎体形态改变,如楔形,椎体终板凹陷,双凹变形或椎体压缩。骨折线不明显,一般椎弓根保持完整,椎体前后径与上下椎体相当,椎体前后缘平直,这些都是骨质疏松骨折的特点。但也要特别注意鉴别诊断,尤其在老年人群,骨髓瘤和转移瘤也很常见,X线表现与骨质疏松相似,CT和MRI检查对鉴别诊断帮助较大。

2. CT在骨质疏松中的应用 在骨质疏松的诊断中,CT可以被用来测量骨密度,即我们所谓的定量CT(QCT)。它是利用临床上常规使用的CT机,再加上一个体模,扫描时把体模放在患者下面与患者同时扫描,既可校准机器的漂移,又可将CT值换算成骨密度值。它是唯一可选择性测量骨皮质或骨松质骨矿含量的方法,这对反映骨丢失和对治疗的反应更加敏感;它所测的骨密度是真正的体积密度,提高了骨密度测量的敏感性和准确性。虽然QCT具有上述优点,但诊断标准有待确定,目前临床使用不多。

同时,CT扫描图像具有密度分辨力高和断面图像的特点,可以显示骨质疏松的形态和密度改变。以椎体为例,CT上可表现为椎体中央或整个区域骨松质密度减低,CT值有时低达-90Hu以上,有时椎体骨松质、骨小梁也可呈粗点状、蜂窝状或不规则小片状低密度改变;骨皮质可见普遍变薄,椎体周边及后角可因增生性骨赘而呈高密度突起;除此之外,目前已广泛应用的多排螺旋CT具有多平面重建的功能,可以从矢状面、冠状面等多个角度查看骨质疏松所致的椎体压缩变形、椎体的退行性变及伴有的变形椎体邻近椎间盘的膨出或突出。CT扫描对骨质疏松的鉴别诊断很有帮助,单纯骨折CT扫描可以见到骨折线,不出现软组织肿块,椎弓根完整,而骨髓瘤或骨转移瘤则表现为局部骨破坏,常见椎弓根破坏及软组织肿块等征象。

3. MRI在骨质疏松诊断中的应用　MRI评价骨质疏松症是一种崭新的方法,近年来随着MRI技术的进步,显示出其在骨质疏松诊断中的巨大潜力。普通MRI扫描不能显示骨小梁减少或骨密度减低。MRI检查的主要目的在于鉴别诊断,尤其是排除恶性肿瘤。骨质疏松性椎体骨折在X线平片上表现为椎体变形,与其他原因引起的椎体变形不易鉴别。但MRI扫描显示多个腰椎体不同程度的压缩变形,表现为凹陷形、扁平形、楔形为常见特点,而变形椎体表现为正常骨髓信号。有新鲜骨折时可表现为T_1WI椎体终板下呈带状、片状低信号改变,不出现结节状病灶,这是鉴别的要点。

4. 核素骨显像法在骨质疏松诊断中的应用　放射性核素骨显像是基于骨代谢的功能和形态相结合的一种显像方法,它用于骨质疏松等骨骼疾病的诊断,敏感性高,特异性强,便于动态观察及定量分析,尤其在鉴别诊断及查找某些继发性骨质疏松的病因上,已渐渐成为临床应用中常规的检查项目。

二、中医诊断

(一)病因病机

骨质疏松症在古代文献中并未出现特指的病名,但有与其表现相似的记载。骨质疏松症属于中医"骨萎、骨痹、骨蚀、骨枯、骨缩或腰背痛"等范畴。《素问·长刺节论》曰:"病在骨,骨重不可举,骨髓酸痛,寒气至,名曰骨痹。"这些描述与现代的骨质疏松症的临床表现相类似。

中医学认为,本病多由先天禀赋不足,后天调养失宜,久病失治,年老衰变,用药失当引发。肾为先天之本,脾为后天之本,久病入络,瘀血内阻。基于中医理论并综合查阅相关文献,目前认为本病的病机多与肾、脾、肝、血瘀及络病相关。

1. 肾　肾为先天之本,肾藏精,肾主骨生髓。肾中精气盛衰影响人体生长壮老及整个生命过程;肾生精,精生髓,髓充骨,肾中精气充盈,则骨髓生化有源;若肾精不足,则骨髓失养,骨脆弱无力,说明骨的生长发育与肾精的盛衰有密切联系。《素问·六节脏象论》:"肾者,主蛰,封藏之本,精之处也;其华在发,其充在骨。"《医经精义》曰:"肾藏精,精生髓,髓养骨,故骨者,肾之合也,髓者,精之所生也,精足则髓足,髓在骨内,髓足则骨强。"上述文献均阐述了肾、骨、髓之间的病机联系,肾虚肾精不足、骨髓失养可致骨骼脆弱无力,说明了肾虚与骨质疏松症之间的内在联系。

2. 脾胃　脾为后天之本,仓廪之官,主四肢肌肉,为气血生化之源。胃主受纳,脾主运化,水谷入于胃需脾运化,才可化生精微,使骨骼肌肉有所充养,骨骼才能屈伸有利,活动自如,说明脾胃对骨的生长、发育有重要影响。《灵枢·本神》曰:"脾气虚则四肢不用。"脾与肾在生理上相互资助,相互促进;在病理上常相互影响,互为因果。脾为后天之本,肾为先天之本,肾精依赖脾精的滋养才能不断地得以补充。若脾不运化,脾精不足,导致肾精亏虚,骨骼失养,骨骼脆弱无力,最终导致骨质疏松。

3. 肝　肝主筋,肝藏血,肝血充盛,筋骨才能得到充沛的濡养,才能强健有力。肾藏精,"肝肾同源""精血同源",肾中精气的充盛有赖于肝血的濡养。肝之疏泄正常,气机运行如常,脾胃能正常消化饮食水谷、吸收与输布精微物质。若肝气郁结,肝失疏泄,耗伤阴血,影响气血津液的生成及输布,肝血不足,进而影响筋骨的濡养,同时不能充养肾精,则可导致肾精亏损,使骨髓失养,髓枯筋挛,痿废不用。《素问·上古天真论》云:"肝气衰则筋不能动。"《景岳全书·非风》曰:"筋有缓急之病,骨有痿弱之病,总由精血败伤而然。"

4. **血瘀**　老年期的生理状态就潜藏着血瘀的病理基础,"气为血之帅,血为气之母",老年人元气虚衰,无力推动血液运行,因气虚而致血瘀。同时瘀血作为致病因素之一,它能阻滞气血运行,使全身或局部气血不畅,又可加重血瘀,两者互为影响。瘀血重者会使机体脏腑功能障碍,减慢骨组织新血化生的速度,进而影响骨组织的正常功能活动,最终导致骨质疏松症形成。一旦发生骨折,骨内络脉受损产生瘀血,不通则痛,出现疼痛症状程度加重。《灵枢·本藏》曰:"经脉者,所以行血气而营阴阳,濡筋骨,利关节者也。是故血和则经脉流行,营复阴阳,筋骨劲强,关节清利矣。"

5. **络脉不畅**　骨络即充养骨骼组织的脉络。骨骼组织所需的营养成分依赖骨络输送到骨组织内,发挥营养作用。骨质疏松症患者,由于骨络失养,络脉不畅,致使络损脉阻,骨髓失养,而发生骨质疏松。

(二)李跃华教授"健脾活血补肾"学说对骨质疏松的论述

李跃华教授提出的"健脾活血补肾"治疗骨质疏松症的中医治疗理论体系,是对传统"肾主骨"的中医理论在拓展,开扩了中医理论在治疗骨质疏松症等退行性骨骼疾病领域的应用。李跃华教授在多年临床实践中发现,骨质疏松发生的早晚、骨量丢失的多少与肾虚、脾虚、血瘀关系极为密切。首先是肾虚(肾虚是骨质疏松发生的根本),其次是脾虚(脾虚是骨质疏松发生的促进因素),另外是血瘀(血瘀是骨质疏松的病理机制和病理产物)。以上三点在骨质疏松的成因及治疗上都是至关重要的。

首先,肾虚是骨质疏松的根本。《素问·四时刺逆从论》:"肾主一身之骨髓""肾藏精,主骨生髓,其充在骨",肾精充足则骨髓生化有源,骨骼得以滋养而强健有力。女子七七、男子八八肾脏衰,肾精虚少,骨髓生化无源,骨骼失养而逐渐枯萎,形成骨质疏松,这是人体骨骼生理状态下衰老的开始。《素问·痿论》中"骨枯髓减发为骨痿",因此肾虚是骨质疏松的发病根本,根据骨质疏松患病率与肾虚关系的调查研究发现,骨质疏松的发生与肾虚衰老症状的发生具有一致性,89.92%骨质疏松患者具有肾虚表现,从肾论治骨质疏松症已成为医家共识。

其次,脾虚是骨质疏松的促进因素。肾为先天之本,脾为后天之本,二者在生理上相互资助,相互促进,肾依赖于后天脾胃的滋养使肾精得以不断的补充。原因之一,脾虚不能运化水谷精微,则肾精乏源,导致肾精亏损,骨骼失养,终致骨骼萎弱无力形成骨萎。所以,脾虚间接导致了骨质疏松的发生,是骨质疏松的促进因素。原因之二,脾胃虚弱,骨骼所需的营养物质不能消化吸收进来,或经常由于各种原因出现腹泻造成营养物质不断流失,骨骼细胞缺乏补充滋养,长此以往造成骨营养不良,骨骼萎缩形成骨质疏松。《素问》云:"脾主身之肌肉""清阳实四肢",脾胃为气血生化之源,全身的肌肉都需依靠脾胃所运化的水谷精微来营养。因此,人体肌肉的丰满强健和消瘦虚弱与脾之运化功能息息相关。脾主升清,人体的四肢需要气的输送营养,营养充足,则四肢丰满。《素问》云:"宗筋主束骨而利关节"。只有肌肉丰满强健,活动有力,骨骼才能得到滋养而强健有力;若肌肉消瘦痿弱不用,则骨髓生化乏源,骨髓失养,骨矿含量下降,导致骨质疏松症的发生。脾胃虚弱,不仅影响胃肠对钙、磷等微量元素和蛋白质、氨基酸等各种营养物质的吸收,而且还影响药物的吸收利用。这就使得脾虚患者骨质疏松的发生比同龄人提早了5～10年。

此外,血瘀既是骨质疏松的病理机制,又是其病理产物。清代医学家王清任在《医林改错》中明确指出"诸瘀证疼痛"定有瘀血,据此可以认为骨质疏松最主要的临床症状疼痛就是瘀血所致。骨痛是本病最常见、最主要的临床症状,以腰背痛最为多见,疼痛持久,痛处固定不移。所以认为骨质疏松症最主要的临床症状疼痛是血瘀导致的结果。《素问·调经论》曰:"人之所有者,血与气耳,气得血而生,血得气而行""气为血之帅,血为气之母"。老年人元气渐衰,推动血液运行无力,骨骼中气血运行不畅,络脉即毛细血管血流速度减慢形成瘀血,造成精微营养物质输送不进来,代谢产物运送不出去,这是骨质疏松形成的病理机制。

瘀血既是致病的原因,又是病理产物。现代医学认为骨质疏松症骨痛的原因,主要是骨小梁变细、数目减少,造成残存骨小梁负荷加重,导致其断裂出现微骨折,这种骨折不可避免地会损伤血络,加重络脉不通,产生骨内瘀血,这种瘀血就是骨质疏松的病理产物。血淤和瘀血是原因和结果,这种骨折是骨质疏松的严重后果。研究表明,骨的再生与重建同其局部血供密切相关。血瘀可造成骨小梁内微循环的障碍,不利于细胞进行有效的物质交换,也是导致血液中的钙及营养物质不能正常通过哈佛斯系统进入骨骼,最终使骨骼失养,形成骨质疏松。通过活血化瘀法可有效改善骨骼微循环,明显改善骨痛症状,因此活血通络是治疗骨质疏松的重要手段。

(三)辨证分型

近年来,中医界对原发性骨质疏松症的辨证分型规律进行了深入的探讨和研究,但是,目前仍缺乏统一的辨证分型。尽管各家对骨质疏松症的辨证分型存在很大差别,但绝大部分医家都认为肾虚证是原发性骨质疏松症最常见的证型,并与脾虚、肝虚肝郁、血瘀相关,故将原发性骨质疏松症辨证分为肝肾不足、脾肾两虚、瘀血阻络三型。

1. 肝肾不足证

[主症] 周身骨痛,腰背酸软疼痛,直立后伸或久立、久坐时疼痛加剧,或日轻夜重,多汗。

[次症] 腰膝酸软,头晕眼花,发脱齿摇,耳聋耳鸣,小便清长或夜尿频,舌质淡,苔白,脉沉细无力。

2. 脾肾两虚证

[主症] 周身骨痛,腰背酸软疼痛,肌肉挛急,下肢萎软,乏力,不能持重,多汗。

[次症] 肌肉枯萎瘦削,神疲倦怠,食少纳呆,食后腹胀,便

溏，或久泄不止，或排便无力，面色㿠白，心悸失眠、畏寒肢冷，舌体胖大，边有齿痕，舌质淡，脉细弱无力。

3. 瘀血阻络证

［主症］　周身骨痛严重，腰背酸软疼痛明显，疼痛部位固定，直立后伸或久立、久坐时疼痛加剧；日间疼痛轻，夜间和清晨醒来疼痛重；弯腰、肌肉运动、咳嗽、大便用力时疼痛加重，易骨折，身长缩短，肌肉挛急，下肢萎软，不能持重，多汗。

［次症］　肌肉枯萎瘦削，行走困难，甚则卧床，神疲倦怠、乏力，食少纳呆，便溏，或久泄不止，或腹胀便秘，面色㿠白，畏寒肢冷，肢体麻木，肌肤甲错，舌体胖大，边有齿痕，舌质黯，或有瘀点瘀斑，苔白，脉沉细无力。

三、西医治疗

（一）骨质疏松症的药物治疗

有效的药物治疗能阻止和治疗骨质疏松症，目前用于治疗和阻止骨质疏松症发展的药物分为两大类：第一类为骨转换抑制药，包括降钙素、二磷酸盐、雌激素以选择性雌激素受体调节药；第二类为骨形成促进药，包括氟化物、甲状旁腺激素。此外，钙剂及维生素 D 是目前预防和治疗骨质疏松症的基础用药。到目前为止，所有的治疗药物都是在女性进行的试验，除雌激素和选择性雌激素受体调节药外，假定所有的药物对男性的治疗作用是相同的。

1. 抑制骨吸收药物

（1）降钙素

①作用机制：人体内降钙素主要来源于甲状腺 C 细胞的分泌，是一种调节钙代谢、抑制甲状旁腺素分泌的激素，其主要作用机制是：A. 抑制骨的吸收：降钙素的立即作用是抑制破骨细胞的活性，延缓作用为抑制破骨细胞的增殖，从而减少破骨细胞的数量，减少骨吸收。降钙素能显著地降低高骨转换型骨病的骨钙丢

失。B. 骨形成作用:降钙素可刺激成骨细胞的形成和活性,同时抑制溶骨作用。C. 对骨组织学、力学和生化学的改善作用:降钙素可预防围绝经期的骨小梁丢失、绝经后和伴随老龄的骨量减少,改善钙平衡、减慢骨量丢失和减少骨折的发生。D. 血、尿生化学的改善作用:通过其抑制骨溶解的作用,使病理性升高的血钙浓度降低并通过减少肾小管再吸收而增加尿钙、磷和电解质(K^+,Na^+)的排泄,增加尿量,但血清钙不会降至正常范围以下。另外,降钙素可使升高的血清碱性磷酸酶水平和尿羟脯氨酸排量降低,但常不会降至正常。E. 中枢性镇痛作用。此外,还有提高肌肉收缩功能作用、抗炎症作用、抑制胃和胰腺的分泌活动,改善脊髓、脊神经和脑神经的压迫症状。

②临床应用:降钙素主要适用于高转换型骨质疏松症伴疼痛明显者。A. 鲑鱼降钙素,如密钙息(Miacalcin):肌内注射,每次50～100U(或 M. R. C),每周 2～6 次;喷鼻剂,100～400U/d,分别从两个鼻孔喷入。B. 鳗鱼降钙素类似物,如益钙宁(Elcatonin):肌内注射,每次 10U,每周 2 次,或每次 20U,每周 1次,疗程 4～6 周。对于高钙血症危象的紧急处理:每日剂量为10～40U/kg 溶于生理盐水 500ml 中,静脉滴注至少 6h 以上,或每日剂量分 2～4 次缓慢静脉注射。C. 依降钙素,如益钙宁(Elcitonin):肌内注射,成年人每次 10U,每周 2 次。

③不良反应:A. 变态反应:皮疹、荨麻疹等,偶有心动过速、低血压和晕厥。过敏性休克极少发生。B. 消化系统:有时出现恶心、呕吐、食欲缺乏,偶可见腹痛、腹泻、口渴、胃灼热等。偶可见 AST、ALT 上升。C. 神经系统:有时出现眩晕、步态不稳;偶出现头痛、耳鸣、手足搐搦。D. 电解质代谢:偶出现低钠血症。E. 其他:偶有颜面潮红、发热、寒战、胸部压迫感、哮喘发作,皮肤瘙痒、指端麻木、尿频、水肿、视物模糊、全身乏力等。

(2)双膦酸盐

①作用机制:双膦酸盐对骨骼的作用主要是抑制破骨细胞介

导的骨吸收:A. 抑制破骨细胞前体分化和募集,抑制破骨细胞形成;B. 破骨细胞吞噬双膦酸盐,致破骨细胞凋亡;C. 附着于骨表面,影响破骨细胞活性;D. 干扰破骨细胞从基质接受骨吸收信号;E. 通过成骨细胞介导,降低破骨细胞活性。

②临床应用:双膦酸盐主要用于骨质疏松症及由多发性骨髓瘤、乳腺癌、前列腺癌及肺癌等恶性肿瘤骨转移引起的骨代谢异常所致的高钙血症。口服双膦酸盐制剂一般主张空腹服药,采用200ml白开水送服,服药后30min内不能服用其他药物或进食,采用坐位或立位。目前应用的双膦酸盐主要有:羟乙膦酸钠(即etidronate,EHDP):间歇性、周期性用药400mg/d,口服,共14d,停药10~13周为1个周期;氯甲双膦酸盐(即clodronate,又称骨膦,CLO):推荐量为400mg或800mg/d;帕米膦酸盐(即Pamidronate):一般为每次30mg,每3个月静脉滴注1次;阿仑膦酸钠(alendronate,ALN):口服制剂常用剂量为10mg/d。近来有报道采用每次70mg,每周1次的用药方法,认为治疗有效,且不良反应减少;利塞膦酸盐(residronate):每天口服2.5mg或5mg;英卡膦酸钠(cimadronate):每天口服5mg。

③不良反应:可出现胃灼热、恶心和呕吐等。有溃疡病、食管狭窄、食管裂孔疝和胃反流等患者,应慎用或禁用口服双膦酸盐。

(3)雌激素

①作用机制:直接调节骨质代谢,促进降钙素的分泌,抑制骨吸收,还可增加肝、肾羟化酶的活性,提高活性维生素D的水平,促进钙吸收。

②临床应用:雌激素主要应用于绝经妇女骨质疏松症的治疗。目前使用药物主要有:A. 雌二醇(求偶二醇、爱斯妥):肌内注射:每次0.5~1.5mg,每周2~3次。口服:每日1片(1mg)。B. 雌二醇凝胶:每天沐浴后将1.25~2.5g雌二醇凝胶涂于手臂、肩部、头颈部、腹部或大腿部。涂后约2min凝胶干燥,吸收完全。连续使用24d,自第13天开始加口服黄体酮,每口100mg,连用

12d,休息 1 周,再重复治疗。C. 雌二醇控释贴片:外用,揭除贴片上的保护膜后立即贴于清洁干燥、无外伤的下腹部或臀部皮肤。1 周 1 片,连用 3 周,停止 1 周。并于使用贴片的最后 5d 加用醋酸甲孕酮 4mg,每日 1 次,连续 5d,贴片的部位应经常更换,同一部位皮肤不宜连续贴 2 次,不可贴于乳房部位。D. 戊酸雌二醇(协坤、补佳乐、克龄蒙):口服:每天 1～2mg,连续 21d,停服 1 周后开始下一个疗程。E. 炔雌醇(乙炔雌二醇):口服:每晚 0.02～0.05mg,连服 21d,间隔 7d 再用。F. 雌三醇(欧维婷):口服:每日 1 次,每次 1mg,每个月连续使用 14～21d 为 1 个疗程,可连续用 2～3 个疗程。G. 尼尔雌醇(维尼安):口服,每次 5mg,每个月 1 次。症状改善后维持剂量为每次 1～2mg,每个月 2 次,3 个月为 1 个疗程。H. 结合雌激素(倍美力、普瑞马林):单独用药:口服,每次 0.625～1.25mg,每日 1 次;序贯疗法:口服,每日 1 次 0.625mg 普瑞马林,同时在周期的第 15～28 天,每天加用 2.5～10mg 甲羟孕酮(安宫黄体酮);持续疗法:口服,每日 1 次 0.625mg 普瑞马林,同时每天口服 2.5mg 甲羟孕酮(安宫黄体酮)。I. 替勃龙(利维爱):每日口服 2.5mg,最好固定在一个时间服用,如症状消失可改为每日服半量,连续服用 3 个月或更长时间。J. 己烯雌酚:每日口服 0.25mg,症状控制后改为每日口服 0.1mg,如同时每日舌下含服甲基睾酮 5～10mg,效果更好。

③不良反应:常见厌食、恶心等。长期大剂量应用:使子宫内膜过度增生、子宫出血,故子宫内膜炎患者慎用;可致水、钠潴留,引起高血压、水肿、加重心力衰竭。除绝经期后乳腺癌、前列腺癌外,禁用于其他肿瘤患者。肝功能不良者慎用。

(4)选择性雌激素受体调节剂(selective estrogen receptor modulators,SERMs)

①作用机制:该类药物在某些器官具有弱的雌激素样作用,而在另一些器官可起雌激素的拮抗作用,可选择性与骨细胞和心脏上的雌激素受体结合,抑制骨丢失和保护心脏,同时对乳腺或

子宫表现出抗雌激素作用,能防止骨质疏松,还能减少心血管疾病、乳腺癌和子宫内膜癌的发生率。

②临床应用:适用于不愿服用雌激素或因病不能服用雌激素的具有中度骨质疏松症危险的女性,尤其是那些具有绝经期血管舒缩综合征的女性及具有发生心血管疾病和乳腺癌危险的女性。如雷洛昔芬(raloxifene,商品名 Evista):推荐的用法是每日口服1 片(以盐酸雷洛昔芬计 60mg),可以在一天中的任何时候服用且不受进餐的限制。老年人无须调整剂量,由于疾病的自然过程,雷洛昔芬需要长期使用。

③不良反应:食欲缺乏、恶心、呕吐、腹泻等胃肠道反应;月经失调、闭经、阴道出血、外阴瘙痒、子宫内膜增生、内膜息肉和内膜癌等生殖系统问题;还可出现颜面潮红、皮疹、脱发;偶尔出现白细胞和血小板减少,肝功能异常,甚至视网膜病或角膜浑浊;其他罕见的不良反应还有精神错乱、肺栓塞、血栓形成、无力和嗜睡。可能妊娠的女性绝对禁用,正在或既往患有静脉血栓栓塞性疾病者,包括深静脉血栓、肺栓塞和视网膜静脉血栓者及对雷洛昔芬或片中所含的任何赋形剂成分过敏者禁用。

2. 骨形成促进药

(1)氟化物

①作用机制:氟为骨形成的刺激剂,它的作用机制:A. 氟能替代羟磷灰石中的羟基,形成氟磷灰石晶体,更能抵抗对骨的吸收;B. 在机械外力作用下,氟磷灰石晶体能产生强大的电流,刺激成骨细胞,沿机械外力作用线方向活动;C. 氟化物可以抑制成骨细胞特异性磷酸-酪氨酸蛋白酶的合成,使成骨细胞内磷酸-酪氨酸蛋白的含量增加,是刺激成骨细胞有丝分裂的促进剂。

②临床应用:氟化物类药物特乐定(Tridin)的有效成分为单氟磷酸谷氨酰胺和葡萄糖酸钙,每片含氟 5mg,元素钙 150mg,3/d,于进餐时嚼服。

③不良反应:A. 胃肠道症状:上腹痛、恶心、呕吐。B. 下肢

疼痛综合征:最常累及跟骨,与剂量有关(周期性用药时发生率低,减量或停药后症状消失;出现疼痛可能的原因是:a.骨小梁的微骨折;b.局部的成骨反应,可能伴随局部缺钙)。C.矿化障碍,剂量大易致矿化障碍,必须严格控制用量,并同时服用钙剂和维生素D。

(2)甲状旁腺激素

①作用机制:甲状旁腺激素(PTH)对骨具有两方面作用:其一,增强破骨细胞活性,促进骨吸收,使骨钙释放入血;其二,在破骨细胞活性增强的同时,增加成骨细胞的数目,促进成骨细胞释放骨生长因子,促进骨形成,增加骨量。

②临床应用:适用于绝经女性骨质疏松症及有高骨折风险的男性骨质疏松。目前使用药物:LrPTH1-84(preotact):100μg/d,用注射笔注射,治疗时间为18~24个月;LrPTH1-34(teriparatide):20μg/d,总疗程不超过18个月。两种药物均有轻微肝肾毒性。

③不良反应:包括恶心、头痛、关节痛等轻微不适。

3. 其他

(1)维生素D

①作用机制:A. 促进小肠对Ca^{2+}、P^{3-}的吸收:小肠全段都有维生素D的受体,以十二指肠浓度为最高,主动吸收。B. 促进骨吸收作用:维生素D可增加破骨细胞的活性和数量,PTH促进骨吸收的协调作用,以保持血钙水平。C. 促进骨矿化作用和骨生长作用,尤其可促进骨骺软骨板化,因而具有抗佝偻病作用。

②临床应用:各种类型骨质疏松症。最常用药物为骨化三醇:口服0.25μg,每日2次。

③不良反应:长期大量服用维生素D(D_3),可因为用量过度而引起维生素D_3中毒。

(2)钙剂

①作用机制:A. 降低毛细血管通透性,增加管壁致密度,使

渗出液减少;B. 维持神经肌肉的正常兴奋性;C. 有增强心肌收缩力作用;D. 与镁离子有拮抗作用,可用作镁中毒时的解毒药;E. 促进骨骼和牙的钙化成形;F. 钙离子还有缓解平滑肌痉挛、参与血液凝固等作用。

②临床应用:适用于原发性骨质疏松。我国营养学会推荐每日钙摄入标准:<6 个月 400mg/d;<10 岁 800～1200mg/d;<10～20 岁 120～15 000mg/d;绝经前女性 1000mg/d;绝经后女性 1000～1500mg/d;成年男性 1000mg/d;中老年男性 1000～1500mg/d。

③不良反应:过量补钙还可引起胃结石、胆结石、尿路结石等疾病,也有可能造成对神经系统、心血管系统和泌尿系统的损害。

(二)骨质疏松症的物理治疗

骨质疏松症的物理疗法适用于不愿意接受药物治疗、药物治疗效果欠佳且有条件接受物理治疗的患者。物理治疗主要包括以下几种方法。

1. 日光疗法 光照可以使皮肤维生素 D 合成增加,促进骨钙沉着。因而提倡户外活动,接受阳光照射。需要注意的是,紫外线不能透过玻璃,因而隔着玻璃晒太阳,对增高体内维生素 D 是没有用处的。

2. 高频电疗 如短波、超短波、微波及分米波等治疗仪治疗,具有镇痛、改善循环的作用。

3. 脉冲电磁场刺激疗法 可以促进成骨细胞中钙离子的内流,使成骨作用显著增强,从而改善骨代谢功能;同时加速骨组织的生长,提高骨矿含量和骨密度,可以加速骨折的愈合。

四、中医治疗

(一)治疗原则

中医把骨质疏松症归属"骨痿、骨枯、骨痹"范畴,认为其发病与肾虚、脾虚及血瘀相关,故针对病机而采用滋补肝肾、补肾健脾、益气活血、壮骨生髓的治疗法则。

(二)辨证论治

1. 肝肾不足证

[临床表现] 周身骨痛,腰背酸软疼痛,直立后伸或久立、久坐时疼痛加剧,或日轻夜重,下肢痿软,肌肉挛急,伴有头晕眼花,发脱齿摇,多汗,耳聋耳鸣,小便清长或夜尿频,舌质淡,苔白,脉沉细无力。

[治则治法] 滋补肝肾,壮骨生髓。

[中药处方] 青娥丸加减。

[处方用药] 骨碎补、熟地黄、杜仲、山茱萸、补骨脂、菟丝子、怀牛膝、盐龟甲、枸杞子等。

[处方分析] 方中骨碎补、补骨脂补肾强骨;熟地黄、龟甲、山茱萸、菟丝子补肝肾、填精血;枸杞子益精补肾;杜仲、牛膝强腰膝,健筋骨。

[临证加减] 偏于阳虚怕冷者加细辛温经止痛,仙茅、淫羊藿脾温补肾阳;自汗盗汗者加煅龙骨、煅牡蛎收敛固涩,黄芪益气敛汗;口干、口渴者加石斛、花粉滋阴生津;便秘者加决明子、火麻仁润肠通便。

2. 脾肾两虚证

[临床表现] 周身骨痛,腰背酸软疼痛,肌肉挛急,下肢萎软,不能持重,多汗。倦怠乏力,食后腹胀,食少便溏或排便无力,面色㿠白,心悸失眠、畏寒肢冷,舌体胖大,边有齿痕,舌质淡,脉细弱无力。

[治则治法] 补肾健脾,壮骨生髓。

[中药处方] 青娥丸合四君子汤加减。

[处方用药] 补骨脂、骨碎补、杜仲、怀牛膝、党参、白术、茯苓、黄芪、细辛等。

[处方分析] 方中骨碎补、补骨脂补肾强骨;杜仲、牛膝强腰膝,健筋骨;党参、白术、茯苓、黄芪健脾益气。

[临证加减] 阳虚怕冷者加鹿茸粉 0.5g,冲服,温补肾阳;自

汗盗汗者加煅龙骨、煅牡蛎、浮小麦收敛固涩;纳食差者加炒神曲、鸡内金健脾消食;便溏者加茯苓、山药、芡实健脾涩肠止泻;痰湿重者加陈皮、白豆蔻化湿行气;疼痛明显者加细辛温经通络。

3. 血瘀阻络证

[临床表现]　周身骨痛严重,腰背酸软疼痛明显,疼痛部位固定,或伴有压缩骨折,身长缩短,肌肉挛急,下肢萎软,不能持重,多汗。肌肉枯萎瘦削,行走困难,甚则卧床,食少便溏或排便无力,或腹胀便秘,面色㿠白,畏寒肢冷,肢体麻木,肌肤甲错,舌体胖大,边有齿痕,舌质黯,或有瘀点瘀斑,苔白,脉沉细无力。

[治则治法]　补肾壮骨,益气活血。

[中药处方]　青蛾丸合桃红四物汤加减。

[处方用药]　补骨脂、骨碎补、杜仲、川牛膝、怀牛膝、党参、黄芪、细辛、川芎、当归、桃仁、红花、制川乌、制草乌等。

[处方分析]　方中骨碎补、补骨脂补肾强骨;杜仲、牛膝强腰膝,健筋骨;党参、黄芪健脾益气;细辛、制川乌、制草乌温经止痛;川芎、当归、桃仁、红花活血化瘀。

[临证加减]　阳虚怕冷者加鹿茸粉0.5g,冲服,温补肾阳;纳食差者加炒神曲、鸡内金健脾消食;便溏者加茯苓、山药、芡实健脾涩肠止泻;便秘者加火麻仁、枳实、厚朴润肠行气通腑;疼痛明显者加络石藤、鸡血藤通络止痛;瘀血明显者加三七粉活血化瘀。

(三)中成药的辨证应用

1. 强骨胶囊

[药物组成]　骨碎补总黄酮。

[功效]　补肾,强骨,止痛。

[主治]　用于肾阳虚所致的骨痿,症见骨脆易折、腰背或四肢关节疼痛、畏寒肢冷或抽筋、下肢无力、夜尿频多;原发性骨质疏松症、骨量减少见上述证候者。

[用法]　饭后用温开水送服。每次1粒,每日3次,3个月为1个疗程。

2. 骨疏康胶囊

［药物组成］　淫羊藿、熟地黄、黄芪、丹参、骨碎补等。

［功效］　补肾益气,活血壮骨。

［主治］　主治肾虚兼气血不足所致的原发性骨质疏松症,症见腰背疼痛、腰膝酸软、下肢痿弱、步履艰难、神疲、目眩、舌质偏红或淡,脉平或濡细。

［用法］　口服。每次 4 粒,每日 2 次。疗程 6 个月。

3. 骨龙胶囊

［药物组成］　狗腿骨、穿山龙。

［功效］　散寒镇痛,活血祛风,强筋壮骨。

［主治］　用于骨质疏松症、慢性风湿性关节炎及类风湿关节炎,腰腿疼痛。

［用法］　口服。每次 4～6 粒,每日 3 次,1 个月为 1 个疗程。

4. 金天格胶囊

［药物组成］　人工虎骨粉。

［功效］　具有健骨作用。

［主治］　用于腰背疼痛、腰膝酸软、下肢痿弱、步履艰难等症状的改善。

［用法］　口服。每次 3 粒,每日 3 次。1 个疗程为 3 个月。

5. 龙牡壮骨颗粒

［药物组成］　龙骨、牡蛎、龟甲、党参、黄芪、山药、白术、麦冬、五味子、茯苓、乳酸钙等。

［功效］　补肝肾,强筋骨。

［主治］　用于老年人内分泌失调所致的骨质疏松。

［用法］　每次 6 克,每日 3 次,口服。

6. 健步虎潜丸

［药物组成］　熟地黄、龟甲、锁阳、枸杞子、菟丝子、补骨脂、杜仲炭、人参、黄芪、秦艽、防风、当归、白芍、木瓜等。

［功效］　补肝肾,强筋骨,祛风通络。

［主治］ 用于肝肾不足引起的筋骨痿软、腰膝酸痛、足膝无力、行走艰难、四肢麻木。

［用法］ 每次1丸,每日2次,口服。

7. 骨松康胶囊

［药物组成］ 淫羊藿、仙茅、知母、黄柏、巴戟天、川芎、当归、制川乌、制草乌、炙甘草等。

［功效］ 补益肝肾。

［主治］ 用于原发性骨质疏松症的肝肾不足证候。

［用法］ 每次4粒,每日3次。

8. 复方补骨脂冲剂

［药物组成］ 补骨脂、锁阳、续断、狗脊、赤芍、黄精等。

［功效］ 温补肝肾,强壮筋骨。

［主治］ 骨质疏松症,证属肝亏虚者,临床表现以腰痛酸软无力、眩晕、耳鸣为主者。

［用法］ 冲剂,每袋重20g,口服,每次服20g(1袋),每日3次,空腹淡盐水送下。

9. 知柏地黄丸

［药物组成］ 知母、黄柏、熟地黄、山茱萸、牡丹皮、山药、茯苓、泽泻等。

［功效］ 滋阴降火。

［主治］ 用于阴虚火旺所致的骨蒸劳热、虚烦盗汗、腰脊酸痛等。

［用法］ 每次9g,每日2次,口服。

10. 六味地黄丸

［药物组成］ 熟地黄、山茱萸、山药、泽泻、牡丹皮、茯苓等。

［功效］ 滋阴补肾。

［主治］ 用于头晕耳鸣、腰膝酸软、遗精盗汗。

［用法］ 口服。水蜜丸每次6g,小蜜丸每次9克,大蜜丸每次1丸,均每日2次。

(四)针灸

针灸具有调和阴阳,补虚泻实,扶正祛邪的功能,能调整和改善脏腑功能。现代研究表明,针灸能有效地作用于内分泌系统,纠正激素的紊乱状态,平衡钙磷代谢,从而从根本上改善骨质疏松的程度。

1. 治疗原则　骨质疏松症的病因众多,病机及临床表现复杂,临床首先应辨证论治,确定病变所涉及脏腑经络,病位之深浅,病性之寒热虚实,进而确定治则、腧穴及补泻手法。其次应辨证与辨病相结合,骨质疏松症的类型很多,有原发的,有继发的,故在辨证论治的前提下要结合现代医学对本病的认识,有针对性地选用穴位。最后是对症选穴,针对骨质疏松症常见的腰背痛、骨痛等症状选用适当的穴位。

2. 辨证治疗

(1)肾虚证

[临床表现]　周身骨痛,骨骼变形,腰膝酸软,筋脉拘急,消瘦憔悴,步履蹒跚,反应迟钝,成年人则表现为早衰,出现发落齿摇、阳痿遗精、耳鸣耳聋、健忘等症状等,舌体瘦小光红或少苔,脉细弱。

[治疗法则]　补肾益精、壮骨填髓。

[针灸处方]　肾俞、太溪、关元、神阙、大杼、绝骨、阳陵泉。

[方义解释]　肾俞、太溪补肾,关元、神阙补养真元,大杼、绝骨、阳陵泉以壮骨填髓舒筋,肾阳虚者加灸命门。

(2)脾肾阳虚证

[临床表现]　腰背四肢关节疼痛,四肢无力,肌肉衰萎,昼轻夜重,骨骼变形,活动不利,面色㿠白、口淡、自汗、面浮肢肿,便溏或五更泄泻,舌淡胖嫩苔白或水滑,脉弦沉无力或迟细。

[治疗法则]　健脾补肾。

[针灸处方]　肾俞、太溪、关元、神阙、大杼、绝骨、阳陵泉、脾俞、太白、足三里。

［方义解释］ 肾俞、太溪补肾,关元、神阙补养真元,大杼、绝骨、阳陵泉以壮骨填髓舒筋,脾俞、太白、足三里以补益后天,调养脾胃。

（3）肝肾阴虚证

［临床表现］ 腰膝酸软,筋脉拘急,消瘦憔悴,潮热盗汗、耳鸣耳聋、健忘等症状,舌红或少苔,脉细弱。

［治疗法则］ 滋水涵木。

［针灸处方］ 肾俞、太溪、关元、神阙、大杼、绝骨、阳陵泉、肝俞、太冲。

［方义解释］ 肾俞、太溪补肾,关元、神阙补养真元,大杼、绝骨、阳陵泉以壮骨填髓舒筋,肝俞、太冲疏肝行气。

（4）瘀血阻络证

［临床表现］ 腰背、颈项、髋、膝、踝关节疼痛,痛处固定,舌质紫黯或见瘀点瘀斑,脉细涩。

［治疗法则］ 活血化瘀。

［针灸处方］ 肾俞、太溪、关元、神阙、大杼、绝骨、阳陵泉、血海、三阴交。

［方义解释］ 肾俞、太溪补肾,关元、神阙补养真元,大杼、绝骨、阳陵泉以壮骨填髓舒筋,血海运血行气,三阴交健脾行气活血。

（5）寒湿痹阻证

［临床表现］ 腰背痛或全身骨痛,遇寒加重,身重困倦,或关节屈伸不利,舌苔白滑,脉滑。

［治疗法则］ 温化寒湿。

［针灸处方］ 肾俞、太溪、关元、神阙、大杼、绝骨、阳陵泉、阴陵泉。

［方义解释］ 肾俞、太溪补肾,关元、神阙补养真元,大杼、绝骨、阳陵泉以壮骨填髓舒筋,阴陵泉通经活络。

3. 通用治疗

(1)腹针治疗

[主穴] 中脘、下脘、气海、关元。

[配穴] 滑肉门、外陵、气穴(双)。

[方法] 中脘、下脘、气海、关元深刺调理脾胃、培肾固本;滑肉门、外陵中刺通调气血、疏理经气,使之上输下达肢体末端;气穴中刺也能增强补益脾肾之经气。留针 30min,其间行针导气 1 次,隔日 1 次。

(2)灸法

[穴位] 大杼、命门、大椎穴、悬钟、膈俞、足三里、滑肉门、外陵、气穴(双)。

[药物] 用当归、熟地黄、蛇床子等中药制成药饼。

[方法] 药饼置穴位上,隔药饼灸。每次 30min,每日 1～2 次。

(3)耳针

[穴位] 神门、交感、肝俞、肾俞、卵巢、肾上腺、内分泌。

[方法] 采用埋针法,每日自行按压 5～6 次,每次按压 10min,留针 2d,两耳交替治疗,实埋 30d 为 1 个疗程,休息 5d 后再进行第 2 个疗程。

(五)名老中医治疗经验举例

1. 李跃华"健脾活血补肾"中医治疗理论和"劲骨坚"系列治疗经验 李跃华教授提出的"健脾活血补肾"治疗骨质疏松症的中医治疗理论体系,是对传统"肾主骨"的中医理论在拓展,开扩了中医理论在治疗骨质疏松症等退行性骨骼疾病领域的应用。李跃华教授在多年临床实践中发现,肾虚是骨质疏松的根本,健脾改善人体对营养物质和药物的吸收,活血化瘀加强血液微循环的运送能力,从而使药物和营养物质能够进入骨骼的代谢过程,较好地控制了骨质疏松症的疼痛、抽筋等系列症状,强化了骨骼,延缓骨骼的老化过程,改善骨质疏松症患者的生活质量。

　　李跃华教授认为肾虚是骨质疏松发生的基础。早在1995年就对骨质疏松患病率与肾虚证型关系进行调查研究,发现肾虚衰老的症状与骨质疏松症的发生具有高度的一致性,89.92%有肾虚表现的患者同时有骨质疏松症。随着年龄的增长,肾虚证的发生率逐渐升高,人体骨骼中的骨矿含量也逐渐减少,骨质疏松症的发生率逐渐增高。补肾中药具有类雌激素样作用,可以有效地促进成骨细胞的活性,抑制破骨细胞的活性,促进骨形成。老年人骨折的发生率也随着肾虚证的发病率升高而明显上升。肾精亏损导致骨髓和气血生化不足,骨失髓血的充养,从而出现骨骼脆弱无力,易于发生骨折。脾虚是骨质疏松发生的促进因素。在长期临床观察中发现大多数骨质疏松症患者有脾虚症状:如倦怠乏力、气短、汗出肢冷、纳差、腹胀、便溏或久泻不止等。一方面原因是患者本身是脾虚体质,偏食,多种食物不能吃,或稍有不慎则腹泻,胃肠道功能差,因此影响了多种人体必需骨矿物质的吸收,而发生骨质疏松。另一方面是骨质疏松症患病日久,出现周身乏力,气短懒言不能持重,影响了活动,出现一系列脾虚症状。因此,健脾法也是治疗骨质疏松症的重要方法。健脾中药可以加强消化系统的功能,改善肠道吸收,有利于营养物质的摄取和利用,因而有利于骨形成。瘀血既是骨质疏松发生的病理产物,又是重要病理因素。本病最常见的临床症状是疼痛,以腰背痛为最常见,疼痛持久,痛处固定不移,中医学认为:"不通则痛",因此疼痛是血瘀的结果;此外一旦骨折,有骨骼络脉受损,产生瘀血,"离经之血即为瘀血"。

　　李跃华教授对骨质疏松症的治疗依照"补肾、健脾、活血"的中医治疗体原则,结合自多年治疗骨质疏松的临床经验,将骨质疏松症辨证分为三型,并创制劲骨坚1～3号系列作为治疗骨质疏松症的有效方剂。各型的治疗原则为:①肾虚型:治予滋补肝肾,壮骨生髓,选用劲骨坚1号(熟地黄、山茱萸、菟丝子、盐龟甲、怀牛膝、骨碎补、杜仲);②脾肾两虚型:治予补肾健脾,壮骨生髓,选用劲骨坚 2 号(补骨脂、杜仲、怀牛膝、党参、白术);③脾肾两虚兼有血瘀型:治予补肾壮骨,健脾活血化瘀,选用颈骨坚 3 号(杜仲、骨碎补、川牛膝、怀牛膝、细辛、白术、川芎、当归)。

2. 孙同郊经验 孙同郊教授认为,骨质疏松病机与肾、脾、肝虚损有关,尤以肾虚为发病的主因,并与血瘀也密切相关。治疗应病证合参、辨证求因,标本兼治、虚实兼顾,谨守病机,临证多采用补益肝肾、健脾益气、养血活血化瘀等法。孙老师在临床上常用经验方剂 2 则,如下所示。

(1)补肾活血蠲痹汤

[临床表现] 腰背、四肢酸痛,或麻木,面色无华,乏力,气短,畏寒。舌淡、苔薄白,脉沉细。

[主治] 骨质疏松症(肾精虚兼气血虚证)。

[方药组成] 淫羊藿、补骨脂、菟丝子、枸杞子、女贞子、当归、白芍、川芎、丹参、黄芪、白术、佛手、鸡血藤、木瓜、甘草。

[治则] 补肾填精,益气养血,活血通络。

[方解] 方中淫羊藿、补骨脂补肾壮阳,菟丝子补肝肾益阴精,共为主药;枸杞子、女贞子滋肾阴,性平不寒无伤阳之虞,与温肾壮阳之品同用,有阴中求阳之用;当归补血活血;白芍养血敛阴柔肝缓急止痛;川芎活血化瘀且能搜风止痛;丹参活血化瘀;黄芪、白术健脾益气,气行则血行;鸡血藤不仅补血行血,还能舒筋通络以利经脉;木瓜宣壅通滞,能通经络止痹痛和肝脾;佛手调畅气机;甘草调和诸药。

(2)黄芪桂枝五物汤

[主治] 肌肤麻木不仁,脉微而涩紧之血痹证。

[方药组成] 黄芪、白芍、桂枝、生姜、大枣。

[治则] 益气温经,和营通痹。

[方解] 方中黄芪补气升阳、益卫固表,桂枝辛温解肌温经通阳,二者相配,疏通肌表经脉而不伤正,寓通于补;白芍养血和营,舒畅血行,配桂枝,一阴一阳,一静一动,能调和营卫,通经络

利气血,配黄芪,一气一血,补气生血,通经活血;生姜助桂枝辛散外邪以解肌,大枣配白芍调脾胃和营卫。

3. 彭太平经验　彭太平教授认为骨质疏松症的根本原因在于"肾虚",补肾是治疗的根本,并根据骨质疏松症患者的不同特点,临床将其分为四型:①肾虚血瘀型:腰背疼痛,严重者起坐时剧痛,神疲乏力,抽筋,形寒肢冷,耳鸣,尿频,舌质黯紫,脉细涩。②肾虚湿困型:腰酸背痛,四肢重着,形寒肢冷,神疲乏力,小腿抽筋,头晕目眩,大便溏,舌质胖嫩,苔白腻,脉沉迟或弦紧。③脾肾阳虚型:腰背疼痛,四肢乏力,头目眩晕,形寒肢冷,面色苍白,尿频,食少,上腹饱满,下利清谷或五更泄泻,舌质淡,苔白,脉沉细。④肾虚血亏型:多见于女性绝经 2 年后的患者,多有腰背疼痛,四肢乏力,肢端麻木,面色白,头目眩晕,睡眠不佳,心烦多梦,舌质淡,苔薄黄,脉细数。凡此四型,均以自拟方骨密葆汤加减化裁。处方:杜仲、丹参、黄芪各 15g,淫羊藿、补骨脂、山茱萸、胡桃肉各 10g。方解:本方由古方青娥丸加减化裁而来,重在补肾壮阳。方中杜仲补肾壮阳,强筋壮骨,为君药;淫羊藿兼祛风除湿,补骨脂兼温经止泻,固精缩泉,两药合用助君药补肾壮阳,为臣药;胡桃肉、山茱萸合用补肝肾,强腰膝,润关窍,益精髓,为佐药;丹参功能活血祛瘀,清热凉血,养血安神;黄芪甘、微温,入肺、脾经,两药合用补气养血,行气化瘀,为使药。加减:肾虚血瘀型中,形寒肢冷者,加巴戟天、当归尾、熟地黄、川芎各 10g;潮热盗汗者,加生地黄、麦冬、赤芍各 10 克;肾虚湿困型,加萆薢、茯苓、羌活各 10g;脾肾阳虚型,加山药、党参各 10g,制附子(先煎)6g;肾虚血亏型,加熟地黄、当归各 10g。用法:每日 1 剂,水煎,分 3 次服。

五、预防与护理

(一)骨质疏松症的预防

预防骨质疏松症的目的:维持正常的骨量。即充分储备,避免丢失。应包括:青少年期获取最高的骨峰值,避免更年期后和老龄期各种促使骨量丢失的因素。

1. **充分储备** 在儿童成长发育期,宣传有关知识,加强体力锻炼,科学合理膳食,增加钙的摄入,纠正不良生活习惯,及时排除不利因素以增加生长期骨量的积累。

2. **避免丢失** 养成良好的生活习惯,减少导致骨质疏松的危险因素。

(1)避免长期大量饮酒、吸烟、咖啡因或浓茶等。

(2)改变饮食习惯,补充蛋白质饮食,但也要注意不要摄入过量,尤其是中、老年体胖者需强调减轻体重。

(3)适当运动。体力锻炼可刺激成骨细胞活性,坚持力所能及的体育锻炼,原则上运动以不出现明显疲劳为宜。鼓励行走、伸背,四肢瘫痪症状轻微者应坚持每天直立 1~2h,症状严重者可适当使用支具保护。

(4)多晒太阳,有条件者可行日光浴或光疗,应在理疗科医师指导下,可以不受地点、季节和天气的限制,进行紫外线照射治疗。

(5)注意钙、磷、蛋白质、维生素 D 的摄入,并保持其平衡。

(6)避免外伤或跌倒,老年人平衡能力差,容易跌倒,因此防止地面泼水滑倒,地板不要太滑,最好不用地毯,楼道照明应好,减少骨折以防止发生脊柱和股骨上端骨折。

(7)避免、慎用易致平衡失调的药物。

3. **预防性用药**

(1)性激素,绝经后 5~10 年应用,防止、延缓骨量丢失和减少骨折的发生;雌激素替代疗法对女性具有良好效果。

(2)补充钙质,每天普通居民膳食钙应补充到 1000~1500mg。因此,除了喝牛奶每日 1~2 袋外,最好还能适当补充钙和维生素 D,以提高肠钙吸收。

(二)骨质疏松症的护理

1. **精神情感** 关心患者的病痛,为其尽快减轻病痛,协助患者取得舒适体位,做好各项生活护理,取得患者信任,建立良好的护患关系,进行心理护理,帮助患者消除顾虑,使患者保持良好的心理状态,积极配合治疗。

2. 饮食营养 患者要加强营养,以富含钙、磷食物为主,应多进食乳制品、豆制品、绿色蔬菜,并注意补充维生素 D 含量较高的食物(如动物肝、蛋黄)。

3. 体育锻炼 建议患者多进行户外活动,增加日光照射,促进皮肤维生素 D 的合成和钙磷吸收。适当进行体力活动可以增强机体的肌肉力量,这是骨密度增加的重要原因。长期运动能使骨皮质增厚,骨小梁排列更发达,骨强度增加。体力活动还能增强机体免疫功能,增加钙的吸收,减少钙的排泄。

第二节 退行性骨关节炎

骨关节炎(OA)是关节炎类疾病中很常见的一种,全世界每年发病人数超过千万。通常又称其为磨损退变性关节炎(wear-and-tear arthritis),当关节表面的软骨随着时间的延长出现磨损的时候就容易导致骨关节炎的产生。骨关节炎可以影响全身大部分关节包括颈腰椎、膝关节、髋关节和指间关节等。骨关节炎是逐渐进展加重性的疾病且不能根治,目前的治疗以延缓病情发展、减轻疼痛和改善关节功能为目的。

骨关节炎发生于滑膜关节,伴关节边缘骨质增生,由关节软骨破坏、缺失导致的关节疾病,且软骨病变与骨质增生同时发生才称之为骨关节炎。

一、西医诊断

诊断骨关节炎,主要根据患者的症状、体征、实验室检查和影像学检查来进行。目前采用美国风湿病学会 1995 年修订的诊断标准(表 3-2～表 3-4)。该标准对于区分骨关节炎和炎性关节病的意义较大,但对于早期骨关节炎的诊断意义有限。

表 3-2　手骨关节炎的分类标准(临床标准)

1. 近 1 个月大多数时间有手痛,发酸,发僵
2. 10 个指间关节中,有骨性膨大的关节≥2 个
3. 掌指关节肿胀≤2 个
4. 远端指间关节骨性膨大>2 个
5. 10 个指间关节中,畸形关节≥1 个
　满足 1+2+3+4 条或 1+2+3+5 条可诊断手骨关节炎

　注:10 个指间关节为双侧第 2、3 远端及近端指间关节,双侧第 1 腕掌关节

表 3-3　膝骨关节炎分类标准

临床标准

1. 近 1 个月大多数时间有膝痛
2. 有骨摩擦音
3. 晨僵时间≤30min
4. 年龄≥38 岁
5. 有骨性膨大

满足 1+2+3+4 条,或 1+2+5 条,或 1+4+5 条者可诊断膝骨关节炎

临床+放射学+实验室标准

1. 近 1 个月大多数时间有膝关节疼痛
2. X 线示骨赘形成
3. 关节液检查符合骨关节炎
4. 年龄≥40 岁
5. 晨僵时间≤30min
6. 有骨摩擦音

满足 1+2 或 1+3+5+6 条,或 1+4+5+6 条者可诊断膝骨关节炎

表3-4 髋骨关节炎分类标准

临床标准

  1. 近1个月大多数时间有髋痛

  2. 内旋<15°

  3. ESR <45mm/h

  4. 屈曲<115°

  5. 内旋>15°

  6. 晨僵时间<60min

  7. 年龄>50岁

  8. 内旋时疼痛

满足1+2+3条或1+2+4条或1+5+6+7+8条者可诊断髋骨关节炎

临床+放射学+实验室标准

  1. 近1个月大多数时有髋痛

  2. ESR≤20mm/h

  3. X线示骨赘形成

  4. X线示髋关节间隙狭窄

  5. 晨僵时间≤30min

满足1+2+3条或1+2+4条或1+5+6+7+8条者可诊断髋骨关节炎

(一)临床表现

1. 常见症状和体征

(1)疼痛和压痛:大多数骨关节炎患者通常以关节疼痛就诊,疼痛常是患者的第一主诉,多为定位不明确的深部疼痛。疾病初期,疼痛呈钝性、弥散性或关节酸胀感,在劳作后尤其是持续活动后发作,休息后可缓解。部分患者在轻微关节外伤或一次重体力劳动后才初次感到关节症状。疼痛呈进行性加重,并且与活动程度有关,随活动增加而加重;可受天气改变的影响,与其他风湿性疾病类似,天气寒冷或潮湿时疼痛加重,个别在天气炎热时疼痛也加重。在疾病加重,特别是有明显炎症反应时,疼痛变得明显,休息也不能缓解。到疾病晚期,疼痛发展为持续性,甚至影响患者睡眠。

(2)关节肿大:多数医师认为这是客观体征而非症状。当患者关注自己关节的外形变化时,关节肿大即成为症状,其中手部的变形更易受患者关注。关节肿大可由关节骨赘、滑膜炎、渗液等导致。早期关节周围局限性肿胀,但随病情进展可有关节弥漫性肿胀、滑囊增厚或伴有关节积液。后期可在关节周围触及骨赘。

(3)关节僵硬:骨关节炎患者典型的关节僵硬一般发生于晨起时或关节静止一段时间后,表现为受累关节僵硬及黏着感,通常程度较轻,经活动后可缓解。本病的晨僵时间较短,一般数分钟至十几分钟,很少超过半小时,随着关节退变程度增加而加重。类风湿关节炎的关节僵硬程度较重,常持续数小时之久。骨关节炎的关节僵硬只限于受累关节,这一点与类风湿关节炎及其他全身性肌肉骨骼炎症性病变不同。与疼痛一样,关节僵硬受天气变化影响,大气压降低,空气湿度增加均加重关节僵硬症状。

(4)关节活动摩擦感(音):骨关节炎患者往往在关节活动时感到有摩擦感(音)。关节活动摩擦感指主动或被动活动时能触及关节内嘎吱或噼啪的感觉,是由于关节面不规则或关节碎骨所致。显著的关节活动摩擦感具有诊断意义。这种现象同时伴有关节活动摩擦音。骨关节炎患者关节活动摩擦感较粗糙,类风湿关节炎患者的关节摩擦感较细微。

(5)关节活动受限:活动障碍是骨关节炎对患者造成的最终不利影响。患者活动障碍的轻重程度与受累关节的功能、受累关节的数量、病变的持续时间、病变的严重程度及患者对症状的耐受力和接受程度等多方面因素有关。关节无力或活动障碍与关节炎病变程度之间没有必然的相关性。任何年龄的患者,即使有严重的骨关节炎的影像学改变,只要自我感觉相对较好,在日常活动、娱乐、社会和职业工作中关节活动功能不受影响,并非总需要进行治疗。

关节活动范围减小包括主动活动范围和被动活动范围的减小。关节活动受限的原因可能有关节软骨不平整或丧失,关节囊和韧带挛缩,肌肉痉挛和肌腱挛缩,骨赘形成,关节内软骨、骨或半月板碎片引起的机械性阻挡,还有疼痛原因造成关节活动范围受限。检查时要注意对患者功能受限情况的观察,如患者站起、躺下、解纽扣、写字或行走等活动有无困难,这些活动的受限情况取决受累关节的病变严重程度。

(6)畸形:骨关节炎患者晚期常出现关节畸形(常见膝关节内翻畸形),还可出现继发关节挛缩等畸形表现。骨赘形成会引起骨性突起和关节的肥大变形畸形及关节畸形的严重程度,对骨关节的诊治具有指导意义。

(7)其他:骨关节炎患者可见肌肉无力,长期受累会发生肌肉萎缩,应测量患肢周径,并与对侧肢体相同平面周径比较。承重关节受累时会首先出现步态不稳,疾病进展期会出现关节不稳加重。

2. **不同部位骨关节炎的临床表现特点**　关节疾病的分布模式分为三类:单个关节、少数(2～3个)关节和多个关节。骨关节炎典型者往往为慢性单关节发病,随后涉及其他关节,长期骨关节炎表现为慢性非对称性多关节炎。

(1)膝关节:膝关节受累在临床上最为常见,临床表现主要为膝关节疼痛,活动后加重,休息后缓解,膝关节肿胀、压痛,关节屈伸活动受限,多数有关节活动摩擦感(音),严重病例可出现膝内翻、膝外翻畸形。

原发骨关节炎影响膝关节最为多见。患者常诉关节有"咔哒"音,早期仅于活动时出现疼痛,到晚期休息时也有疼痛,经常出现夜间疼痛。疼痛可弥散于整个膝关节或者局限于髌前、关节内侧、关节外侧、腘窝、股骨远端或胫骨近端。患者久坐久站时觉膝关节僵硬,发生"胶着现象",走动及放松肌肉可使僵硬感减轻或消失,再活动就会出现因关节负重造成的关节疼痛。以上症状时轻时重。病情进展时膝关节活动受限,可引起失用性肌萎缩,甚至发生膝内翻、膝外翻和屈曲挛缩畸形。

膝关节压痛常为非对称性,压痛部位不固定。膝关节主动或被动活动时会出现摩擦音,常为粗糙的摩擦音。关节积液量多少不一。合并 Baker 囊肿时,腘部出现单独肿物,可以体积较大,压力较高。望诊和触诊均可发现关节变形增大。由于许多膝关节骨关节炎患者的体形肥胖,关节周围的脂肪堆积容易误以为是关节积液。滑膜明显肥厚的情况较为少见。股四头肌出现轻度萎缩,但肌肉萎缩程度一般不如类风湿关节炎明显。

由于原发性关节炎骨矿物质密度增高,尽管患者因疼痛或活动不便而容易发生跌倒,但很少有骨质疏松性骨折发生。

(2)足与距小腿关节:足部原发性骨关节炎以第 1 跖趾关节最常见,常有局部疼痛、压痛、活动受限,局部有骨性肥大结节,常因穿紧鞋造成临床症状加重,病情进一步发展可出现踇外翻畸形。个别患者有急性炎症发作,表现与痛风性关节炎类似,但疼痛程度较痛风性关节炎轻。

距小腿关节很少发生原发性骨关节炎,可因胫骨远端骨折、先天发育畸形、其他炎症性关节病而发生继发性骨关节炎。表现距小腿关节疼痛、压痛、活动受限、负重能力下降或不能负重。

(3)髋关节:髋关节受累多表现为局部间断性钝痛,随病情发展可呈持续性疼痛,部分患者的疼痛可以放射到腹股沟、大腿内侧及臀部。髋关节运动障碍多在内旋和外展位,随后可出现内收、外旋和伸展受限。髋关节骨关节炎可造成步态异常。

髋关节骨关节炎造成的疼痛经常位于髋关节前方、外侧或大腿内侧,但也可出现臀部或坐骨神经支配区疼痛,或沿闭孔神经走向自大腿前方向下至膝关节出现疼痛,因而经常容易出现误诊。开始疼痛于活动及负重时发生,进而疼痛转为持续性,走路跛行,病情严重时,髋关节屈曲内收畸形,代偿性腰椎前凸,此时可有严重的下背部疼痛,甚至不能行走。检查髋关节还有局部压痛、活动受限。仰卧位进行检查时,屈膝时不可避免地会同时屈髋,错把髋关节的症状当作膝关节对待。只有采用侧卧位检查,屈膝时不必屈髋,才可以避免这一错误。髋关节骨关节炎患者患侧下肢呈外旋位,患髋屈曲、内收畸形,要注意同膝关节屈曲畸形造成髋关节屈曲的情形相区别。Trendelenburg 征阳性者,说明患髋外展肌群无力。

(4)肩关节:肩锁关节的骨关节炎则较常见。盂肱关节骨关节炎多见于老年人,常伴有肩袖的撕裂,其最主要的临床表现为活动时疼痛及活动受限。肩锁关节骨关节炎是肩部疼痛的原因之一,可与肩袖肌腱炎并存,表现为关节压痛,骨肿大,肩部活动常表现正常。创伤可加速上述两个关节骨关节炎的发展。有研究发现,在老年人群中,磷酸钙沉积可促进盂肱关节的退变。

(二)影像学检查

X 线片可清楚地显示关节间隙和骨的改变,是检查骨性关节炎的首选影像学检查方法。OA 最早改变是关节软骨,因此早期诊断就必须显示关节软骨。因结构重叠,关节造影显示关节软骨的能力有限,X 线片只能根据关节间隙的改变来间接判断软骨受损情况;CT 平扫不能显示关节软骨,超声可以探查关节软骨,但应用有限,临床应用价值有待于进一步探讨;核素扫描对 OA 价值不大;CT 关节造影和 MR 关节造影均可很好地显示关节软骨,是目前显示关节软骨最好的影像学方法,但有创伤性,临床应用受到限制。MRI 是仅次于 CT 关节造影和 MR 关节造影的影像学检查方法,因其无创伤性、可重复性好,随着 MRI 扫描序列的不断改进,在检查早期 OA 的影像学方法中,MRI 最有前途。

1. X 线检查　OA 的 X 线有以下共同的表现,概述如下。

(1)关节间隙变窄:为软骨水分含量减少,表层侵蚀或磨损而引起软骨变薄,是最常见的早期征象。持重关节,如膝关节,站立位摄片显示关节间隙变窄更敏感。双侧对比可提高诊断的准确性。

(2)边缘骨赘形成:骨赘及骨刺起源于关节软骨的周缘,很常见,在活动头部有软骨帽,因软骨成分在 X 线片上不显示,所以显示不出其真实大小。X 线表现为关节面周缘的骨性突起,开始可表现为边缘变锐利,以后可呈唇口样或鸟嘴样突起。椎体后缘及骨突关节的骨赘可压迫神经引起相应临床症状。

(3)软骨下骨反应性硬化:当关节软骨受损后,关节软骨不规则,使软骨下骨质受力不均而引起关节软骨下骨的反应性硬化。X 线表现为关节软骨下骨质广泛密度增高,在邻关节面处最显著,向骨干侧逐渐减轻至正常骨。

(4)关节软骨下囊变形成:在 OA 后期很常见。具有以下特点:A. 可以孤立,也可以数个并存。X 线上表现为紧邻关节面下的圆形、类圆形透光区,边缘清楚,常有窄的硬化带。偶尔可在其他放射学征象之前出现。B. 可很大,在髋关节有的几乎占据整个股骨头,少数情况类似良性,甚至恶性肿瘤。C. 可突然塌陷和碎裂。其形成原因仍不清楚。Landells 在 1953 年提出假说,认为关节液通过关节软骨微小创伤缺损,长久压迫所致,也可能与骨的黏液变性有关。关节活动的活瓣作用可促进其发展。静止时关节内压力为 30mmHg,而剧烈活动时可达 1000mmHg,这点可以支持上述假说。

(5)关节内游离体:关节软骨退行性变,可以有软骨碎片脱落和滑膜异常肥厚,滑膜组织化生可演化成软骨,软骨体的血液供应来自滑膜。软骨体增大即突入关节腔,并有蒂与之相连。当中心软骨钙化后即有血管入侵成骨,变为骨体。骨体表面有滑膜和透明软骨。软骨与骨之间有钙化环绕。骨体中心有疏松的骨小梁及结缔组织。当蒂离断后即游离在关节内形成游离体。X 线表现为类圆形钙化环,中心相对透亮为骨髓组织,多为单个,也可多发。此外,关节内游离体还可见运动创伤后和滑膜骨软骨瘤病。

放射学 OA 分级标准主要有 Kellgren-Lawrence(K-L)标准，Ahlback 标准和 Brandt 标准。其中 K-L 标准应用最为广泛，且被 WHO 推荐使用，分级标准如下。

0 级:无 OA 征象。

1 级:可疑关节间隙狭窄和可能唇状骨赘。

2 级:确切的骨赘和可能关节间隙狭窄。

3 级:中等量骨赘,确切的关节间隙狭窄,部分软骨下硬化可能骨端畸形。

4 级:大量骨赘,关节间隙显著狭窄,严重的软骨下硬化和确切的骨端畸形。

放射学上诊断 OA 是指 K-L 2 级。

2. CT 检查　诊断 OA,由于 CT 显示大多关节的间隙改变、骨赘形成远不如 X 线片敏感,故只可作为平片的一种补充。比平片优越之处是消除了平片的重叠、增加了密度分辨率,在检查一些复杂结构时较好,比如脊柱,可以显示骨突关节和椎间盘的退行性变,椎间盘膨出、突出和真空椎间盘等。CT 显示髌股关节非常理想,因轴面与髌股关节面垂直,比平片更好地显示关节面全貌及髌骨的位置是否正确。检查关节内游离体也可作为平片的一种补充。后期 OA 可引起滑膜炎,当关节积液时 CT 显示比平片敏感,表现为关节囊扩张,内为均匀液体性密度影,CT 用于以下关节 OA 的检查。

(1)髋关节:髋关节软骨和关节面皮质的方向与 CT 轴面像平行,显示这些结构不理想,因此 CT 对髋关节 OA 无多大价值。CT 的轴面像上测量股骨前倾角比平片准确,此角异常可促进 OA 的发展。

(2)膝关节:CT 检查膝关节 OA 对平片有补充作用。对检查关节内碎片、游离体有帮助。髌股关节面与 CT 的轴面垂直,可解除平片的重叠,较有价值。因股胫关节间隙与横轴平行,所以 CT 对软骨和软骨下骨质显示差。

3. 磁共振检查　MRI 对软组织分辨率高,可任何面成像及多参数、多序列成像,对检查骨性关节炎很有价值。因可矢状面及冠状面成像,克服了 CT 检查脊柱只能轴面扫描的缺陷,一次可以检查多个节段。目前的线圈技术完全可以做到一次扫描将所有脊椎骨全部显示出来,节约时间,使观察更有全面性。MRI 对椎间盘退行性变所致的代谢、形态改变均比 CT 显示得好,在显示硬膜囊和脊髓情况上远比 CT 好,因此在检查脊椎的 OA 时 MRI 极有价值。但 MRI 有一定缺点,就是显示骨性病变时较 CT 略逊色,必要时结合 CT 扫描。MRI 对周围关节软骨的显示远优于其他方法。随着新序列不断出现和改进,新的硬件的快速进展,MRI 在检查 OA 上还有很大潜力挖掘。

MRI 在周围关节 OA 检查中的作用在于早期显示软骨改变。由于其空间分辨率有限,目前临床上仅用于检查软骨较厚的关节,如膝关节和髋关节。MRI 的 OA 分级与关节镜相似,便于比较研究。

0 级:正常。

1 级:软骨内异常信号,但表面正常(相应于关节镜下肿胀)。

2 级:轻度表面不规则,或局部厚度变薄 50% 以下。

3 级:表面严重不规则,厚度减少 50%～100%。

4 级:完全失去软骨而裸露骨质。

H. J. Park 等利用 FS T_2 FSE 和 PD FSE 序列制订了膝关节 OA 的 MRI 分级标准,并与 K-L 分级标准有很好的相关性。

0 级:无软骨损伤,无或极小的骨赘(<5mm)。

1 级:软骨损伤Ⅰ级,且至少存在以下情况之一:骨赘>5mm,骨髓水肿>10mm,软骨下囊肿>10mm。

2 级:软骨损伤Ⅱ级,且至少存在以下情况之一:骨赘>5mm,骨髓水肿>10mm,软骨下囊肿>10mm。

3 级:软骨损伤Ⅲ级,且至少存在以下情况之一:骨赘>5mm,骨髓水肿>10mm,软骨下囊肿>10mm。

4级：软骨损伤Ⅲ级，且半月板损伤Ⅲ级。

4. 超声学检查　超声较少用于关节炎病的诊断，但近些年来有这方面的报道。超声波不能穿透骨质，但可以穿透肌肉、关节囊、肌腱、韧带和软骨等。对于 OA，超声可用于检查：①关节软骨；②关节积液；③关节囊增厚；④关节内游离体。

二、中医诊断

骨关节炎的主要病理改变为软骨退行性变形和消失及关节边缘韧带附着处和软骨下属中医学的"腰背痛""痹症"范畴，也称为"鹤膝风""历节病""骨痹""痛痹""瘀血痹"。

中医学的痹证与感受外邪有着最直接的关系，所以有"风、寒、湿三气杂至，合而为痹也"之称，但以"痹者闭也，以气血为邪之所闭，不得通行而痛也"来看，骨关节炎无疑是属于痹证。膝关节肿胀变形，类似"鹤膝风"，与"病历节，不可屈伸，疼痛""病在骨，骨重不可举……骨髓酸痛，病名骨痹""关节痛有定处较剧，或兼活动不便者，乃痛痹着痹之类也"，若"久痛不已，剧痛不移者，为瘀血痹阻经络关节"，中医学治疗骨关节的核心是辨证论治。根据对痹证、腰背痛病证的认识，按照辨证论治、同病异治的原则治疗。

（一）病因病机

中医学认为，人体是一个有机的整体。骨为支架以支持人体，保护内脏；筋则约束骨骼，构成关节，产生运动，筋骨靠气血和肝肾的精气得以充养。《素问·宣明五气》云"肝主筋、脾主肉、肾主骨""肝主筋""肾生骨髓"，可见筋骨肌肉的损伤，与脏腑有着密切的关系，筋骨受到气血的濡养，才能产生步、握、摄的肢体功能。如风上正虚邪实兼杂合而发病，其病机不外乎外力损伤、肾元亏虚、肝血不足、外感风寒湿热邪、痰瘀交结痹阻经络。

1. 损伤　关节在正常状态下，可以在一定时间内承担一定强度的力而不受损伤，一旦超过一定强度或时间，则必然引起损伤。一时性超强度的外力包括扭伤、挫伤、撞伤、跌伤等；长时间承受非超强度的外力则为劳损,根据受力大小和方向的不同,损伤程度也有所不同。当外力作用于关节后使关节受力最集中的局部发生气血逆乱,严重者可导致筋损骨伤,血流不循常道而溢于脉外,形成瘀血凝滞,使关节结构失去滋养,而引起损伤,久而久之,则出现退行性病变。

2. **肾元亏虚,肝血不足** 肾为先天之本,主骨、充髓、肾气盛、肾精足,则机体发育健壮,骨髓的外形及内部结构正常强健;肝为藏血之脏,肝血足则筋脉强劲、束骨而利关节;静可以保护诸骨、充养骨髓,动可以约束诸骨,免致过度活动,防止脱位。然而,随着年龄的增长,正气渐衰,脏腑虚亏,肝肾精血不足,肾元亏虚,肝血不足,骨骼的发育会出现异常,产生骨骼发育不良,关节先天畸形,稍经劳累或外伤,可导致气血瘀滞,使筋肉不坚、荣养乏源。既无力保护骨骼、充养骨髓;又不能约束诸骨、防止脱位,活动越频繁,则磨损越严重,致关节过早、过快地发生退行性变。

3. **外感风寒湿邪** 风寒湿邪是自然界的正常气候变化,在气候发生剧变而防御功能下降的情况下,这种气候变化可以侵犯脊柱、关节等,成为致痛因素。对于年老体弱、气血不足、卫外不固、腠理不密者,风寒湿邪更易乘虚内侵,闭阻经络。风寒湿邪可以三种或两种同时入侵而发病,也可以单独发病,如感受风寒、居住潮湿之地、冒雨涉水均可以引起颈项酸痛、肢体疼痛。因为外邪经肌表经络,客于脊柱、关节及其周围筋骨,导致脊柱、关节或某一局部发生气血运行阻滞,或由于风邪束于肌表,或由于风寒收引血脉,或由于湿邪浸淫经络,气不能贯通,血不能畅行,乃生成邪瘀痹阻之证。在发病过程中,邪气也常相互影响,并可以在一定条件下相互转化。风寒湿邪致病常与季节有关,如春季多风、长夏多湿、冬季多寒,外邪致病往往是在肝肾不足、先天亏虚等情况下:脊柱、关节外观结构不良;或有内在筋骨不坚,而后感受外邪、阻滞气血,使气血运行不畅,从而发病。

4. **风寒湿热,侵袭人体** 由于居处潮湿、涉水冒雨、气候剧变、冷热交替等原因,风寒湿乘虚侵袭人体,流注经络,留滞关节,使气血痹阻而成痹病。由于感邪偏盛之异,临床表现亦多有不同,其风气胜者,因风性善行而数变,故痹痛游走不定而成行痹;寒气胜者,因寒气凝涩,致气血凝滞不通,故疼痛剧烈,而成痛痹;湿气胜者,因湿性黏滞重着,使肌肤、关节麻木、重着,痛有定处而成着痹。若感受风湿热邪,或风寒湿邪郁而化热,流注关节,致局部红肿灼热而成热痹。

5. 痰瘀交结,痹阻经络　痹证治疗不当,久服祛风燥湿,或温散寒湿,或清热燥湿等药,耗气伤血损阴劫津,致使气滞血瘀,痰浊阻络,痰瘀交结,经络痹阻,出现关节肿大,甚至强直畸形,屈伸不利等症状,形成正虚邪恋,迁延难愈的痹证顽疾。

(二)辨证要点

1. 辨病邪　痹证的证候特征多因感受邪气的性质而表现各异。肢体关节疼痛呈游走不定者,属风胜;疼痛较剧,遇寒则甚,得热则缓者,属寒胜;重着而痛,手足沉重,肌肤麻木者,属湿胜;红肿热痛,筋脉拘急者,属热胜。

2. 辨虚实　一般而言,新病多实,久病多虚。实者,发病较急,正气是尚胜抗邪,故痛势剧,脉实有力;虚者,病势较长,多有气血不足,故疼痛绵绵,痛势较缓,脉虚无力。本病后期多见虚实错杂,应辨明虚实,分清主次。

3. 辨痰瘀　痹证迁延不愈,症见关节漫肿,甚则强直畸形,痛如针刺,痛有定处,时轻时重,昼轻夜重,屈伸不利,舌体胖边有齿痕,舌质紫黯甚或可见瘀斑,脉沉弦涩。多属正虚邪恋,瘀血阻络,痰留关节,痰瘀交结,经络不通,关节不利,而成顽疾。

三、西医治疗

(一)退行性骨关节炎的药物治疗

1. 解热镇痛消炎药

(1)乙酰丙胺类:包括对乙酰氨基酚、乙酰氨基苯乙醚、盐酸丙帕他莫等。对乙酰氨基酚又名扑热息痛,是一种有效的解热镇痛药,同时具有一定抗感染效果。在许多临床资料中,乙酰氨基酚对骨性关节炎的镇痛效果均明显好于安慰药,有较好的安全性和耐受性。骨关节炎患者药物治疗的首要目的是缓解疼痛,传统上用 NSAIDs 来治疗骨关节炎患者的疼痛,但是近来考虑到 NSAIDs 对关节软骨代谢可能有损害及老年患者长期使用 NSAIDs 有较高的胃肠道危险等,而对乙酰氨基酚在推荐剂量下服用无明显胃肠道反应,故传统的 NSAIDs 治疗骨关节炎的主导地位有所动摇。

(2)传统非甾体消炎药(NSAIDs):非甾体消炎药是指一类具有消炎、镇痛、解热作用的非类固醇药物。临床上治疗骨关节炎应用最多的药物仍然是非甾体消炎药。非甾体消炎药种类很多,药物化学结构不同,但对炎症和免疫功能紊乱性疾病均具有较好疗效,能迅速改善功能,缓解疼痛,减轻炎症、肿胀等临床表现,但这类药物不能改变原发疾病的自然病程和性质,不能防止疾病的发生和发展。停药后病情可能很快出现反复。因此,非甾体消炎药的治疗被学者称为缓解症状药物。

非甾体消炎药的分类如下。

①水杨酸类:阿司匹林属于此类,被视为 NSAIDs 的典型代表,其应用范围也在逐日扩展,在多种疾病防治中发挥了重要的作用,同时也产生了诸多不良反应如胃肠道症状:出血、溃疡、穿孔及"阿司匹林哮喘"等。

②芳基乙酸类:双氯芬酸钠、双氯芬酸钾、吲哚美辛(消炎痛)、阿西美辛、舒林酸、依托度酸等。

③芳基丙酸类:布洛芬、酮洛芬、罗索洛芬、萘普生等。

④邻氨基苯甲酸类:尼氟酸、氯酚那酸等。

⑤昔康类:美洛昔康、替诺西康、吡罗昔康等。

⑥吡唑酮类:非普拉宗、保泰松等。

⑦昔布类:塞来昔布、罗非昔布等。

在临床实践中也可以根据药物对环氧合酶(COX)选择性不同,将 NSAIDs 分为以下四类:COX-1 特异性抑制药,目前只有小剂量阿司匹林被列入此类;COX-1 非特异性抑制药有布洛芬、双氯芬酸钠、高剂量阿司匹林等;COX-2 倾向性抑制药有美洛昔康、奈丁美酮等;COX-2 特异性抑制药有塞来昔布、罗非昔布、帕瑞昔布等。

2. 皮质类固醇 口服类固醇对骨关节炎没有治疗作用,但关节内注射效果明显,特别是对于有明显炎症的患者。关节内皮质类固醇注射目的就是使局部作用最大化,全身作用最小化。

1951 年 Hollander 首先尝试对类风湿关节炎的患者采用局部关节内注射氢化可的松的疗法并获得了满意的短期疗效。关节腔内注射糖皮质激素因其关节内药物浓度大,消炎作用好而对全身影响很小,因而广泛运用于临床。随着人们对皮质类固醇生理和药理的深入研究,其在骨关节炎治疗上的地位越来越明确。

3. 金属蛋白酶抑制药 骨关节炎生物学改变主要发生于基质成分的变化,软骨细胞赖以生存的细胞外基质合成与降解失衡是导致软骨退变的重要原因之一。金属蛋白酶家族中的组织降解酶类参与了细胞外基质的多种病变。这个家族包括基质金属蛋白酶(MMP)及其相关酶 ADAM 和 ADAMTS。最新研究表明,MMP 在肌腱疾病、骨关节炎、骨与软骨组织修复等病变中发挥了显著作用。MMP 主要通过分解胶原和蛋白多糖等,降解软骨基质成分,促进软骨破坏,并影响基质的正常修复。多西环素被认为是最有前景的四环素类 MMP 抑制药。

4. 一氧化氮合成酶抑制药 一氧化氮合成酶抑制药可大大减轻软骨缺损和滑膜炎的严重程度,显著降低胶原酶和金属蛋白酶在软骨中的活性。

5. 抗氧化药 正常新陈代谢和病理状态下所产生的反应性氧化代谢产物,对于透明质酸、蛋白多糖和胶原可造成损害而影响关节软骨的机械特性,这是 OA 发生、发展的重要因素。而一些抗氧化药如维生素 C、胡萝卜素和维生素 E 等具有广泛的抗氧化活性,不仅能消除细胞代谢过程中所产生的自由基和 ROS,而且在软骨的修复过程中还可能发挥着特殊的作用。

6. 骨吸收抑制药 骨吸收抑制药是指能减少骨吸收,促进骨形成的一类药物。临床研究显示,许多骨关节炎患者伴有骨吸收和破骨细胞的激活,甚至表现为明显的骨质疏松。因此,如何抑制骨吸收和提高骨的转化也是关节炎治疗的一个重要内容。

(1)二磷酸盐:二磷酸盐已经被证实可以通过增加骨代谢的速率治疗骨关节炎疾病和变形性骨炎。骨关节炎患者和骨质疏松症患者的骨质存在相似之处。而无论关节炎患者是否患有骨质疏松症,其膝部软骨下部位的骨密度均明显降低。骨关节炎或骨质疏松患者,软骨下骨的骨硬度和骨矿物质含量均低于正常值。软骨下骨的硬度和密度的变化会降低对覆盖于其上的软骨组织的结构性支撑作用。骨关节炎患者与正常人相比,软骨下骨的骨小梁厚度和连接性较高,分离度增高的骨小梁较少。软骨下骨的分型分析更深入地表明了正常骨小梁结构在骨关节炎中的流失。

(2)降钙素:降钙素主要由甲状腺旁腺小叶细胞合成和分泌,主要功能是通过对骨和肾脏的作用,降低血浆中的钙和磷的含量。在骨内,降钙素和受体结合,抑制破骨细胞活动,引起细胞骨架的变化来抑制破骨细胞的骨吸收。目前,应用于临床的降钙素主要来自鲑鱼,它同人类降钙素在结构上有微小的差异,但作用比人的降钙素更为有效。

降钙素对于关节疾病引起的疼痛作用不大。但它能明显缓解骨质疏松骨折引起的疼痛,其作用机制可能与提高循环吲哚芬含量有关。

7. 维生素 D 和雌激素 维生素 D 和雌激素是骨代谢过程中重要的调节因子。维生素 D 调节钙在体内的平衡或通过影响各种调节钙的细胞系统的分化和发育发挥作用。维生素 D 的代谢活性物质中最重要的是 1,25-二羟维生素 D_3,即骨化三醇。骨骼、肾和肠道是 1,25-二羟维生素 D_3 的主要靶器官。在肾近曲小管，它可以促进磷的重吸收，同时还反馈调节自身的重吸收过程；在肠道它主要负责活性钙离子的转运；在骨组织，它的生理功能还不太明确。

绝经女性骨质疏松症的主要原因是雌激素缺乏，因此雌激素是绝经后预防丢失的首选药物。雌激素替代疗法可以明显增加骨密度和减少与骨质疏松有关的髋部骨折。雌激素治疗骨质疏松症的作用机制：破骨细胞和成骨细胞表面都存在雌激素受体，雌激素及其拟似物与受体结合后，可以抑制破骨细胞和提高成骨细胞的功能，从而抑制骨吸收和促进骨形成。雌激素是目前公认的对骨质疏松具有预防和治疗作用的口服药物，其应用安全性较好。推荐使用剂量为 0.3mg/d。

8. 骨性关节炎的特异性药物　特异性药物是指专门用于治疗某一种疾病的药物，近年开发了用于治疗 OA 的一些特异性药物，这类药物可阻止或减慢 OA 的病理过程，抑制引起组织损伤和关节软骨退行性变的相关因子。这类药物主要包括氨基葡萄糖、硫酸软骨素和关节腔内注射透明质酸等。骨性关节炎的特异性药物缓解症状的作用缓慢，一般在应用 2～4 周后产生作用，可改善骨关节炎的症状，在治疗停止后仍然可以维持很长时间。这些药物主要是改善软骨基质的状态，并抑制导致疼痛和组织损伤因子的释放。特异性应用于骨关节炎的治疗，可阻断或减慢病程的进展。

关节软骨由软骨细胞、水、蛋白聚糖和 Ⅱ 型胶原组成。蛋白聚糖是软骨细胞产生的大分子量物质，是软骨基质最重要的组成成分，充斥于由胶原纤维构成的网状结构中，维持软骨的硬度、弹性、光滑及抵抗机械性撞击和压力。蛋白聚糖是由聚氨基葡萄糖、硫酸软骨素和硫酸角质素所组成的蛋白聚合物链接在透明质酸长链上而构成。OA 发生时，软骨基质蛋白聚糖生物合成和分解异常，炎症介质如白细胞介素-1(IL-1)和肿瘤坏死因子增加，滑液和软骨细胞中的金属蛋白酶、胶原酶和前列腺素等增加,破坏胶原和蛋白多糖,导致关节软骨局部软化、磨损及结构破坏。

骨关节炎的特异性药物的药理特点:①缓解症状的效果略小于非甾体消炎药;②药物作用产生于使用后 4～6 周;③停药后药物作用仍能持续 4～8 周;⑤药物不良反应小。

(1)硫酸(盐酸)氨基葡萄糖

①促进软骨基质合成作用。

②抗分解作用。

③抗感染作用。

(2)透明质酸:OA 的发生与生物机械、生物化学和免疫学等多种因素密切相关,透明质酸黏弹性补充疗法可帮助恢复关节滑液和关节组织基质的流变学特性——黏弹性,缓解滑膜炎症,减轻软骨破坏,改善关节功能。其作用机制如下。

①分子屏障化学保护作用。可以有效清除自由基,保护软骨细胞免受降解酶、化学制剂和毒素的影响。

②透明质酸的生物机械保护作用。提高滑液的透明质酸含量,防止软骨基质透明质酸进一步破坏、流失,并阻止炎性介质和某些微生物的侵入,发挥对关节内结构的保护和润滑功能。

③透明质酸对关节软骨的营养、修复作用。

④透明质酸对关节疼痛的缓解作用。一方面来自黏弹性稳定痛觉感受器膜降低痛觉敏感性;另一方面来自其分子屏障,能有效阻止炎性介质的扩散,减少化学物质对痛觉感受器的刺激。

⑤增强滑液的保护和润滑作用。关节液的黏弹性主要源于透明质酸钠的流变学性质。

(3)硫酸软骨素:硫酸软骨素由重复的氨基葡萄糖结合糖分子构成,产生蛋白多糖和多聚糖,能促进软骨修复并保持关节滑液黏度。作用机制:一方面通过硫酸软骨素的抗感染机制减少前列腺素 E2 的浓度;另一方面通过在软骨内减少白细胞介素来保护关节结构。

（4）双醋瑞因：双醋瑞因是治疗 OA 的特异性药物之一，其活性代谢产物大黄酸可抑制促炎因子白细胞介素的生成。作用机制：①抑制 IL-1 的生成；②抑制基质金属蛋白酶；③抑制一氧化氮的过量生成；④促进转移生长因子合成；⑤抑制炎症；⑥抑制软骨降解，促进软骨合成。

（5）葡糖胺聚糖：正常的关节软骨是由软骨细胞和细胞外基质组成的。关节软骨无神经、血管和淋巴管。软骨细胞的主要功能是合成软骨的基质成分。软骨外基质是软骨的支架，主要由胶原、蛋白聚糖和水组成。蛋白聚糖是一种糖蛋白，被胶原包绕。其主要成分是聚合素，由核心蛋白和糖胺聚糖以共价键结合而成。葡糖胺聚糖是一种外源性的糖胺聚糖，其作用机制可能是：①直接补充软骨基质成分；②反馈自身软骨功能的作用；③可抑制降解酶的作用。

9. 其他药物

（1）阿片类镇痛药：如曲马朵、可待因等，如果常规药物治疗无效，或不良反应影响药物继续使用，或对非甾体消炎药有禁忌证，可选用阿片类药物。美沙酮是一种高效、价廉、半衰期长的阿片类镇痛药。

（2）生长抑素：生长抑素能抑制感觉神经末梢 P 物质释放，减少神经源性炎症的发生，并且具有免疫调节的功能，起到全身抗感染、镇痛的作用。生长抑素还具有收缩血管、减少血浆渗出和水肿、消除炎症、消除肿胀、改善关节功能的作用。

（3）二甲基亚砜和二甲基砜：二甲基亚砜（DMSO）和二甲基砜（MSM）能缓解关节周围的疼痛和关节症状，抑制骨关节炎患者关节退变的进程。这些化合物可以稳定细胞膜，延缓或阻止受损细胞炎症介质的泄露、清除羟自由基，从而抑制炎症反应的发生。

（二）退行性骨关节炎的物理疗法

物理疗法是将物理因子作用于机体后，通过神经-体液系统所引起的应答反应,直接作用而产生治疗的作用。这些物理因子可增加机体的免疫功能,增强抗病能力,可动员机体的各种后备力量,增强代偿功能,促进骨、关节、肌肉周围神经或中枢神经系统病变、改善循环、兴奋神经引起的运动功能障碍的恢复。物理疗法作用于骨关节炎可起到抗感染、镇痛、改善循环、兴奋神经及肌肉组织,增强肌肉收缩功能,防治肌萎缩。

物理因子种类繁多,其中包括自然物理因子及人工物理因子,用于骨关节疾病的电疗法、光疗法、超声波疗法、水疗法、生物反馈疗法等均属于人工物理因子。这些因子有其共性和特性,同一种物理因子可因其强度、方法、技术、作用部位、病情的变化不同而产生不同的疗效。由于人体对物理因子的刺激会产生适应性,因此治疗到一定次数后即使再增加剂量或增加治疗次数,也不再出现效果,所以治疗必须分疗程。

1. 生物反馈技术疗法 反馈是将控制系统的输出以某种方式送回到控制系统,以达到控制该系统疾病的一种方法。让患者凭借反馈信号通过有意识的学习来调节和改变身体反应功能,这种方法称之为生物反馈。目前用于骨科的反馈生理信息是肌电信号,是将肌电信号放大、双向整流、积分、用电压驱动声、光、数码等显示器以提供反馈信号。因为积分电压与肌紧张程度呈正比,所以能直观地检查到肌肉的紧张或松弛的水平。

生物反馈包括松弛性反馈与再训练性反馈两种。肌肉松弛性反馈也称负反馈,是在肌张力高的皮肤表面安放肌电皮肤电极,以便让肌肉松弛。再训练性反馈,具有加强肌肉功能和增强肌肉张力的功效,其原理是一种正反馈,是将肌电皮肤电极放置于被训练肌肉的体表,使受训练的肌肉发出较强的肌电压和较大的反馈信号。

2. 电疗法

(1)低频脉冲电疗法:是采用频率在 1000Hz 以内的脉冲电流来治疗疾病的方法,称之为低频脉冲电疗法,对感觉神经和运动神经均有强烈的刺激作用,其主要作用为兴奋关节周围的神经和肌肉组织,促进肌肉产生良好的收缩并促进局部组织的血液循环和淋巴循环,改善关节周围组织的营养代谢,从而达到镇痛的目的。最常用的低频脉冲电疗法包括:感应电疗法、失神经支配肌电刺激疗法、神经肌肉功能性电刺激疗法、间动电流疗法、经皮神经电刺激疗法、超刺激电疗法、低周波脉冲调制电疗法、断续直流电疗法八种。

(2)中频电疗法:是采用频率在 $1000\sim100\,000$ Hz 的正弦交流电治疗疾病,称之为中频电疗法。中频电流是交流电,频率较高,组织抗容性小,能透入较大、较深的组织,不但能促进毛细血管的开放数量增加,血流加快,而且还能促使动脉血流量增大,所以可改善血循环。它不仅可以达到明显的而且持久的镇痛效果,还能显著改善局部组织的血循环,促进渗出物和水肿的吸收,能兴奋关节周围的骨骼肌,对肌肉组织的非特异性炎症具有较好的抗消炎、消肿作用。其中包括:音频电子疗法、干扰电流疗法、调制中频电疗法。

(3)高频电疗法:采用频率在 100kHz 以上的震荡电流及其所形成的电磁场来治疗疾病,对神经、肌肉无兴奋作用,无电解作用,但能产生热效应和热外效应是高频电疗作用的基础。在产热过程中,水分子的高频率震荡使富含水分子的组织产生大量热能,使组织温度升高、血管扩张、血流加快,血流量可增加 50%,并加速代谢,改善组织营养。故此起到解痉、镇痛、抗感染、加速创口修复的作用。用于骨关节疾病的滑膜炎、关节周围炎及骨骼、肌肉疼痛性疾病。高频电疗法最常见的方法有短波电疗法、超短波电疗法、微波电疗法等。

3. 光疗法　光疗法是利用各种光辐射作用于人体,来达到治疗疾病的一种物理疗法。光具有波动和粒子流的特性,分为可见光和不可见光两种。可见光是能使视网膜产生红、橙、黄、绿、蓝、靛、紫光感,不可见光是一种肉眼看不见的光线,包括红外线和紫外线,红外线有强烈的热效应,紫外线则有明显的化学和生物学效应。红外线因位于可见光谱红色光线之外而得名,其透入人体的深度在 0.05～10mm,主要产生热作用。它可以使照射局部的血管扩张、血流加快、细胞的吞噬功能加强、局部代谢旺盛、细胞的氧化过程加快和肌张力降低,从而达到消除肿胀、缓解肌肉痉挛、消除缺血性及炎症性疼痛。

紫外线因位于太阳光谱中紫色光线外而得名,具有较高的量子能量,可以引起光化学效应及一系列生物学作用,穿透人体深度在 0.2～0.5mm,色素作用较强。紫外线具有显著的杀菌、抑菌作用,产生的红斑量照射是强力的抗感染因子,能提高局部皮肤组织网状内皮系统功能,使吞噬能力增强、白细胞计数增加、抗体增多,故此能提高机体的防御免疫能力。除此之外还能加强药物的治疗作用,如骨关节周围疼痛用紫外线照射,可提高水杨酸钠的疗效。

4. 蜡疗 利用加热熔化的石蜡作为温热介质来接触体表,通过机体的传导热来治疗疾病,称之为石蜡疗法。一般多采用从石油中蒸馏出来的一种副产品——石蜡。石蜡为白色半透明固体,无臭、无味,呈中性反应,其熔点为 52℃。石蜡具有良好的可塑性及黏稠性,能与皮肤紧密接触,在逐渐冷却的过程中,体积会逐渐缩小,加压于皮肤及皮下组织,能产生柔和的机械压迫作用,能防止组织内的淋巴和血液渗出,促进渗出物吸收,使热作用深而持久。

5. 水疗法 水疗法是利用水的不同温度,水动、静状态下不同的机械作用来治疗疾病,在水中还可以加入各种矿物质、药物和气体,使机体获得特殊反应,如药物浴、矿泉浴等。温水的温热刺激具有解痉、镇痛、发汗促进炎症消散的作用。凉水的寒冷刺激则可以使血管收缩、镇痛,强冷可使神经末梢麻木,用于出血或创伤性疼痛。利用水的静压、冲击、浮力作用来达到机械按摩,促进肢体功能恢复。

6.磁疗法　磁疗法是使用磁场作用于人体来治疗疾病的一种物理疗法,主要作用为镇痛,对创伤性骨关节疼痛可起到消肿、镇痛的效果。常用的磁疗法包括电动磁按摩疗法、交变磁场法。电动磁按摩疗法是在电动按摩机的按摩头盘上装有磁片,具有磁场和机械震动作用,治疗时将按摩头放置于疼痛部位,每次15~30min。交变磁场法,是利用电磁感应原理产生5~100Hz的低频交变磁场,磁头表面的磁场强度可达0.1~0.2T或以上,可按治疗的需要加以调节,治疗时选择合适的磁头放置于疼痛部位,每次20~30min,每日1次。

四、中医治疗

(一)治疗原则

对于风胜用散风之品,当中病即止,不可久用,以防风燥之剂伤阴、燥血、耗气;寒胜者在散寒的同时,须结合助阳之品,使其阳气充足,则寒散痹通而病愈;湿胜者,在渗湿化浊的同时,佐以健脾益气之品,使其脾旺能胜湿,气足无顽麻;热胜者,以清泄郁热为主,佐以活血通络,也须谨防过用苦寒伤阳滞湿之弊;病久入络者,本着涤痰、化瘀、养血而调理之,甚者更须配入补益肝肾之品。

祛邪活络、缓急止痛是治疗痹病的基本原则,后期还应适当配伍补益正气之剂。

(二)辨证论治

1.瘀血阻滞型(初期)

[临床表现]　疼痛剧烈,针刺,刀割样疼痛,痛处固定,常在夜间加剧,关节活动不利,舌质紫黯或见瘀点、瘀斑,脉象细涩。

[治则治法]　活血化瘀,祛风散寒,理气止痛。

[中药处方]　身痛逐瘀汤加减。

[处方用药]　麻黄、独活、羌活、桂枝、秦艽、威灵仙、当归、赤芍、乳香、没药、制川乌、香附、郁金、五灵脂、泽泻、甘草。

2.肝肾亏虚型(中期)

［临床表现］ 瘀痛缓解,仍绵绵不绝,腰膝疼痛、酸软,肢节屈伸不利。偏阳虚者,则有畏寒肢冷,遇寒痛剧,得温则减,舌淡苔薄,脉沉细;偏阴虚者,则有五心烦热,失眠多梦,咽干口燥,舌红少苔,脉细数。

［治则治法］ 补益肝肾,祛风通络,除湿止痛。

［中药处方］ 独活寄生汤加减。

［处方用药］ 独活、桑寄生、防风、细辛、白芍、当归、熟地黄、白芍、肉桂、茯苓、杜仲、牛膝、党参、续断、骨碎补、枸杞子、甘草。

［临证加减］ 瘀血阻滞者,加丹参、桃仁、红花;脾虚食少者,加砂仁、炒白术、山楂;寒湿化热者,去细辛、肉桂、熟地黄,加金银花、连翘、生地黄、黄柏;肝肾阴虚者,去肉桂、细辛,加女贞子、熟地黄;寒湿偏重者,加威灵仙、千年健。

3. 气阴两虚型(后期)

［临床表现］ 疼痛虽已减轻,但仍觉绵绵作痛,腰膝酸软疼痛,肢体乏力,关节不利,舌质淡嫩,脉细弱,以肝肾亏虚之象为主。

［治则治法］ 培补肝肾,益气活血,佐以通络。

［中药处方］ 十全大补汤加减。

［处方用药］ 党参、黄芪、炒白术、白芍、当归、生地黄、熟地黄、寄生、续断、牛膝、山药、枸杞子、秦艽、威灵仙。

(三)针灸疗法

针灸具有疏通经络、调理气血的作用。根据经络与脏腑在生理病理上相互影响的机制,在腧穴部位进行针刺或艾灸,从而排除病理因素,抗御病邪,维持人体正常的生理功能。针灸疗法的作用机制认为:通过针灸手法和腧穴配伍两个方面来达到疏通经络、扶正祛邪、调和阴阳的目的。

针灸疗法最具代表性的毫针与灸法在临床应用最广泛。毫针疗法操作简便,容易得气,疗效确切,适应范围广,如肩关节周围炎,有肩部活动障碍者,可选取远端穴,肩陵、条口透承山、中平、阳陵泉,待得气后嘱患者活动患肩,待局部疼痛减轻,运动功能改善后,还可配用肩髃,若病程长,缠绵不愈者,配合肩三针、肩贞、肩髎等,可达到通利肩关节、活血、改善肩周微循环、止痛的目的。膝关节痛,以针刺局部的阿是穴为主穴,配以远端循经取穴的犊鼻、内膝眼、鹤顶、血海、足三里、阳陵泉等减轻疼痛,提高膝关节的活动范围。距小腿关节的急性扭伤可先取对侧距小腿关节反应点,或阳陵泉,或同侧阳池等针刺,得气后嘱患者活动或按摩肿痛局部,丘墟透照海,可点压解溪、昆仑、丘墟等周围穴,并配合刺血,药物外敷等达到疏利关节,帮助关节功能恢复。颈椎关节炎伴随持续性颈项强痛,所以取颈椎周围穴如颈夹脊穴,或颈部压痛点,颈项丛刺穴为主,取穴天柱、百劳及督脉再配合远端循经穴,如绝骨,若在针刺的同时配合温针灸、红外线照射、按摩等可提高疗效。

　　灸法尤其是在外科领域中应用最广,诸如骨伤科病症大都以肿痛、关节活动障碍为主,应用灸法既可消肿止痛,又可舒经活络。如颈椎病,用温针灸颈旁阿是穴及肩髎、阳池或天宗、曲池,治疗该病 25 例,痊愈与好转 23 例。还有人用隔药饼灸治疗腰软组织损伤,选取肾俞、命门压痛点,将以当归、红花、艾绒制成的药饼置于所取穴位上,每穴灸 5~7 壮,每日 1 次。47 例患者均获得痊愈或好转。采用化脓灸为主治疗膝关节炎,以膝周围压痛点为主,每次 1~2 壮,或内外侧膝眼,以局部起小水疱为佳。

　　以下简要介绍针灸疗法的取穴。

1. 毫针

(1)肘部:曲池、手三里、天井、合谷。

(2)腕部:外关、阳池、阳溪、合谷。

(3)指掌部:中诸、合谷、八邪。

(4)髋部:环跳、秩边、髀关。

(5)膝部:血海、伏兔、阳陵泉、梁丘、双膝眼。

(6)踝部:中封、丘墟、昆仑、解溪、悬钟、三阴交。

(7)脊柱:风池、风门、大椎、肾俞或华佗夹脊穴。

若有风寒湿痹者,或痰瘀痹阻而未化热者,用温针,留针10min,加艾条灸,而平补平泻或泻法旨在活血通络、祛痰除湿,适用于痰瘀痹阻,一般留针15～20min,每日或隔日治疗 1 次。

2. 水针　是一种中西医结合的施术方法,采用中西医药物注入身体有关腧穴、压痛点或体表触诊所得的阳性反应点的一种方法。在胸、腹、腰背部,可选触痛时阳性反应明显的腧穴、幕穴为治疗点;循经络分布所触及的阳性反应点,或某些具有治疗意义的腧穴。

3. 三棱针　三棱针疗法对已形成骨刺的增生性关节炎,较难消除其器质改变,但可以减轻因关节增生导致的局部组织炎症及充血水肿,在一定程度上有缓解症状的作用。取阿是穴,多在局部寻找显而易见的络脉和阳性反应点刺血,配用大杼刺血,各 1～2ml,每周 2～3 次,10 次为 1 个疗程,疗程间休息 7d,连续 3～4 个疗程。

4. 皮肤针　皮肤针是指多针浅刺的一种方法,一般均以背部脊柱两侧部位为主,并按不同疾病配用其他相应部位的穴位。

(1)脊柱关节炎配方:脊柱两侧,病变局部(痛处),配委中、足三里。

(2)腕关节炎配方:脊柱两侧,病变局部(痛处),配外关、中诸、八邪、后溪。

(3)膝关节炎配方:脊柱两侧,病变局部(痛处),配梁丘、血海、膝眼、阳陵泉、足三里。

(4)髋关节炎配方:脊柱两侧,病变局部(痛处),配秩边、环跳、关元俞、风市、风府。

5. 芒针　芒针是一种特制长针,一般用较细而富有弹性的不锈钢制成,因形状细如麦芒,故称为芒针。芒针一般选穴较长,只选 1～2 个主穴,坐骨神经痛取环跳、腰痛取带脉等。腰椎增生性骨关节炎,志室透命门,具体操作由第 2 腰椎旁开 3 寸,直刺入第

2 腰椎棘突下缘,深度为 2～3 寸,以局部感觉酸胀,并向下肢放射为佳;肩关节周围炎,在三角肌下端的外上方取穴,患者呈坐位或仰卧位,针尖由外斜向内上方,深度为 3～4 寸,以局部酸麻胀感为佳。

针灸疗法的禁忌证及注意事项如下。

针灸疗法虽然安全可靠,简便易行,然而操作不当,也会造成某些意外事故的发生。因此,必须掌握某些特殊禁忌及意外事故的防范措施,如心、肝、脾、肺、肾等人体的重要脏器部位不可针刺过深,以免造成危险。若针刺风府、哑门穴过深,针尖朝上,易刺伤延髓,应当慎重。针刺精明、太冲、委中、尺泽等部位,周围分布有动脉血管,针刺不当易刺破血管。孕妇禁针合谷、三阴交,以免引起子宫出血或流产。

针灸时易出现晕针、弯针、滞针、折针、针后异常感,重要内脏损伤等。所以要消除患者的恐惧心理,令患者采取卧位、坐位及适当的舒适体位。对体质虚弱及年迈者应简要取穴,手法轻捷,少留针;对过于劳累、饥饿、过饱者,应推迟针刺时间。针灸前应仔细检查针具,特别是针刺部位,绝对不能进至针根,应在体外留一定长度,行针退针时,如发现有弯针、滞针等异常情况应及时处理。针刺时随时观察患者表情,询问患者感觉,尽可能做到控制针感,对重要脏器部位施针时,应用短针斜刺和浅刺。

五、预防与护理

(一)退行性关节炎的预防

整个预防策略可从三级预防水平来制订。早期预防着眼于让健康人保持健康的状态,防止疾病的发生;中期预防重点在于早期发现,阻止疾病的进展;晚期预防主要在于阻止关节功能障碍的发生、减轻患者痛苦和给予相应的临床治疗。

预防措施如下。

1. 尽量减少关节的负重和大幅度活动,减少上下台阶、跑步等使膝关节负重的运动,避免长时间站立及长距离行走,减少关节软骨的磨损以延缓病变的进程。

2. 及时妥善治疗关节外伤、感染、代谢异常、骨质疏松等原发病。

3. 控制体重,体重下降后能够防止或减轻关节的损害,并能减轻患病关节所承受的压力,有助于本病的治疗。

4. 加强骨骼营养:应以食补为基础,要注意营养的平衡,多食奶制品、豆制品、高钙蔬菜及海鲜产品。同时应多见阳光及补充维生素 D,以促进钙吸收。可适量补充钙剂。

5. 注意关节保暖,坚持适量体育锻炼,防止骨质疏松。适量运动能够通过加强肌肉,肌腱和韧带的支持作用而有助于保护关节,预防骨关节病的发生。

(二)退行性骨关节炎的护理

1. 生活习惯 注意防寒、防湿,尤其在气候变化时,注意增减衣服;不宜劳汗当风、冒雨、涉水,忌汗后冷水洗浴;出汗较多者,需及时用干毛巾擦干;对行走不便者,应提防跌仆。

2. 居住条件 避免久居阴冷、潮湿之地;患者居住的房间宜干燥、向阳;床铺被褥要干燥、温暖。

3. 辅助治疗 退行性骨关节炎患者需配合各种辅助治疗,可根据病情选用针灸、推拿、熏蒸、药浴、热敷、外敷等。用外治法应注意有无痒疹或水疱等不良反应。

4. 功能锻炼 加强功能锻炼,以促进血液循环,改善局部营养,避免关节僵硬挛缩,防止肌肉萎缩。注意主动活动与被动活动相结合,因人、因病制宜,适可而止,量力而行。

第三节 颈 椎 病

一、西医诊断

颈椎病诊断需要依靠临床表现、既往病史、好发人群、影像学检查综合判断而确定。

(一)临床表现

颈椎病是老年颈椎退化性骨关节病,随着年龄的增长,颈椎及颈椎之间的关节、关节囊、韧带、椎间盘发生退变,出现颈椎失稳,产生骨质增生、韧带及关节囊肥厚或钙化,刺激或压迫神经根、椎动脉、脊髓、交感神经,从而出现相应的临床表现。好发于30-60岁的中老年人。随着现代从事低头工作方式人群的增多,颈椎病的患病率也不断上升,且呈年轻化的发病年龄趋势,当反复落枕的时候,多为颈椎病的前兆。仅有颈椎的退行性改变而无临床表现者则称为颈椎退行性改变。

颈椎病依据颈部损伤组织的不同,将颈椎病分为颈型颈椎病、神经根型颈椎病、椎动脉型颈椎病、脊髓型颈椎病、交感型颈椎病、混合型颈椎病六种。其中以神经根型颈椎病最为常见。分型不同,其临床表现也不同。

1. 颈型颈椎病　此型主要是在急慢性损伤的基础上,引起的颈项部某些肌肉、韧带、神经受到牵拉及压迫所致,主要累及第1~第4颈神经根,多在夜间或者晨起时起病,有自然缓解和反复发作的倾向,与神经根型颈椎病有时难以截然分开。

(1)症状

①颈项部强直、酸痛,有时出现颈肌痉挛、发僵,点头、仰头及转头活动受限。

②少数患者可出现反复性肩、臂、手的疼痛、麻木,咳嗽及打喷嚏时症状不加重,有时也可出现偏头痛,或者一侧头皮感应痛。

(2)体征

①急性期颈椎活动绝对受限,颈椎各方向活动范围近于零度。

②颈椎旁肌、斜方肌、胸锁乳头肌有压痛。

③有时也可以表现为反复落枕等。

2. 神经根型颈椎病　本型主要是在椎管内及椎间孔处刺激和压迫颈神经根所致,约占颈椎病的60%,多为单侧,但也有双侧发病,一般起病缓慢。

（1）症状

①颈肩部不适。最早出现的症状多是颈部疼痛、发僵，部分患者有肩部及肩胛骨内侧缘的疼痛。

②伴有上肢的放射性疼痛或麻木，常波及手指。疼痛性质表现为钝痛、酸痛、胀痛，或隐隐作痛，或过电样放射痛，呈发作性或者持续性。有时症状的发生与缓解和患者颈部的位置、姿势有关。可因劳累或落枕使上述症状加重。详见表3-5。

表 3-5　神经根型颈椎病颈椎病变部位及其表现

病变部位	压迫神经根	疼痛放射	压痛点	感觉异常及体征
第4～5颈椎间	第5颈椎	到腕部	第4、5颈椎棘突，冈上肌	颈后耳下区域及前臂掌侧中线区感觉功能下降
第5～6颈椎间	第6颈椎	到拇指	第5、6颈椎棘突及肩胛内上角区（同侧）	前臂桡侧及拇指感觉功能下降，肱二头肌肌力减弱，肱二头肌肌腱反射降低
第6～7颈椎间	第7颈椎	到示指、中指	第6、7颈椎棘突及肩胛内中部区、胸大肌	示、中指区感觉功能降低，肱三头肌肌力减弱，肱三头肌肌腱反射降低
第7颈椎～第1胸椎间	第8颈椎	到环指及小指	肩胛内下角区及第7颈椎棘突	尺侧二手指感觉功能降低，握力减弱，骨间肌萎缩

③颈项活动受限,患侧上肢感觉沉重,日久亦可出现肌肉萎缩。亦可出现头晕、头沉、颈部酸困、背部有重物压迫感。

④有时也可出现自主神经血管营养及功能障碍,主要表现为上肢发冷、发热,皮肤潮红、发白、发绀或肿胀等。

(2)体征

①患侧颈部肌肉紧张,棘突、棘突旁、肩胛骨内侧缘及受累神经根所支配的肌肉有压痛,椎间孔部位出现压痛伴有上肢的放射性疼痛及麻木,或者原有症状加重。

②臂丛神经牵拉试验阳性。患者取坐位,头稍前屈后,向健侧侧屈,医师一手抵住患侧头部,另一手握患肢腕部,两手反方向牵拉,患肢有疼痛或麻木感为阳性,提示臂丛神经受压。

③椎间孔挤压试验阳性。患者取坐位,头部侧屈后伸或单纯后伸,医师双手按压患者头部,如引起颈部疼痛并向上肢放射者为阳性,也提示臂丛神经受压。

3. 椎动脉型颈椎病 此型主要是因为颈椎不稳、椎间隙狭窄时压迫椎动脉导致椎基底动脉供血不足引发的一系列症状。

(1)症状

①呈发作性、间歇性交替发作颈性眩晕:与颈部位置改变有关,时伴有恶心、呕吐、复视、眼震、耳鸣、听力减退等症状,同时有地面倾斜或地面移动等感觉,下肢发软站立不稳。有时伴有头痛,多为血管样头痛,多位于顶部、顶枕部、颞部,多呈跳痛或胀痛,可向耳后、面部等部位放射。

②猝倒:当颈部活动或眩晕剧烈时发生,下肢突然无力而向后跌倒,但意识清楚,多能自己起来。

③延髓麻痹及肢体感觉异常:如言语不清、咽反射消失引起吞咽困难、饮水呛咳;可有面部、口周、四肢或半身麻木、针刺感,有的可出现一过性瘫痪。

(2)体征

①可出现颈肌痉挛、颈部压痛、颈部活动受限、棘突偏歪。

②椎动脉扭转试验阳性。患者取坐位,医师使其头屈伸并向侧方旋转,若出现眩晕、复视、恶心等不适者为阳性。

4. 脊髓型颈椎病 此型起病缓慢,由于可造成肢体瘫痪,致残率高,有一部分患者有颈部外伤史,多发生于 40－60 岁的中年人。

(1)症状

①首先出现一侧或双侧的下肢麻木、困重感,随后行走困难,走路不稳,双足有踩棉感。

②然后出现躯干症状,主要是感觉异常。常感觉胸腹骨盆区有皮带样的捆绑感,出现第 2～4 肋以下感觉障碍。

③最后出现上肢症状,表现为一侧或双侧上肢麻木、疼痛,双手无力,不能做精细动作,如写字、持筷子,严重者不能自己进食。

④部分患者可出现膀胱和直肠功能障碍。如排尿无力、尿频、尿失禁等排尿障碍、大便秘结等。

(2)体征:检查时可见上肢及躯干部阶段性分布的浅感觉障碍区,深感觉多正常,肌力下降。可出现四肢肌张力增高,腱反射亢进,出现髌阵挛、踝阵挛阳性。浅反射减弱或消失,深反射存在,出现病理征,如巴宾斯基征阳性。

5. 交感型颈椎病 此型主要是由于椎间盘退变等因素,对颈椎周围的交感神经末梢造成刺激,产生交感神经功能紊乱。多数表现为交感神经兴奋症状,少数表现为交感神经抑制症状。症状多与颈部活动有明显关系,坐位及站位时加重,卧位时减轻或消失。交感型颈椎病交感兴奋型与迷走兴奋型症状对比,详见表3-6。

6. 混合型颈椎病 合并两型或者两型以上颈椎病表现者可称为混合型颈椎病。

表 3-6　交感型颈椎病交感兴奋型与迷走兴奋型对比

交感兴奋型	迷走兴奋型
头痛、头晕、眼裂增大、视物模糊、瞳孔散大、心率加快、心律失常、心前区疼痛、血压升高、肢体血管痉挛、肢体发凉、局部温度下降、多汗、耳鸣等	头痛、头晕、上睑下垂、流泪、鼻塞、心率减慢、血压下降、胃肠蠕动增加或嗳气等

(二)影像学检查

临床疾病的诊断需要一些辅助手段,影像学检查可为颈椎病的诊断提供更多的必要依据,在临床表现基础上,对辨别每一颈椎病分型有帮助。颈椎病常用的辅助检查如下。

1. X 线片检查　是颈椎损伤及某些疾病诊断的重要手段,可较好地显示颈椎全貌、生理曲度、椎间隙、骨质增生改变,并且经济方便,为临床诊断颈椎病的首选检查。

颈椎病患者平片检查常拍摄正侧位片、45℃双斜位片,其特征主要表现在:生理曲度变直或后突;椎间隙变窄;颈椎增生及骨刺形成,即椎体前后缘及钩突增生;韧带钙化,表现为条状、串珠状或不规则斑点片状高密度影,前后纵韧带及项韧带钙化,其中平片检查不能显示黄韧带肥厚,需 CT 或 MRI 检查;椎间孔变形变小是由于钩突、上下关节突增生所致;椎体滑脱,由于椎间盘退变,小关节半脱位所致,一般为轻度滑脱;椎管狭窄的测量不如CT、MRI 准确,X 线平片显示符合 2 条或 2 条以上特征,且有临床表现者,即可诊断颈椎病。

2. CT 检查　CT 扫描范围以 $C_{3\sim7}$ 为主,每个椎间隙扫三层,椎体上下缘及椎间隙各扫一层,倾斜扫描架扫描层面与每个椎间隙平行,层厚、层距各 2mm,间隙平面显示椎间盘突出、脱出及压迫脊髓及神经根情况,对于诊断神经根型颈椎病、脊髓型颈椎病或椎动脉型颈椎病是有优势的,神经根型主要表现为椎体侧后方或小关节突骨质增生,椎间盘突出或脱出压迫侧方神经根;脊髓型主要表现为椎体后缘骨刺、椎间盘突出或脱出、后纵韧带、黄韧带肥厚致椎管狭窄;椎动脉型表现为钩突骨质增生、小关节失稳、髓核脱出造成椎动脉受压或痉挛。椎体平面显示横突孔变小,边缘毛糙。

3. **磁共振成像检查** 因其分辨率高,可发现颈椎的早期病理变化、微小变化和发生在小关节的改变,除可以显示 X 线平片和 CT 所表现的征象外,还能显示出脊髓损伤的情况,如脊髓的水肿、软化、囊变等。同时能较好地显示两侧椎动脉形态、走行方向,显示椎动脉变细、扭曲及局限性狭窄情况,是诊断脊髓型颈椎病与椎动脉型颈椎病的有效方法。

三种方法可选择性应用或联合应用,可提高颈椎病的早期诊断和定性诊断水平,准确地指导临床治疗。X 线作为基本常规检查方法,且经济、简便,应用价值很高,特别对于颈型颈椎病、神经根型颈椎病有独特的诊断价值。交感神经型颈椎病则在检查方法基础之上排除神经根型、脊髓型、椎动脉型颈椎病及其他脑部疾病,又具备交感神经型颈椎病的临床症状,即可诊断。

此外,经颅彩色多普勒(TCD)、DSA、MRA 可探查基底动脉血流、椎动脉颈内血流、查看椎动脉缺血情况,是检查椎动脉供血不足的有效手段,也是临床诊断椎动脉型颈椎病的常用检查手段;同时神经根型颈椎病可进行肌电图检查,可明确受累的阶段。

二、中医诊断

(一)病因

颈椎病属于中医学眩晕、痹证、痿证、头痛、项强、肩背痛等范畴,对于颈椎病的认识为"本虚标实",本虚即为肝肾亏虚,气血不足,标实为风、湿、寒、痰、瘀等实邪阻滞经络,标本俱病,虚实夹杂,五脏方面多涉及肝、脾、肾的虚损,是颈椎病的病机特点,常见的病因可分为以下几类。

1. 感受外邪,客于太阳经脉　风寒湿邪侵袭,客于太阳经脉,而致经脉痹阻,太阳经气不利,颈项部为太阳经所主,故而出现颈项肩部强急而疼痛不适。

2. 长期劳损,筋脉损伤　长期伏案低头工作,如编辑、写作等,久劳伤筋,而致筋脉失用,或劳则伤气,气虚则血运不畅,筋脉失其所濡,导致项背强痛。

3. 年老体衰,筋脉失养　中年以后,肝血亏虚,肾精不足,筋脉失养,骨质不坚,组织退化而发病。

4. 扭挫损伤,气滞血瘀　扭挫损伤,导致气血运行不畅,日久气滞血瘀,经脉闭阻不通而发病。

(二)病机

中医学对此病早有认识,古代经典著作中虽无此病名,结合其临床表现分析,对其表述也散见于各种古籍文献中。属于眩晕、痹证、痿证、头痛、项强、肩背痛等范畴。

《素问·至真要大论》有“诸风掉眩,皆属于肝”,《素问·金匮真言论》中有“病在肝,其俞在颈项”的论述,以肝立论治颈椎病,肝藏血,在体合筋,认为若肝血虚,血虚生风,或肝肾阴虚,不能制约肝阳,肝阳偏亢,均可上扰清空而致眩晕的发生。《景岳全书·眩晕》强调了“无虚不做眩”,阐述“下虚则眩”理论;清代医学家程文囿认为“病在肾,则病肩、背、颈项痛”,中医学认为,肝藏血,肾藏精,精血皆由水谷之精化生和充养,且能相互资生,有“肝肾同源”之称,因此当肾阴亏虚时,可累及肝阴,肝肾阴亏,阴不制阳,水不涵木,可致肝阳上亢而见眩晕,导致颈椎病的发生。强调了颈椎的病变,其本在肝肾。

《素问·至真要大论》曰:“诸痉项强,皆属于湿。”《丹溪心法·头眩》中说:“头眩,痰夹气虚并火,治痰为主,兼补气药及降火药。无痰则不作眩,痰因火动。”朱震亨提出痰火致眩学说,有“无痰则不作眩,痰因火动,又有湿痰者,有火痰者”之说;痰饮作为人体水液代谢障碍所形成的病理产物,当年老、脾肾功能减退,肾主水功能、脾运化功能失常,易致痰饮水湿的形成,痰饮停滞于颈部经脉,易阻滞气血运行,导致气机阻滞,气血运行不畅,引起颈肩部的疼痛麻木而诱发颈椎病。甚者痰饮易蒙蔽心神,痰饮随气上逆,尤易蒙蔽清窍,清阳不升而出现头晕而诱发眩晕,说明痰饮是椎动脉颈椎病眩晕的重要诱因。此说明风火、痰是本病的主要病机之一。

《素问·痹论》:"风寒湿三气杂至,合而为痹也,其风气盛者为行痹,寒气盛者为痛痹,湿气盛者为著痹。"颈椎病属于痹证范畴,此处也说明风寒湿邪是引发颈椎病的因素,当正气虚弱导致腠理疏松而卫外不固,风寒湿邪易侵袭,邪气滞留颈部筋脉、关节、肌肉、经脉闭阻,不通则痛,而发为颈椎病,同时又因风、寒、湿邪气的偏盛不同,其发病特点及临床表现亦有所不同。《伤科补要》:"筋失营养,伸舒不便,感冒风寒,以患失颈,头不能转。"此说明虚是本病的主要病机之一,也是外表邪气侵犯的主要原因。

《医林改错》曰:"元气既虚,必不能达于血管,血管无气,必停留而瘀。"颈椎病的发生不离瘀血这个重要病理因素,当头颈部扭挫损伤等原因引起瘀血停滞于颈部,阻碍气血的运行,气滞血瘀而致颈部的疼痛不适而形成颈椎病,同时瘀血阻滞日久,可致肢体缺血失荣而软弱无力,甚则痿废不用而导致脊髓型颈椎病发生,血脉不通同时亦可导致髓海失聪而引起眩晕、头痛而导致椎动脉型颈椎病的发生。说明瘀是本病的主要病机之一。

此外,外伤和劳损与颈椎病发病有着重要关系,如《证治准绳》中"颈项强急之证,多由邪客三经也,寒搏则筋急,风搏则筋弛,左多属血,右多属痰。""有风、有湿、有寒、有热、有闪挫、有血瘀气滞、有瘀血,皆标也,肾虚乃其本也。"强调了劳损对颈椎病发生发展的重要性,并指出肝肾亏虚是本病的病机所在。《医宗金鉴·正骨心法要旨》说:"因跌、仆、闪、失,以致骨缝开错,气血郁滞,为肿为痛。"《金匮要略·方论》:"人年五六十,其病脉大者,痹夹背行……皆因劳得之。"同样也强调了外伤、劳损在颈椎病发病中的作用。《张氏医通》:"有肾气不循故道,气逆夹脊而上,至头肩痛,或观书对奕久而致脊背痛。"这也明确指出了长期颈部姿势异常在本病发病中的作用。

这些文献记载为我们认识及总结颈椎病的病因病机、中医辨证提供了重要的资料。综上所述,颈椎病的病位主要在头颈项部肌肉,重则累及筋骨,病性不外本虚标实,肝肾亏虚,气血不足为本,风、湿、寒、痰、瘀等实邪阻滞经络为标,主要与肝、脾、肾三脏关系密切,治疗上应根据本虚标实的偏盛不同而采用不同的治法,或补益肝肾,或益气补血,或行气活血,或祛风除湿散寒,或燥湿化痰,或活血化瘀,或平肝潜阳等来缓解颈椎病的症状。

三、西医治疗

(一)颈椎病的药物治疗

颈椎病作为一种退化性疾病,若单纯使用药物治疗,效果欠佳,临床上只是作为治疗颈椎病的辅助方法,来缓解颈椎病患者的不适症状,而不能根治颈椎病。目前药物治疗主要是抗感染、镇痛、扩张血管、解痉、营养神经等治疗。药物治疗有一定的作用,但应注意镇痛药物的不良反应,避免盲目服药。

1. **消炎镇痛药** 非甾体类消炎镇痛药是治疗颈椎病的常用药物,可有效减轻颈椎病引起的颈肩部疼痛不适,并局部抗感染作用,其疗效得到医师和患者的肯定。消炎镇痛药是一类解热、镇痛,而且大多数还有抗感染、抗风湿作用的药物。主要是对于神经根受到刺激引起的损伤性炎症,运用使其起到抗感染、镇痛的作用。阿司匹林、布洛芬、双氯芬酸钠等作为主要治疗药物。

(1)阿司匹林

①药理作用及临床应用:阿司匹林及其代谢产物水杨酸主要是通过对环氧化酶-1 和环氧化酶-2 的抑制作用来达到镇痛、抗感染作用的,用于颈肩部疼痛、头痛、牙痛、肌肉痛、痛经及感冒发热等,能减轻炎症引起的红、肿、热、痛等症状,迅速缓解疼痛症状。

②不良反应:用于抗感染、镇痛所用的剂量较少,短期应用时不良反应较轻,长期应用时不良反应多且重。主要是胃肠道反应最为常见;水杨酸反应,剂量过大时出现头痛,眩晕、恶心、呕吐、耳鸣等中毒反应,变态反应。

(2)布洛芬

①药理作用及临床应用:主要是通过抑制环氧酶,抑制前列腺素的产生,有明显的抗感染、镇痛、抗风湿作用,其抗风湿作用弱于阿司匹林,临床主要用于风湿性关节炎、骨关节炎、强制性关节炎、急性肌腱炎、滑液囊炎等,减轻或消除以上疾病引起的疼痛及炎症。

②不良反应:胃肠道反应是最常见的反应,主要是恶心、上腹部不适。

(3)双氯芬酸钠

①药理作用及临床应用:通过抑制环氧化酶的活性,从而抑制花生四烯酸最终生成前列环素、前列腺素和血栓素来发挥抗感染、镇痛的作用,缓解肌肉韧带及筋膜引起的无菌性炎症浸润、血管及神经受挤压和粘连。主要用于急慢性风湿性疾病、急慢性关节炎、急慢性强直性脊椎炎、骨关节炎、肩周炎、滑囊炎、肌腱炎及腱鞘炎、腰背痛、扭伤、劳损及其他软组织损伤等引起的疼痛。

②不良反应:可引起头痛及腹痛、便秘、腹泻、胃烧灼感、恶心、消化不良等胃肠道反应,偶见头痛、头晕、眩晕。

(4)肾上腺皮质激素:对于一些颈椎病引发疼痛症状等较严重的患者,上述抗感染、镇痛药物镇痛作用效果不佳,可给予一些激素类药物,可较快地减轻神经根水肿,起到抗感染、镇痛的作用,常用药物为肾上腺皮质激素类,如泼尼松、地塞米松等。

①药理作用及临床应用:具有抗感染、抗过敏、抗风湿、免疫抑制作用,作用机制为:A. 抗感染作用:可减轻和防止组织对炎症的反应,从而减轻炎症的表现。激素抑制炎症细胞,包括巨噬细胞和白细胞在炎症部位的集聚,并抑制吞噬作用、溶酶体酶的

释放及炎症化学中介物的合成和释放。B. 免疫抑制作用:包括防止或抑制细胞介导的免疫反应,延迟性的变态反应,减少 T 淋巴细胞、单核细胞、嗜酸性细胞的数目,降低免疫球蛋白与细胞表面受体的结合能力,并抑制白细胞介素的合成与释放,从而降低 T 淋巴细胞向淋巴母细胞转化,并减轻原发免疫反应的扩展。可降低免疫复合物通过基底膜,并能减少补体成分及免疫球蛋白的浓度。主要用于过敏性与自身免疫性炎症性疾病。适用于结缔组织病,系统性红斑狼疮,重症多肌炎,严重的支气管哮喘、皮肌炎、血管炎等过敏性疾病,急性白血病,恶性淋巴瘤。

②不良反应:较大剂量易引起糖尿病、消化道溃疡和类库欣综合征症状,对下丘脑-垂体-肾上腺轴抑制作用较强。并发感染为主要的不良反应。

2. 扩张血管类药物 针对颈椎病引起的头晕、头痛、视物模糊等脑缺血症状,主要用于椎动脉型颈椎病患者,改善脑供血不足表现。药物主要为长春西丁等。

长春西丁

①药理作用及临床应用:长春西丁为脑血管扩张药,能抑制磷酸二酯酶活性,增加血管平滑肌松弛信使 c-GMP 的作用,选择性地增加脑血流量,此外还能抑制血小板凝集,降低人体血液黏度,增强红细胞变形力,改善血液流动性和微循环,促进脑组织摄取葡萄糖,增加脑耗氧量,改善脑代谢。主要用于改善脑梗死后遗症、脑出血后遗症、脑动脉硬化症等诱发的各种症状。

②不良反应:有时可出现皮疹、偶有荨麻疹、瘙痒等过敏症状,应予以停药。精神神经系统:有时头痛、头重、眩晕,偶尔出现困倦感,侧肢的麻木感。消化道:有时恶心、呕吐,也偶然出现食欲缺乏、腹痛、腹泻等症状。

3. 解痉类药物 针对颈椎病引起颈肩背部肌肉痉挛的患者,放松局部肌肉,从而解除对脊髓、神经、血管的刺激,主要为盐酸乙哌立松片等药物。

盐酸乙哌立松片

①药理作用及临床应用:作为中枢性肌肉松弛药,改善各种原因引起的肌肉痉挛,使肌紧张恢复正常,缓解引起的疼痛、眩晕等不适症状。主要用于改善下列疾病的肌紧张状态:颈背肩臂综合征、肩周炎、腰痛症;用于改善下列疾病所致的痉挛性麻痹:脑血管障碍,痉挛性脊髓麻痹,颈椎病,手术后遗症(包括脑、脊髓肿瘤),外伤后遗症(脊髓损伤、头部外伤),肌萎缩性侧索硬化症,婴儿大脑性轻瘫,脊髓小脑变性症,脊髓血管障碍,亚急性脊髓神经症及其他脑脊髓疾病。

②不良反应:如果出现休克、肝功能异常、肾功能异常、血液学检查异常(包括红细胞数、血红蛋白值)等情况应立即停药,并可能出现皮肤、精神神经等不良反应。

4. 营养神经药　针对主要由于颈椎病患者椎间孔狭窄,压迫相关神经根,造成神经缺血的变化,产生神经蜕变,所支配控制的肢体区域发生麻木、疼痛、感觉减退及日久形成肌肉萎缩等周围神经病变,可使用营养神经类药物,以促进受压神经的恢复,主要为 B 族维生素,包括维生素 B_1 和维生素 B_{12} 等。主要用于神经根型及脊髓型颈椎病引起的症状表现。

①药理作用及临床应用:维生素 B_1 参与体内辅酶的形成能维持正常糖代谢及神经、消化功能。而维生素 B_{12}(甲钴胺)是内源性的辅酶 B_{12},参与一碳单位循环,在由同型半胱氨酸合成蛋氨酸的转甲基反应过程中起重要作用,易转移到神经细胞的细胞器中,从而促进核酸及蛋白的合成。主要用于末梢性神经功能障碍、周围神经病变等。

②不良反应:偶有过敏皮疹发生,出现后应停止用药;偶有食欲缺乏、恶心、呕吐、腹泻等消化道不适。

(二)颈椎病的物理治疗

物理治疗是目前治疗颈椎病的有效手段之一。通过电、磁、光、力等物理因子的作用来发挥扩张血管、改善局部血液循环、解除肌肉及血管的痉挛,消除神经根、脊髓及周围软组织的炎症、水肿及病变对神经根不良刺激的作用,减轻粘连,调节自主神经功能,促进神经及肌肉功能恢复。物理治疗的目的是消除症状,恢复功能和防止再发。常用的物理治疗方法主要是电疗、光疗、超声治疗、手法治疗等。

1. **高频电疗法** 常用的有超短波、微波、短波等疗法,其中以超短波较为常用。因其高频电场的穿透作用较深,使用高频电治疗颈椎病主要是利用高频电的温热效应而达到治疗的目的。高频电作用于人体内电解质的正、负离子电离并发生高速往返移动,移动时产生离子间的摩擦及与周围媒质间的摩擦,引起能量的损耗及产热,产生温热效应,而达到改善局部血液循环,降低感觉神经的兴奋性,干扰痛觉传入,缓解肌紧张,加速局部致痛物质的排除、炎症产物及代谢废物的排出,减轻肿胀等作用。对治疗局部起到抗感染、镇痛,改善血液循环及缓解肌痉挛的治疗效果。适用于各种类型的颈椎病,对脊髓型及椎动脉型疗效尤佳,多用鼓状电极或单极法,微热或温热量,每次 10~15min,每日或隔日治疗,10~20 次为 1 个疗程。

2. **低频调制中频电疗法** 将两路频率为 4000Hz 与(4000 ± 100)Hz 的正弦交流电通过两组(4 个)电极交叉,输入人体,在人体内电流交叉处形成干扰场,内生出 0~100Hz 的低频所调制的调制中频电流。较之其他中频电,其特点是两组电流通过四个电极交叉输入人体内,最大电场强度发生于电极之间的电流交叉点上,而非电极下,电流作用较深,差频在一定范围内变动,可以避免机体产生适应性。在颈椎病治疗方面,具有抑制感觉神经,提高痛阈而起到镇痛作用,并促进局部血液循环,有利于炎症渗出液、水肿的吸收及放松痉挛肌肉等作用。对颈型、神经根型颈椎病效果较好。具体方法是用四个圆形或方形电极在颈椎两旁交叉放置,固定,差频 90~100Hz,5~10min;0~100Hz,5~10min;30~50Hz,5~10min;每日 1 次,15~25d 为 1 个疗程。

3. 半导体激光治疗　半导体激光波长为 650～830nm,对组织穿透力明显优于 He-Ne 激光、Nd:YAG 激光和氩激光,照射时可深入皮下 50～70mm,能有效作用于人体深部病变组织及经络穴位,迅速产生镇痛、抗感染、修复及脱敏作用,具有波长范围广、穿透力强、损伤阈值高、安全性强、无需水冷却等优点。在颈椎病治疗方面可解除颈肩软组织痉挛、松解粘连;减轻颈肩软组织水肿;消除颈肩软组织无菌性炎症;改善免疫功能,促进细胞再生,加快组织修复;调节神经功能。适用于各类型的颈椎病。方法:患者取坐位或俯卧位,照射部位依据 CT 或 MRI 的提示及结合临床体征,找到颈部相应的病灶,照射时激光探头应垂直于病灶组织平面,否则散射角太大会影响照射深度和有效剂量。可配合颈背部穴位一起照射,镇痛解痉效果更佳,每次 3～4 个部位照射,每点照射 5～8min,功率达 200～350mW,以患者刚开始有较弱刺痛或热感时的剂量为最佳,每日 1 次,10d 为 1 个疗程。

4. 超激光疗法　超激光疗法是一种复合波长、具有直线偏振光特点的近红外线,其波长为 0.6～1.6μm,最高输出功率1800W。直线偏振光近红外线疗法有直线偏振光及辐射热的效应,可适用于星状神经节超激光阻滞。星状神经节是由 C_5、C_6 和 T_1 神经节构成,体表投影位于胸锁乳突肌后缘与颈外静脉交叉处,相当于环状软骨或 C_6 横突水平处。星状神经节是支配头颈部和上肢的主要交感神经节。星状神经节被阻滞后,可以消除交感神经过度兴奋。其主要作用包括:①中枢作用:调节下丘脑,使自主神经功能、内分泌功能和免疫功能保持正常;②周围作用:节前和节后交感纤维抑制,心血管活动,腺体分泌,肌肉紧张,支气管收缩及痛觉传导抑制。在颈椎病治疗中,具有促进体内活性物的产生,抑制神经兴奋,调节自主神经功能,扩张血管,促进血液循环、抗感染、镇痛等作用,可用于颈部痛区的照射,交感神经型颈椎病及椎动脉型颈椎病。

5. 超声波疗法　超声波是一种在介质中传播的机械波,其机械作用对机体组织、细胞起到微细按摩作用,可加强局部血液循环,改善细胞缺血、缺氧状态;可影响细胞膜的弥散过程,增强其渗透性,加速代谢产物的排出,改善组织营养状态,提高细胞的再生能力;使坚硬的结缔组织延长、变软,使粘连的组织得到松解,可促进血管形成和组织再生。超声波的热作用使机体内产生一种组织内生热,尤以两种不同组织的交界处产热较多,使局部代谢增强,疼痛减轻,肌张力下降。适用于颈型、神经根型及脊髓型患者。方法:患者取坐位,低头伏在椅背或桌上,使颈部平坦,声头置于颈后及冈上窝,用接触移动法,连续波,声强 $0.8\sim1.2$ W/cm^2,每日 1 次,每次 $10\sim12$ min,$10\sim15$ 次为 1 个疗程。

6. **温热磁疗法**　应用 HM-2HC-A 型温热磁场治疗仪,借助磁场、温热及微振三种效应,其中起主导作用的是特殊磁场效应。其主要作用是促进血液循环,使血管内血流速度增快,改善细胞营养,加强新陈代谢,另外由于磁场作用,可引起局部组织细胞内物质运动,使细胞受微细的按摩,组织界面温度升高,增强生物膜电位,增强离子胶体的通透性,改善局部肌肉缺氧、缺血状态,有利于疼痛的缓解,适用于椎动脉型、神经根型颈椎病。方法:患者取坐位或卧位,将导子放置于颈部区域,温度设定在 $40\sim60$℃,热能是由磁场在$(120\sim620)\times10^{-4}$T 高斯间变化时磁体跳动形式的微振动产生的,每次 15min,每日 1 次,10 次为 1 个疗程。

7. **手法按摩整复治疗**　颈椎部位的退行性病变,可造成颈椎失稳、结构改变,多合并后关节关系紊乱,若受到外界致病因素或外伤的刺激,则进一步出现症状,形成颈椎病。如颈椎旋转性错位、前后移位、生理弯曲的改变等,可使椎间孔发生变形,可刺激神经根,使该神经所支配区域的组织器官出现病症;可使椎动脉发生牵拉、扭曲,出现脑部供血不全;可牵拉脊髓或交感神经,而出现脊髓型或交感神经型颈椎病的症状;可使颈部肌肉出现痉挛,加剧疼痛和颈部僵硬,加重病情。手法推拿按摩是治疗颈椎病较为有效的方法,通过推拿按摩来缓解患者颈肩肌群紧张与疼拿,使发生错位的组织进行复位,帮助患者恢复颈椎正常活动,松解神经根及软组织粘连,从而达到治疗颈椎病的目的。临床治疗时,患者取坐位,采用轻柔的按、拿、擦、一指禅推等手法在患者颈椎两侧及肩部按摩,起到放松肌肉、加强局部气血运行、促进水肿吸收等作用,减轻肌肉过于紧张造成的颈椎牵拉力,同时还为进一步手法治疗创造条件;在对神经根型颈椎病患者做推拿时,或可利用器械进行颈椎牵引,增宽颈椎间隙,扩大椎间孔,纠正颈脊柱力学平衡。

8. 颈椎牵引疗法　颈椎牵引是治疗椎动脉型、交感型、神经根型颈椎病的有效疗法,通过牵拉,扩大椎间隙,松动钩椎关节,消除上下椎动脉孔的位移,缓解椎动脉的纡曲、受压、痉挛,使椎动脉舒展,血流通畅,椎基底动脉供血增加。通常采取垂直牵引法,牵引重量为 4～10kg,间歇式,牵 30s 间歇 10s,每次牵引 20～30min,20～30 次为 1 个疗程。有人主张对颈椎生理弯曲变直、反张的情况采取颈伸 15°的牵引。

此外,中药熏蒸疗法,用活血化瘀的中药蒸汽熏蒸颈部,可以缓解颈背部肌肉的痉挛,维持、巩固临床疗效,减少复发,也不失为一种治疗效果较佳的物理方法。

四、中医治疗

(一)治疗原则

中医学认为,颈椎病的病因,主要有外感风寒湿邪、慢性劳损、肝肾亏虚、气血不足、外伤等几个方面。在内外致病因素的作用下,机体气血瘀滞,经络痹阻不畅,"不通则痛",随之出现一系列的临床症状。病机则为"本虚标实",肝肾亏虚,气血不足为本,以风、湿、寒、痰、瘀等实邪阻滞经络为标,标本具病,虚实夹杂,五脏方面多涉及肝、脾、肾的虚损。故临床上治疗多以补益肝肾、填精生髓、行气活血为主,兼以祛风散寒、化痰除湿、祛瘀通络,根据标本的轻重缓急,治疗用药上则有所侧重。

1. 补益肝肾 肝主筋,肾主骨,肝肾精血充足,则筋骨坚强有力,随着年龄的不断增长,人体肝肾功能的减退,加之长期的慢性劳损,引起肝肾亏虚、筋骨退变,复加风寒湿邪侵袭,气血运行不畅,瘀血、痰浊痹阻经络产生痛、麻、酸、重等不适,因此补益肝肾应贯穿于治疗颈椎病的全过程,在此治疗基础上,根据病情的轻重缓急,加以祛风散寒除湿之法,予补之中不忘祛邪。

2. 益气养血 《灵枢·决气》有:"谷入气满,淖泽注于骨。"脾胃为后天之本、气血化生之源,脾主四肢百骸,化生精微以养骨骼,当脾胃虚弱,气血生化乏源,无法充养于骨。如年老体弱者气血已亏,肝肾不足,无以供养血脉筋骨而发为本病,同时,气血不足,日久可以引起气滞血瘀,因此,治疗上益气养血与理气活血法可配合使用。

3. 依标本而定缓急 治疗颈椎病,一般应谨守基本病机,依病机来决定其治法,本病在本虚的基础上易受外在致病因素风、湿、寒等邪气的侵袭,标邪表现明显,症状较重时,应先以治标祛风散寒、化痰除湿为主,待邪气去再施以治本之法。

(二)辨证论治

中国中医科学院西苑医院李跃华教授认为颈椎病是一种缓慢进行的骨骼退行性疾病,多发于中老年患者,年老肾虚是颈椎病形成的根本原因,肝肾亏虚、气血不足为本病之本,气血瘀滞为本病之标。中老年患者颈椎病的病因多为慢性劳损、肝肾亏虚、气血不足,复感风寒湿邪所致。在这些复杂因素作用下,机体气血瘀滞,经络不通,故出现各种相关的临床表现。因此针对颈椎病的病理特点,采用补益肝肾、益气活血、舒筋通络标本兼治的法则,一方面补肾壮骨治其本,补充局部筋骨养分;另一方面益气活血,舒筋通络治其标,使局部气血运营通畅,新陈代谢得到恢复。

1. 肝肾不足,气虚血瘀型

[临床表现] 头晕,耳鸣,耳聋,头痛,肢体麻木,颈项僵直,颈肩臂疼痛,麻木,倦怠乏力,腰膝酸软,口唇色黯,舌有瘀斑

等症。

［治则治法］ 补益肝肾,益气活血,舒筋通络。

［中药处方］ 疏经通络汤(中国中医科学院西苑医院李跃华教授验方)

［处方用药］ 骨碎补、牛膝、川芎、天麻、乳香、威灵仙、地龙、葛根、黄芪。

［临证加减］ 血瘀重者加丹参,上肢麻木加桑枝,四肢不温加桂枝。

2. 痰瘀交阻证

［临床表现］ 肩颈痛日久,反复发作,缠绵难愈,或痛则剧烈,或麻而不仁,或不痛则麻,或伴手足无力,肢体偏痿,舌质淡黯,有瘀斑,脉细滑或涩。

［治则治法］ 活血化瘀,祛瘀通络。

［中药处方］ 身痛逐瘀汤加减。

［处方用药］ 桃仁、红花、当归、五灵脂、地龙、川芎、香附、羌活、秦艽、牛膝、蜈蚣、全蝎。每天1剂,水煎服。

［临证加减］ 本方活血化瘀和化痰通络力强,专用于痰瘀交阻型疼痛较剧,体质较强者。若体质稍弱,但痰瘀之邪较盛,疼痛较甚,仍可使用本方,因其力专而强,可取得良效。但易伤气,应中病而止,疼痛缓解后减红花、五灵脂、蜈蚣,加党参15g,鸡血藤15g以益气养血。体质较弱,面色无华脉微者慎用。

3. 湿火流筋证

［临床表现］ 颈肩臂胀痛酸麻,伴口苦咽干,渴不欲饮,肢体烦热,面目红赤,小便短赤,大便不爽,或里急后重,舌质淡红,苔黄腻,脉弦或滑数。

［治则治法］ 清热利湿,舒筋通络。

［中药处方］ 清热利湿汤(广东省中医院验方)。

［处方用药］ 羚羊骨先煎,龙胆、绵茵陈、栀子、黄柏、蚕沙、生薏苡仁、滑石、桃仁、姜黄、桑枝。每天1剂,水煎服。

　　[临证加减]　便秘者加大黄 10g,后下;胃脘胀痛者去龙胆、蚕沙,加川厚朴 10g,枳壳 10g。

　　4. 气血不足证

　　[临床表现]　发病已久,缠绵难愈,其痛稍缓,或麻木不仁,遇劳则复发,面色少华,舌淡,脉弱。

　　[治则治法]　益气养血,佐以活血通络。

　　[中药处方]　黄芪桂枝五物汤加减。

　　[处方用药]　黄芪、桂枝、当归、生姜、白芷。每天 1 剂,水煎服。

　　[临证加减]　偏于气虚者,加大黄芪用量;偏于阳虚者,加熟附子(先煎);痛甚者,加姜黄、威灵仙,防风以祛风通络;偏于血虚者,加首乌、川芎、鸡血藤以养血;肝肾阴虚者,加桑寄生、杜仲、牛膝、天冬、山茱萸以益肝肾强筋骨。又有以心悸失眠为主要表现者,可用归脾汤煎服,方药为:酸枣仁、党参、黄芪、白术、炙甘草、远志、龙眼肉、五味子。每天 1 剂,水煎服。

　　5. 阳虚痰阻证

　　[临床表现]　眩晕,恶心,或四肢麻木不仁、无力,或疼痛,或体型虚胖,肢凉怕冷,小便清长,大便溏薄,腰膝酸软,舌质淡胖,苔白腻,脉细滑,重按无力。

　　[治则治法]　温阳益气,化痰利水。

　　[中药处方]　真武汤加味。

　　[处方用药]　熟附子(先煎)、桂枝、生姜、茯苓、白术、白芍。每天 1 剂,水煎服。

　　[临证加减]　表现为眩晕者,加人参以益气,天麻以祛风化痰。表现为肢体无力瘫软者,为督脉阳虚,宜大补元阳,加人参、鹿茸(加人参一起炖服)、黄芪、巴戟天以峻补元阳。表现为肩臂疼痛、入夜锥痛难忍者,重用熟附子、干姜、巴戟天以壮阳祛寒。

　　6. 肝肾阴虚证

　　[临床表现]　颈肩痹痛麻木,或手足肌肉萎缩,或四肢拘紧,

行走不稳,伴口干,体削,面色潮红,心烦失眠,口苦咽干,肌肤甲错,大便干结,小便短涩,舌红绛,苔无或少,脉细。

[治则治法] 滋补肝肾,佐以活血通络。

[中药处方] 六味地黄丸加味。

[处方用药] 熟地黄、山药、山茱萸、牡丹皮、茯苓、泽泻、当归、桑枝、络石藤、田七、丹参。每天1剂,水煎服。

[临证加减] 阴虚阳亢、肝风内动,出现四肢拘紧,行走不稳者,去牡丹皮、当归、泽泻、田七,加石决明、牡蛎、桑叶、钩藤、菊花、全蝎以平肝止痉。

7. 痰火上扰证

[临床表现] 眩晕、头痛,胸闷烦热,恶心欲呕,口苦,舌质红,苔黄腻,脉滑数。

[治则治法] 清热化痰。

[中药处方] 温胆汤加味。

[处方用药] 竹茹、茯苓、半夏、枳实、陈皮、胆南星、羚羊角、黄芩、僵蚕。每天1剂,水煎服。

[临证加减] 面赤唇红、口渴、舌红苔黄厚者,加黄连、龙胆以清热平肝。头颈作痛,加僵蚕、全蝎以通络化痰止痛。

8. 风寒痹阻证

[临床表现] 肩颈疼痛初期,局部肌肉拘紧,或窜痛至上肢,痛处无固定,舌淡红苔白,脉浮紧。

[治则治法] 祛风散寒,养血活血。

[中药处方] 疏风活血汤。

[处方用药] 羌活、独活、防风、白芷、葛根、升麻、红花、桃仁、当归、川芎、白芍、甘草。每天1剂,水煎服。

[临证加减] 年老体弱肝肾不足者,加熟地黄、何首乌、肉苁蓉、鹿衔草。面色无华、气短、语言低怯,手足厥冷者为阳气不足,加熟附子、巴戟天、锁阳、人参等以温阳散寒。

(三)中成药

中成药在治疗颈椎病中有一定的优势,一方面方便使用,使用得当,可达标本兼治之功;另一方面大多为非处方用药,便于购买,且多无明显不良反应。

1. 舒筋通络颗粒

[药物组成] 骨碎补、牛膝、川芎、天麻、乳香、威灵仙、地龙、葛根、黄芪。

[功效] 补肝益肾,活血舒筋。

[主治] 用于颈椎病属于肝肾阴虚,气滞血瘀证,症见耳聋,头痛,肢体麻木,颈项僵直,颈肩臂疼痛、麻木,倦怠乏力,腰膝酸软,口唇色暗,舌有瘀斑。

2. 颈复康胶囊

(1)药物组成:白芍、苍术、川芎、丹参、党参、地龙、葛根、红花、花蕊石、黄柏、黄芪、没药、羌活、秦艽、乳香、生地黄、石决明、桃仁、土鳖虫、王不留行、威灵仙。

(2)功效:活血通络,散风止痛。

(3)主治:用于风湿瘀阻所致的颈椎病,症见头晕、颈项僵硬、肩背酸痛,手臂麻木。

3. 颈舒颗粒

(1)药物组成:三七、当归、川芎、红花、天麻、肉桂、人工牛黄。

(2)功效:活血化瘀、温经通窍镇痛。

(3)主治:适用于神经根型颈椎病瘀血阻络症,症见颈肩部僵硬、疼痛、患侧上肢窜痛等。

4. 丹葛颈舒颗粒

(1)药物组成:黄芪、赤芍、葛根、川芎、桃仁、红花、丹参、党参、当归、地龙、细辛、甘草。

(2)功效:益气活血,舒经通络。

(3)主治:用于瘀血阻络型颈椎病引起的眩晕、头晕、颈肌僵硬、肢体麻木等。

5. 万通筋骨片

(1)药物组成:制川乌、制草乌、马钱子(制)、淫羊藿、牛膝、羌活、贯众、黄柏、乌梢蛇、鹿茸、续断、乌梅、细辛、麻黄、桂枝、红花、刺五加、金银花、地龙、桑寄生、甘草、骨碎补(烫)、地枫皮、没药(制)、红参。

(2)功效:活血化瘀、温经通窍镇痛。

(3)主治:用于痹证、肩周炎、颈椎病、腰腿疼、肌肉关节疼痛、屈伸不利及风湿性关节炎、类风湿关节炎见以上证候者。

6. 抗骨增生片

(1)药物组成:熟地黄、鹿衔草、骨碎补(烫)、鸡血藤、肉苁蓉、淫羊藿、莱菔子(炒)。

(2)功效:补肾、活血、镇痛。

(3)主治:用于肥大性脊柱炎、颈椎病、跟骨刺、增生性关节炎、大关节病。

7. 疏风定痛丸

(1)药物组成:马钱子粉、麻黄、乳香(醋制)、没药(醋制)、千年健、自然铜(煅)、地枫皮、桂枝、羌活、独活、木瓜、牛膝、杜仲(盐水炙)、防风、甘草。

(2)功效:祛风散寒,活血镇痛。

(3)主治:用于风寒湿闭阻、瘀血阻络引起的痹证,症见关节疼痛、冷痛、刺痛或疼痛致甚,屈伸不利、局部恶寒腰腿疼痛、四肢麻木及跌打损伤引所致的局部肿痛。

8. 小活络丹

(1)药物组成:制南星、制川乌、地龙、乳香、没药。

(2)功效:祛风除湿,活络通痹。

(3)主治:用于风寒湿痹,肢体疼痛,麻木拘挛。

9. 壮骨木瓜丸

(1)药物组成:虎骨(代)、豹骨(代,油炙)、威灵仙、木瓜、海风藤、青风藤、草乌(甘草、金银花炙)、川乌(甘草、金银花炙)、白芷、当归、人参、川芎、牛膝。

(2)功效:活血散风、舒筋镇痛。

(3)主治:用于风寒湿邪引起的四肢疼痛、手足麻木、筋脉拘挛,腰膝无力,步履艰难。

10. 骨刺片

(1)药物组成:熟地黄、淫羊藿、黄精、独活、鸡血藤、骨碎补、威灵仙、鹿衔草、莱菔子、枸杞子、两面针、川乌、锁阳、狗脊等。

(2)功效:散风邪,祛寒湿,舒筋活血,通络镇痛。

(3)主治:用于颈椎、胸椎、腰椎、跟骨等骨关节增生性疾病,对风湿性关节炎、类风湿关节炎有一定疗效。

11. 根痛平片

(1)药物组成:伸筋草、白芍、狗脊(砂烫去毛)、续断、地黄、红花、乳香(醋炙)、没药(醋炙)、桃仁、牛膝、葛根、甘草。

(2)功效:活血、通络、镇痛。

(3)主治:用于风寒阻络所致颈椎病,症见肩颈疼痛,活动受限,上肢麻木等。

12. 壮骨伸筋胶囊

(1)药物组成:淫羊藿、熟地黄、鹿衔草、骨碎补(炙)、肉苁蓉、鸡血藤、红参、狗骨、茯苓、威灵仙、豨莶草、葛根、延胡索(醋制)、山楂、洋金花。

(2)功效:补益肝肾,强筋壮骨,活络镇痛。

(3)主治:用于肝肾两虚,寒湿阻络所致的神经根型颈椎病,症见疼痛、麻木、患处活动受限。

13. 颈康胶囊

(1)药物组成:熟地黄、何首乌、杜仲、鹿衔草、骨碎补(烫)、钩藤、葛根、三七、莱菔子(炒)。

(2)功效:补肾、活血、镇痛。

(3)主治:用于肾虚血瘀所致的颈椎病,症见颈项胀痛麻木、活动不利,头晕耳鸣等。

14. 附桂骨痛胶囊

(1)药物组成:附子(制)、川乌(制)、肉桂、党参、当归、白芍(炒)、淫羊藿、乳香(制)等。

(2)功效:温阳驱寒除湿。

(3)主治:用于阳虚寒湿型颈椎病及膝关节增生性关节炎。症见局部骨节疼痛、屈伸不利、麻木或肿胀、遇热则减、畏寒肢冷等。

15. 龙骨颈椎胶囊

(1)药物组成:地龙、红花、马钱子、乳香、没药等。

(2)功效:舒筋通络,活血祛瘀,消肿镇痛。

(3)主治:颈椎病,对肩周炎、坐骨神经痛、慢性关节炎、肥大性脊椎炎等也有较好的疗效。

16. 镇痛活络酊

(1)药物组成:草乌、半夏、川乌、樟脑、栀子、大黄、木瓜、天南星、羌活、独活、路路通、花椒、苏木、蒲黄、香樟木、赤芍、红花等。

(2)功效:舒筋活络,祛风定痛。

(3)主治:用于急慢性软组织损伤、关节炎、肩周炎、颈椎病、骨质增生、坐骨神经痛及劳累损伤等筋骨酸痛症。

17. 舒颈合剂

(1)药物组成:葛根、桂枝、姜黄、菊花、白芍、黄芪。

(2)功效:益气活血,舒筋通络。

(3)主治:适用于颈椎病引起的颈部活动不利,肩臂疼痛、麻木的辅助治疗。

18. 骨刺消痛液

(1)药物组成:川乌(金银花、甘草水炙)、草乌(金银花、甘草水炙)、麻黄、桂枝、独活、威灵仙、红花、当归、川芎、乌梅、木瓜、牛膝。

(2)功效:祛风通络,活血镇痛。

(3)主治:用于颈椎、腰椎、四肢关节骨质增生引起的酸胀、麻木、疼痛等。

19. 天麻丸

(1)药物组成:天麻、羌活、独活、杜仲(盐炒)、牛膝、粉萆薢、附子(制)、当归、生地黄、玄参。

(2)功效:祛风除湿,通络镇痛,补益肝肾。

(3)主治:风湿瘀阻、肝肾不足所致的痹证,症见肢体拘挛、手足麻木、腰腿酸痛。

20. 壮骨关节丸

(1)药物组成:狗脊、淫羊藿、独活、骨碎补、续断、补骨脂、桑寄生、鸡血藤、熟地黄、木香、乳香、没药。

(2)功效:补益肝肾,养血活血,舒筋活络,理气镇痛。

(3)主治:用于肝肾不足、血瘀气滞、脉络痹阻所致的骨性关节炎、腰肌劳损,症见关节肿胀、疼痛、麻木、活动受限。

(四)针灸

颈椎病与颈部经脉感受风寒湿邪、气血瘀滞密切相关,针灸疗法为临床治疗颈椎病的常用疗法,针灸患处引导阳气聚集,从而疏通经络,温养经脉,行气活血,扶正祛邪,使气血运行正常,筋脉得养则病自痊。而且本法操作简单、不良反应少、临床应用范围广,可以协同其他疗法进行综合治疗。针灸治疗颈椎病包括毫针、温针、电针等多种综合疗法。

辨证治疗方法具体如下。

1. 总体辨证治疗

(1)证型及临床表现

①风寒痹阻证:夜寐露肩或久卧湿地而致颈强脊痛,肩臂酸楚,颈部活动受限,甚则手臂麻木发冷,遇寒加重。或伴形寒怕冷、全身酸楚。舌苔薄白或白腻,脉弦紧。

②劳伤血瘀证:有外伤史或久坐低头职业者,颈项、肩臂疼痛,甚则放射至前臂,手指麻木,劳累后加重,项部僵直或肿胀,活动不利,肩胛冈上下窝及肩峰有压痛,舌质紫黯有瘀点,脉涩。

③肝肾亏虚证：颈项、肩臂疼痛，四肢麻木乏力。伴头晕眼花、耳鸣、腰膝酸软、遗精、月经不调，舌红、少苔，脉细弱。

（2）治疗治则：祛风散寒、疏筋活络，针灸并用，泻法或平补平泻法。

（3）针灸处方：以颈项局部取穴为主。如大椎、天柱、后溪、颈椎夹脊。

（4）方义解释：大椎是督脉穴，为诸阳之会，针灸能激发诸阳经经气，通经活络；后溪、天柱分别属手足太阳经，天柱为局部取穴，后溪又为八脉交会穴之一，与督脉相通，二穴配伍可疏调太阳、督脉经气，通络止痛；颈椎夹脊穴具有疏理局部气血而镇痛的作用。诸穴远近相配，共奏祛风散寒、疏筋活络、理气止痛之功。

（5）临证加减：风寒痹阻者加风门、风府祛风通络；劳损血瘀者加膈俞、合谷、太冲活血化瘀、通络止痛；肝肾亏虚加肝俞、肾俞、足三里补益肝肾、生血养筋；根据压痛点所在取肩井、天宗疏通经气、活络镇痛；上肢及手指麻痛甚者加曲池、合谷、外关疏通经络、调理气血；头晕、头痛、目眩者加百会、风池、太阳祛风醒脑、明目镇痛；恶心、呕吐加天突、内关调理胃肠。

（6）针刺方法：大椎穴直刺1～1.5寸，使针感向肩臂部传导；夹脊穴直刺或向颈椎斜刺，施平补平泻法，使针感向项、肩臂部传导；其他穴位按常规针刺。

2. 通用治疗

（1）毫针治疗：毫针是针灸临床治疗疾病中应用最为广泛的一种工具，在治疗颈椎病的各种方法中，毫针治疗最为常用。毫针治疗神经根型与椎动脉型颈颈椎病，尤其在舒筋通络、活血镇痛等方面疗效确切。

［治疗法则］ 舒筋通络、活血止痛。

［取穴原则］ 多以颈夹脊及手足太阳、少阳经穴为主。

［常用腧穴］ 大椎、列缺、后溪、风池、京骨、昆仑、颈部阿是穴、颈部夹脊穴、曲池、合谷、外关。

[分型辨证取穴] 根据颈椎病的类型不同,所选穴位也不同,神经根型的主穴为颈夹脊、合谷及曲池穴;椎动脉型为颈夹脊、百会及风池穴;混合型为颈夹脊、合谷、百会、曲池、风池穴。辅穴为局部的阿是穴等。而对于椎动脉型颈椎病,临床辨证取穴上气血亏虚型患者配穴常取足三里、气海、关元、中脘、脾俞、血海等腧穴健脾益气补血;风阳上扰型患者则取风池、曲池、合谷、太冲、阳陵泉、大椎等腧穴;痰浊上蒙者则取丰隆、中脘、脾俞、足三里、三阴交等腧穴;肝肾阴虚者则取肾俞、肝俞、三阴交、太溪、阴陵泉等腧穴。对于颈型颈椎病则以循经取穴、局部取穴相结合,穴位多选用颈夹脊、风池、天柱、阿是穴等穴位,主要分布于经外奇穴及足太阳膀胱经,配穴则以辨证取穴为主。

[针刺手法及疗程] 夹脊穴运用时直刺或向颈椎斜刺,施平补平泻法,使针感向项、肩臂部传导;大椎穴直刺 1~1.5 寸,使针感向肩臂部传导;其他穴位按常规针刺。针刺时患者取坐位,颈部保持放松状态,用常规手法针刺入得气,使患者产生过电感或麻木即可,每次半小时,每天或隔天进行 1 次,1 个疗程 10 次。

(2)电针治疗:电针疗法采用毫针常规刺入穴位得气,连接电针治疗设备,针上通以(感应)人体生物电的微量电流波,结合电流作用治疗疾病。目前,电针在临床治疗颈椎病较为常用,对改善椎动脉型颈椎病症状及镇痛效果显著。

[穴位] 颈部夹脊穴、大椎、风池、肩中俞、大杼、大宗。

[方法] 每次选用同侧 2~4 穴,针刺得气后,接通电针仪,强度以患者感觉到跳动且能耐受为宜,刺激 20min,每天 1 次,10 次为 1 个疗程。

(3)温针治疗:温针疗法即在针刺的同时,针柄配合艾灸,可使热力发挥作用,为针灸临床常用技法之一。温针灸治疗是在针灸的基础上对颈部加温,可增强活血化瘀、温经散寒、通络的作用,因此对可改善颈椎病风寒湿证型患者的临床症状与体征,具有较好的治疗效果,可达到治疗的目。

［穴位］ 百会、颈部夹脊穴、神道、天宗、身柱、肾俞。

［方法］ 患者取俯伏位或坐位,充分暴露颈部,采用毫针快速刺入皮肤,得气后采用平补平泻针法,留针 30min。取 2cm 长艾条插于上述穴位的毫针尾部,并点燃,将硬纸片套于针身,以避免灸条燃过烫伤患者,待艾条燃尽后起针,1 个疗程为 10 次。

(4)穴位注射:它是将小剂量的药液注入穴位以防治疾病的一种方法,穴位注射就是把针刺及药物等对穴位的渗透刺激作用结合在一起,发挥综合作用来治疗多种疾病。在治疗颈椎病方面可使颈部气血经络痹阻得以舒通,筋骨损伤得以滋养,而达到治疗作用。

［用具］ 使用消毒的注射器及针头,根据使用药物的剂量大小及针刺的浓度选用不同的注射器和针头。

［取穴］ 大杼、肩中俞、肩外俞、天宗。

［药物］ 中草药制剂:复方当归注射液等;维生素制剂:如维生素 B_1、维生素 B_{12} 注射液;其他常用药物:1% 普鲁卡因注射液等。

［方法］ 用 1% 普鲁卡因注射液 2ml 或维生素 B_1、维生素 B_{12} 注射液各 2ml,每穴注射 0.5ml,每 1 天 1 次,10 次为 1 个疗程。

(5)耳针治疗:耳针采用耳穴埋针或王不留行贴压的方法刺激耳郭穴位来治疗疾病。耳针一般用在体针的基础上加用以巩固疗效。

［主穴］ 颈椎、颈、肾、肝、枕、交感。

［配穴］ 神门、皮质下、肾上腺、心、指、肩。

［方法］ 耳针取穴法可选用火柴棒以轻、慢、均匀的手法找出这些敏感点。在耳穴埋针或者王不留行贴附于小方块胶布中央,然后贴敷于耳穴上按压王不留行产生酸胀感,嘱患者自行每天按压 3～5 次,5d 治疗 1 次,3 次为 1 个疗程,观察疗效。也可以采用毫针强刺激,每次选 3～4 穴,留针 20～30min 治疗。

(6)腕踝针治疗:腕踝针是腕踝针针法的简称,指在腕踝部选取特定的进针点,用毫针循肢体纵轴沿真皮下刺入一定长度以治疗疾病的方法。具有取穴简单、留针时间长、安全可靠及无不良反应的特点。对于颈椎病、关节炎等疾病治疗中疗效明显。

　　［取穴］　患侧上4区、上5区和上6区。

　　［方法］　按照腕踝针理论,选用长25 mm,直径0.22 mm毫针用拇指、示指、中指三指持针柄,针体与皮肤成15°～30°。斜刺入皮下浅层组织,针体贴近皮肤表面沿皮下浅表层推进,针深度接近针体末端,进针者感觉松软,针刺时不酸、不麻、不胀、不滞,若针刺后未能缓解,或针刺过深,针尾翘起,需将针缓慢后退重新进针。针刺完毕后予以胶布固定。每日1次,每次留针30min,10次为1个疗程,疗程间休息3～5d。

　　(7)腹针治疗

　　［取穴］　天地针(中脘、关元)、商曲(双)、滑肉门(双)。

　　［辨证配穴］　神经根型加石关(双),椎动脉型加下脘,交感神经型加阴都等穴,上肢麻木疼痛加患侧滑肉门三角、上风湿点、上风湿外点,头痛、头晕、记忆力下降加气穴(双),耳鸣、眼花加气旁(双)。

　　［方法］　选用直径0.3mm,长25～40mm不锈钢针灸针。中脘、关元(深刺1.2～1.5寸),建里、滑肉门、商曲、石关(浅刺0.3～0.5寸),其浅刺的腧穴患者不需要有酸麻胀感,深刺要求针感,留针30min。每天1次,10次为1个疗程。

　　(8)梅花针治疗

　　［取穴］　颈夹脊、大柱、风门、肩中俞、肩外俞。

　　［方法］　用梅花针叩刺上述穴位,以局部红润、微出血为度,然后加拔火罐治疗。

　　(9)三棱针治疗

　　［取穴］　大椎、阿是穴、肩外俞、风门。

　　［方法］　用三棱针点刺出血,加拔火罐,隔日1次,3次为1

个疗程。

（10）头皮针治疗

［取穴］　根据颈椎病的不同类型,选择顶枕线（即百会至强间穴）的上 1/3 和顶结后线（络却穴透百会穴）。

［方法］　手法用抽提法中抽气法,即用 30 号 1.5 寸毫针,快速进针,达帽状腱膜下层时将针体平卧,缓插进 1 寸许,然后用暴发力速提 3 次,每次至多提出 1～2 分。如此重复运针,以症状消失或减轻为度,再留针 4～8h。无禁忌证者辅以牵引治疗。

（11）艾灸治疗

［取穴］　大椎、完骨、百会穴。

［方法］　将中型艾炷置于新鲜生姜薄片孔中,在上穴皮肤外涂万花油后施灸。当患者感皮肤灼热时,将姜片上提离开皮肤,旋即再放上行灸,反复如此。共灸 3 壮。

［按］　艾条多为辛温通透、芳香走窜、振阳补虚之品；生姜有温中止呕、散寒祛痰功效,灸之温通督脉,直达病所。局部施灸,综合发挥热、火、药、特定腧穴效应,加强疗效。百会为止晕要穴,有开窍醒神、升阳息风等作用,是治疗眩晕的特定穴,以其有温热感逐渐扩散至全头、热力内渗至全头时效果尤佳。

（12）刺络拔罐治疗

［取穴］　大椎、肩井、肩外俞、天宗、曲垣、压痛点。

［方法］　每次取 1～2 穴,进行叩刺拔罐,刚开始重度叩刺,后改为中等度叩刺,外关、曲池轻度叩刺,叩刺后拔罐,留罐15min,最好用玻璃罐,以观察罐内出血情况。起罐后擦去血迹,拔罐当日嘱患者局部避水避风,刺络拔罐隔日 1 次,共治疗 10次。或者选择压痛点并配合手三阳经络走行,快速闪罐,以皮肤局部红润、充血为度,从而达到舒筋通络、活血镇痛的作用,10 次为 1 个疗程。

（13）针刀治疗:针刀在大量的临床资料上看,治疗颈椎病有较好的效果。

[取穴] 颈椎病多于患者的枕外隆突、项韧带、肩胛骨内上角等处有明显压痛点,尤其是可能触及到结节、条索之处,或者取风池、肩井、天柱、扶突、百劳等穴位有明显压痛点,取2~3穴。

[方法] 患者反坐于靠背椅上,坐位低头,双手搭于椅背,使肩颈部放松,根据进针的具体部位,其进针深度可达枕骨平面、棘突尖,或棘突两侧,沿骨面或者肌肉走向先纵后横剥离数次,即可出针。对于棘突、棘间压痛明显,肌肉痉挛较甚或形成条索者,可行棘间韧带松解。对于颈椎小关节处压痛剧烈、活动受限者,可行关节囊切开及周围松解,同时可行按摩推拿治疗。神经根型及脊髓型颈椎病早期,可在相应棘间松解黄韧带。施术时患者的正常针感为酸胀或者向上肢、脊柱两侧等部位放射。治疗1次未愈,可间隔1周至2周后再做1次,一般做2~3次。

(五)名老中医治疗经验举例

颈椎病属于中医学眩晕、痹证、痿证、头痛、项强、肩背痛等范畴,中医在治疗此证方面有着较好的效果,为建立颈椎病的中医最佳治疗方案,我们通过查阅文献对名老中医治疗颈椎病的经验进行了总结,这些经验对于临床治疗颈椎病有很好的学习和借鉴作用。现对于其中部分专家经验予以说明,共临床参考。

1. 李跃华经验 中国中医科学院西苑医院李跃华教授认为年老肾虚为中老年颈椎病的主要因素。患者年老体虚,肝肾不足,颈部气血运行不畅,经络瘀阻,痹阻不通而导致颈椎骨质退行性改变,发生骨质增生、韧带钙化、颈椎生理弯曲改变等,因而压迫椎动脉及神经根而造成的一系列临床症状所致。其主要表现为眩晕、颈痛、颈部活动受限,伴有头痛、头晕、耳鸣、肢体麻木等症状。眩晕的发作往往与颈部体位改变有关。治疗颈椎病若仅从活血化瘀入手,或仅从祛风通络止痛入手,其治疗范围多局限在颈肩头局部,其作用靶点只是改善局部炎症和疼痛,是治标之法,没有顾及到年老肾虚是颈椎病骨质增生形成的根本原因。因此针对中老年人肝肾亏虚,气血不畅,经脉瘀阻的特点,选择补益肝肾、益气活血、舒筋通络为标本兼治的治疗法则,组拟了舒筋通络复方。该方即强调补肾壮骨治其本,补充局部筋骨养分,又兼顾益气活血、舒筋通络治其标,使局部气血运营通畅,新陈代谢得到恢复,双向调节,标本兼治,三重功效协同作用,多靶点持久缓解颈椎病症状。李跃华教授中医治疗老年颈椎病的科研课题研究成果,以及转化为国家中药新制剂"舒筋通络颗粒",并于 2005年获国家食品药品监督管理局新药证书(证书编号,国药证字:Z20050627)及国家专利(专利号:031000789)。

舒筋通络复方全方由骨碎补、牛膝、川芎、天麻、黄芪、威灵仙、地龙、葛根、乳香组成,具有补益肝肾、益气活血、舒筋通络的作用。本方中以骨碎补、怀牛膝同为君药,增强补益肝肾、活血通络止痛的作用。以黄芪为臣药,以达益气生血、扶正固本的效果。以川芎、天麻、威灵仙、地龙、乳香为佐药,增加君药活血通络的效果;再佐以葛根,一则取其甘凉药性中和大剂量温燥药物性味,以防温燥伤阴;二则引药入太阳经脉。诸药合用,能达到补肝益肾、活血舒筋的功效。

动物实验表明,舒筋通络复方改善颈椎神经根的病理性损伤、增加脑血流量、降低脑血管阻力、增加脑组织耐缺血缺氧能力、有明显的抗炎镇痛作用。基于各种药物的现代药理学研究,本方主要通过减少炎性物质生成、促进炎性物质吸收、改善微循环、促进软骨及神经组织的修复,从而达到缓解临床表现的效果。

广州中医药大学第一附属医院组织 30 多个中心完成的舒筋通络颗粒四期临床研究中,对中医辨证属于肝肾亏损、气虚血瘀证的神经根型(1155 例)和椎动脉型颈椎病患者(956 例)进行疗效观察。研究显示舒筋通络颗粒治疗 4 周后,肝肾亏虚、气虚血瘀的典型证候从治疗前(12.03 ± 4.29)和(13.63 ± 4.64)显著下降到(4.16 ± 3.8)及(5.03 ± 4.27),并且各种单项证候表现已有明显缓解,平均有效缓解率超过 70%。

2. 李可经验　李可老中医称颈椎病为"项痹",认为痹者,闭也。风、寒、湿三气杂至,为之病因。因此在治疗项痹时,以经方桂枝加葛根汤为主方,以桂枝汤解太阳之表证,调和营卫,祛风散寒,用葛根梳理颈项解肌。

临证时,根据患者症候表现和体质各不相同,着眼整体宏观把握辨证施治,特别注重方剂配伍,时常在桂枝加葛根汤的基础上加补阳还五汤,以达到解表散寒,解肌止痉,益气运血,升清阳,起阴气,解诸痹的作用。有骨质增生者加古方化铁丸(威灵仙＋楮实子);手指麻木者加止痉散;肝阳上扰、头晕目眩者加定风丹(白蒺藜＋何首乌);有虚火上炎者先以引火汤引火归元,再行治疗,或是和引火汤并用;有肝肾不足者加用肾四味(枸杞子＋菟丝子＋骨碎补＋淫羊藿)补益肝肾,益肾填精;有脾肾阳虚、胃中虚寒者加用桂附理中汤。颈椎主要为足太阳膀胱经和督脉经,在治疗时急性期以太阳经为主,解表散寒,调和营卫。缓解期以督脉为先,培补督肾,益精生髓,强健筋骨。桂枝加葛根汤为主,贯穿全方,解表散寒,起阴气,升清阳,解诸痹,从里达外,缓解肌肉痉挛强硬的状态。中医学基础理论指出,在表为阳,在里为阴,在腑为阳,在脏为阴。阳化气,阴成形,体为阴,用为阳。阴和阳的关系,实际上就是体和用的关系,四肢百骸,人体一切有形之物均为阴,然其体受邪,必然会出现痉挛强硬、疼痛的症状。而其用则表现在各个脏腑功能的气化上。其用不足往往表现为上气不足,脑为之不满,头为之倾,目为之旋,耳为之苦鸣。这也是李可老中医在治疗颈椎病时,以桂枝加葛根汤祛在表在体的风寒湿邪气,缓解疼痛、颈部强硬,使在体的邪气得以表散,以补阳还五汤温阳化气,使阳气得以补充,这正是其治疗颈椎病的独到之处。

3. 田从豁经验

(1)颈椎病的治法:田从豁教授认为治疗上常从肾论治,以补肾健骨来治疗骨关节疾病。一是久病及肾,一般颈椎病均为慢性病,病程缓慢,前来就诊的患者多数为病程已久;二是肾主骨。

(2)针刺取穴及针刺方法:田从豁教授诊病,非常重视望、闻、问、切四诊合参,并据经络病候辨证、经络气血辨证、经络脏腑辨证等多种辨证方法对证治疗,同时常重视调理督脉和髓海,取穴精炼并重视配合其他各种诊疗方法,如灸法、刺络拔罐法、中药治疗等。

〔主穴〕 大椎、肩井、风池、颈百劳、风门、肩髃、肩贞、列缺、合谷、外关、中渚。

〔配穴〕 肾俞、大肠俞、关元、气海、环跳、阳陵泉、足三里、委中。

其中,风池、外关、风门驱除风邪,百劳、合谷清热散寒,背部俞穴加强驱邪之力,下肢取穴如还跳、足三里等为上病下治,称为远道刺。据《黄帝内经》:"远道刺者,病在上,取之下""输主体重节痛"的原则,分别取三阳经的输穴、合穴,如少阳经取阳陵泉;太阳经取委中;阳明经取足三里;刺经络远端以调整经脉气血;利用患者自身的颈部活动疏通局部气血;使气血流通而痉挛自解;同时远道刺配合运动疗法可以调整颈椎和周围软组织的关系,改善血液循环,松弛痉挛的组织肌肉,增强颈椎的稳定性,解除颈椎病的症状。此法为田老针灸治疗颈椎病的独特之处。

针刺方法首先讲求针刺守神,重视调神,认为神调往往能取得最佳的临床疗效,进针讲究双手的配合,采用天、人、地三才进针法,如此可达"不痛之因"。田老善于掌控针刺的感传方向,非常重视针感,临床常根据正气与邪气的正盛,应用针刺的方向进行迎随补泻等补泻方法,最终达到治疗的最佳效果。

4. 巫百康经验

(1)颈椎病的病因病机:巫百康老中医认为病因病机是年老肾精亏虚,风痰阻络,瘀滞经脉,本虚标实。肾主骨生髓通于脑,年老肾气衰,天癸竭,脑海筋骨失去滋荣涵养,为病之本。肾虚水泛为痰,体衰易招风邪乘虚侵入,风痰相搏,痰凝阻络,血脉瘀滞乃病之标。同时肾与膀胱相表里,颈项乃足太阳膀胱经之所过,又足少阴肾之脉注于胸中,交于手厥阴心包经,手心包经起胸中……循胸出胁……肾虚累及太阳、厥阴,复为风痰循经停留,因此上羔丛生,症状百出。

(2)颈椎病的治则:巫百康老中医在治疗颈椎病时,治标从风痰,求本宜补肾。大凡本病患者多因症状显著时投医就诊,故急则治标,祛风涤痰、活血通络为先。待标证症状祛除后,即从本治疗,遵从《黄帝内经》"形不足者温之以气,精不足者补之以味"。侧重填补肾之阴精,从阴求阳,必要时可与治标之方交替服用。

(3)常用方药:巫百康老中医自拟基础方:羌活、胆南星、龙胆草各6g,白芷、桃仁、赤芍、延胡各10g,川芎、白芥子各5g,威灵仙15g,桑枝、葛根各15~30g。本方融祛风、涤痰、通络、活血祛瘀之品于一炉,少佐龙胆草以清热,一可监制羌、芷、芎等辛燥之性;二可防风痰郁久化热之弊,为朱丹溪治风痰血所致之痛风方化裁而成,更加葛根与羌活相配,功有条达肢体,通畅血脉之作用。治本则以食疗方为主:淮山药30g,熟地黄、甘枸杞、莲子肉、党参、黄芪各15g,当归6g,炖母鸭,间断食服。

(4)随症加减:颈项拘急牵引肢臂疼痛者重用桑枝、葛根;偏于胸痹证者加瓜蒌、薤白、丹参、郁金、橘络;头晕耳鸣、视物昏花可加石决明、桑寄生、牛膝等;痰湿偏胜,舌苔厚腻者加二陈汤之类,见阴津已伤的可加增液汤。

5.郭焕章经验

(1)颈椎病分型:郭焕章老中医根据数十年的临床经验,采用中医方法将颈椎病辨证、分型、证治,使颈椎病的中医诊断治疗比较规范,有了标准,临床观察处理更方便。颈椎病分型为痹证型、晕厥型、肝阳上亢型、痿躄型四型。

①痹证型:以颈、肩上肢或胸背疼痛(包括心前区痛),兼见麻木为主症,痹者,痹塞不通之意。经云:"风、寒、湿三气杂之为痹。"肝肾不足,筋骨虚寒,风、寒、湿邪乘虚侵袭,筋脉拘挛,经络痹阻,气血营卫不和乃为本病。

轻型者,发病急骤,转侧不利,属太阳俞不利,脉浮缓,舌淡红,苔薄白;治宜祛风散寒,解痉镇痛,方用颈椎病 1 号方。重型者,病久不愈,项强硬转侧不利,反复加重,掣引肩背手指疼痛,麻木不舒,遇阴雨寒冷加重,脉沉细无力,舌质淡,苔薄白微腻;治宜祛风散寒,解痉活络止痛,方用颈椎病 2 号方。风湿偏盛者,湿阻筋脉,湿痰化热,症觉热酸胀感,病程缠绵者,脉浮滑,舌质红,苔微黄兼腻,治宜祛风燥湿,活络止痛;方用颈椎病 3 号方。

②肝阳上亢型:经云:"诸风掉眩,皆属于肝"。肝风上窜巅顶,属肝肾亏损,水不涵木,肝肾不足,不能潜阳,证见头眩目花,头痛脑胀,项强硬,腰膝酸软、脉弦、舌红少苔。治宜镇肝息风,活血通络,解痉镇痛。方用颈椎病 4 号方。

③晕厥型:经云:"诸髓者皆属于脑""肾主骨生髓充于脑"。诸髓者,周身气血凝聚而成,故气虚下陷,诸阳不升,营血不能上承、清窍失养。证见头痛头晕,耳鸣耳聋,视力下降,心悸恶心,面色苍白,晕厥冷汗,腰酸腿软,舌黯,脉细涩。属肝肾阴虚,气血亏损,治宜补肝肾益气血,祛风湿定眩晕。方用颈椎病 5 号方。

④痿躄型:经云:"肝气热……筋脉干,筋脉干则筋急而挛……""阳明者五脏六腑之海,主润宗筋。宗筋主束骨而利机关也"。证见颈部筋惕肉瞤,颈肩背臂刺痛,肢重膝痛,酸困乏力,尿频便难,步态不稳,下肢痉挛,脉细弱,舌质淡苔黄,兼有瘀斑,属肝脾两虚,气血不足,气滞血瘀。治宜滋补肝肾,健脾化湿,祛瘀通络。方用颈椎病 6 号方。

(2)颈椎病病机及治法:郭焕章老中医根据中医学认为颈椎病为积劳伤颈,外感于邪,内损肝肾所致,肝肾不足为本虚,挛急麻痹,肝阳上亢为标实,治法以补为主,以通为用,补则益气养血,培补肝肾,筋骨得以濡养。通法有二,风寒、湿沉伏经络以舒风通络为主,肝阳上亢,上扰清窍者,治宜滋阴潜阳乃以降为通的原则,结合临床症状辨证施治,临证既要针对病因,又要针对病位,全面考虑。内服中药(颈椎病1~6号方)、外敷中药二乌膏,再配合牵引、手法按摩、颈托支撑固定、纠正睡眠姿势等综合措施,对于治疗颈椎病有良好的效果。

（3）颈椎病辨证施治处方

①痹证型:轻型者,颈椎病1号方:葛根、黄麻、桔梗、白芍、大枣、黄芪、羌活、甘草。水煎,饭后服,每日2次。重型者:颈椎病1号方:羌活、独活、桂枝、川芎、归尾、威灵仙、葛根、细辛、秦艽、海风藤、木瓜、藁本、炙甘草、蔓荆子、白芷。水煎,饭后服,每日2次。风湿偏盛者:颈椎病3号方:羌活、独活、黄柏、苍术、防风、细辛、川芎、生地黄、葛根、甘草。水煎,饭后服,每日2次。

②肝阳上亢型:颈椎病4号方:天麻、钩藤、赤芍、白芍、归尾、丹参、川芎、红花、桃仁、党参、细辛、蔓荆子、石决明、甘草、琥珀（冲）。水煎,饭后服,每日2次。

③晕厥型:颈椎病5号方:天麻、清半夏、全虫、白芍、首乌藤、钩藤、云茯苓、丹参、葛根、木瓜。水煎,饭后服,每日2次。

④痿躄型:颈椎病6号方:清半夏、橘红、云茯苓、乌梅、干姜、党参、熟地黄、归尾、白芍、木瓜、黄芪、地龙、红花、桃仁、川牛膝。水煎,饭后服,每日2次。

二乌膏外用:制川乌、制草乌各等份。蜜调敷患处,3～4d更换一次。

6. 郭春园经验

（1）颈椎病的辨证体系:郭春园教授认为颈椎病是自身的退变、加上姿势性劳损及感受风寒湿外邪后出现疼痛异常感觉增重等一系列综合征,有虚实和缓急之分,正邪交织,必有偏重,常有痰湿、气滞、气虚、虚劳、正气不足等病因,结合辨证与辨病,形成"急者治标,缓者治本,中西结合,临证三辨,标本兼治"的学术思想,以脏腑、气血、经络理论为指导,病多气滞等学说,指导治疗颈椎病的中医辨证理论体系,在临床治疗上获得满意的临床疗效。

（2）颈椎病的病因病机:郭春园教授认为颈椎病病多气滞,不管病因或病果,气滞是主要矛盾方面,气滞导致气、血、津液在病灶部位聚集,引发经络、脏腑气血阻滞,气滞痛传肩臂是气窜筋之证,古籍记载"痛位渐增谓传痛,痛如虫行谓曰移,左右传递痛谓之换,痛上连下曰牵及"。郭老根据中西医结合理论知识把颈椎病分为肿胀迫涉神经根(风寒湿型)、扭项激惹神经根(气滞血瘀型)、椎间盘突出压迫神经根(肝肾亏虚型)和眩晕证颈椎病(中气伤型)。从气滞的角度分析病因、病机及治疗方案,临床疗效显著。

(3)颈椎病的治则

①从风寒湿痹证论治:郭春园教授以补益肝肾为主,配上驱邪外出,增强免疫力的药物为辅,以参鹿痨疽丸为基础方剂,对于风邪偏盛者,可适量加上独活、羌活、秦艽等,对于寒邪偏盛者可配制附子、干姜等,湿邪偏盛者,配木瓜、防己等,手指麻木重者加桑枝、桂枝,伴瘀血症状可加红花、桃仁、没药等,气血虚弱配熟地黄、黄芪等。

②从气滞血瘀论治:郭春园教授认为血瘀可导致气滞之挛痛,则是"瘀血之下必有气伏",即触动伤处有肌肉挛痛,反之,"气滞之后必有瘀血",气滞与瘀血证可相互促进,难分难离。应以"益气化瘀、调和气血"为理论指导,益气化瘀,消肿理气止痛为基本法则,可以"防治结合,标本兼顾"的原则,在配合中药汤剂的基础上,配合少量激素消肿,口服维生素 B_1 抗神经根炎症。

③从中气受伤论:根据病多气滞的理论,郭春园教授认为,中气受伤,清气不上升,浊气不降而呕吐,头目眩晕;亡血过多,气血双亏而头晕目眩,颈椎病之眩晕因颈椎生理弓变强直,影响椎动脉的血运供应而产生眩晕。应以杞菊地黄汤为主,配合颈椎牵引,纠正颈椎病生理弓,伴呕吐者,与六君子汤复方加减为宜。

④从中西医结合,标本兼治论治:郭春园教授通过颈椎牵引改善颈椎生理曲度,对于颈椎中上段病变,采用颈椎牵引重量为3~5kg,前屈角小于10°;颈椎下端病变,牵引重量为4~6kg,前屈角度为15°~30°。颈椎病急性期采用西药消肿,卧床休息,配合颈椎牵引,缓解期配合郭氏正骨理筋手法,临证三辨,根据症型配

中药汤剂治疗取得良好的临床疗效。

⑤从调和气血，动静结合论治：郭春园教授认为对于颈椎病患者，通过调理气血的平和，增强机体抵抗力，不仅可避免风寒湿外邪的入侵，而且可避免机体产生痰饮、瘀血的内因发生，以此也可防治疾病。而动静结合即动中有静，静中有动，两者对立与统一，把必要的暂时制动限制在最短时间和最小范围内，把无限的适度活动，贯穿骨伤科整个疾病的治疗过程中。

五、预防与护理

颈椎病是老年性椎间盘退化性疾病，引起这种退变的原因有很多，认识并在日常生活中避免这些引发因素的损伤，对于预防颈椎病的发生及减少复发有重要的作用。因此，加强颈椎病发病因素的认识，注意在工作、生活中防止诱因，从而积极地预防颈椎病的发生，防病于未然，显得尤为必要。

(一)颈椎病的预防

1. 生活、工作方面　主要在于纠正生活、工作中的不良体位，不良的生活、工作中的体位是颈椎病发生、发展与复发的主要原因之一，同时也影响着患者的治疗与康复。随着生活节奏的加快、生活方式的改变，许多白领、办公室及电脑工作人员常因颈部的不良姿势（如颈部前屈时间过长可导致后颈部肌肉长期劳损等），时感颈部僵硬、肩背部沉重，甚至出现头痛、头晕、视力减退等颈椎病症状，严重影响其正常生活、工作及身心健康。为减少其发病率，采取正确的姿势及健康教育十分必要，故纠正与改变这种不良体位，可以防止及延缓病情发展。主要措施有以下几点。

在坐姿上，尽可能做到自然端坐位，调节桌椅的高度比例，避免头颈部后仰或前倾、前屈，使头颈、肩胸保持正常生理曲线，在工作一段时间后，一般在30min左右，让头颈部向一侧方向转动，进行相反方向转动，宜轻柔、缓慢，短时间内重复多次，以达到该方向的最大运动范围为佳。

避免看书、看电视倚着沙发,或半躺半卧在床头,体育活动之前,应进行较充分的准备活动,防止颈椎及其他部位的外伤,冬季要注意保暖;颈椎病患者应注意日常生活中颈部的功能锻炼,动作主要是头颈部有节律的活动,可有效地预防和延缓颈部退行性变;注意睡卧姿势,避免使用过高过低的枕头,同时注意休息,避免长时间伏案工作,更应避免颈部外伤。对于椎动脉型颈椎病的患者不宜从事驾驶作业、高空作业、水下作业等工作。

2. 饮食方面　颈椎病是多见于老年人的一种退化性疾病,中医学认为,其发病与肾气关系密切,饮食在防治颈椎病方面也有一定的作用,主要是通过补肾之精气来调节。根据中老年人的阴阳偏盛情况来辨证调节。适合中老年人的饮食应该以富含 B 族维生素、维生素 C 和维生素 E、钙、蛋白质的饮食为主,如黄豆、黑豆、木耳、牛奶、鱼及新鲜蔬菜和水果等,可防骨质老化性增生、骨质疏松等。饮食要有规律。下面介绍几种颈椎病食疗方。

(1)枸杞杜仲炖鹌鹑

〔用料〕　枸杞子、杜仲、鹌鹑 1 只。

〔制法〕　将枸杞子、杜仲分别洗净,将鹌鹑闷死,去毛、内脏、足爪,洗净斩块放锅内,注入鸡汤,加入料酒、食盐、胡椒粉、姜、葱、枸杞子、杜仲,共煮至肉熟烂拣出杜仲,盛入汤盆即成。

〔功效〕　养阴益气,肝肾同补,强壮筋骨,清热除痹。

(2)川芎白芷炖鱼头

〔用料〕　川芎、白芷,生姜 2 片,大个鱼头(约 250g)。

〔制法〕　药材洗净,稍浸泡,鱼头洗净去腮,置油锅煎透,淋上一些绍酒。然后一起与生姜放进炖盅内,加入冷开水 1250ml(约 5 碗水量),加盖隔水炖约 2h,调入适量食盐和生油即可。

〔功效〕　活血祛风。

(3)三七丹参粥

〔用料〕　三七 10～15g,丹参 15～20g。

〔制法〕　洗净，加入适量清水煎煮取浓汁，再把米300g加水煮粥，待粥将成时加入药汁，共煮片刻即成。每次随意食用，每日1剂。

〔功效〕　活血化瘀，祛痰通络。

(二)颈椎病的护理

1. *精神护理*　颈椎病是一种慢性疾病，症状表现复杂，容易反复，许多患者容易产生悲观急躁情绪，因此在治疗颈椎病的同时，还应考虑患者的心理作用，在精神上对患者进行疏导；颈椎病的发生是一个慢性过程，病程较长，治疗与恢复需要一定的时间和过程，对患者进行颈椎病的宣传及教育，让患者消除悲观心理，树立对颈椎病痊愈的信心，同时坚持治疗，以免情绪上的波动影响疗效，还要对患者加强诱导，更多地培养生活兴趣，从而在精神上获得生活的乐趣及信心，平时保持心情平和舒畅，以利于疾病的恢复。

2. *临床护理*　主要在于颈椎病造成的疼痛表现，在护理上除了颈椎牵引法解除颈部肌肉痉挛，增大椎间隙以减轻椎间盘对神经根的压迫，减轻神经根的水肿，增加舒适感；疼痛明显的患者可给予口服非甾体类消炎镇痛药；同时热敷等理疗可促进局部血液循环，减轻肌肉痉挛，也可缓解疼痛。

对于一些颈椎不稳定者，限制颈椎的活动，防止颈部脊髓或神经根的进一步损伤；有痉挛步态者行走时要陪同患者，并提供拐杖、步行器等帮助行走，防止摔伤跌倒；鼓励患者生活自理。

对颈椎病患者进行健康教育，向患者讲解颈椎病的诱因、病因，指导患者避免诱因的方法，教给患者活动时保护颈部的方法，告诉患者不要使颈部固定在任何一种姿势过久，避免猛力转头动作；睡眠时注意枕高，平卧时不可过高，使颈部过屈，侧卧时不可过低，枕高宜与一侧肩宽相平；日常生活中注意主动加大颈部活动范围，锻炼颈部肌肉；加强颈部肌肉的功能锻炼，方法是先慢慢向一侧转头至最大屈伸、旋转度处，停留数秒，然后缓慢转至中立位,再转向对侧。每天重复数次。

向患者解释颈椎病的恢复过程是长期和慢性的,并且在恢复过程中可能还会有反复,应做好心理准备,不必过分担忧。

第四节 腰椎病

腰椎病是老年人的常见病、多发病,其主要症状为疼痛、功能障碍、发热,甚至大小便失禁。人们日常生活中许多原因都会引起颈腰背痛,虽然大多数患者不需要手术治疗,但足以影响身心健康,影响工作、学习和休息。常见的腰椎病有:腰椎间盘突出症、腰椎管狭窄症、腰肌劳损、腰椎压缩性骨折、腰椎滑脱、椎体骨质疏松症、强直性脊柱炎、腰椎肿瘤等。

一、西医诊断

(一)临床表现

1. 疼痛 腰椎病患者大多因疼痛来就诊。疼痛的部位、范围、程度及其性质多能提示疾病发生的部位及程度。

(1)单纯腰痛:单纯腰痛其病变多局限于腰背部。例如腰背部筋膜纤维质炎、肌肉筋膜韧带劳损、腰椎感染、腰椎椎体骨折、类风湿关节炎、强直性脊柱炎等所引起的腰痛,往往疼痛部位多局限于腰部。

(2)腰腿疼痛:腰部病变影响神经根或马尾神经可引起腰痛伴有下肢放射痛,多见于腰椎间盘突出症和腰椎管狭窄症。另外,椎管内感染、肿瘤、结核,腰椎椎管内的神经肿瘤,继发性粘连性蛛网膜炎,畸形压迫腰神经根,腰椎外伤损伤脊髓神经等,均可出现不同程度的腰腿痛。

(3)单纯下肢痛:部分中老年人在神经受压的早期并不出现症状,仅表现为单纯的下肢麻木、疼痛、板滞,而无明显腰痛,这种现象可能是因为长期慢性脊髓、神经受到压迫,机体耐受。因此,我们在遇到单纯下肢疼痛不适的患者时应注意腰部的检查,避免误诊漏诊而延误病情。

2. **功能障碍**　腰椎病患者因局部疼痛而影响腰部活动极为常见,由于疼痛的存在,往往各种功能障碍并存。主要有以下几种情况。

(1)前屈功能障碍:多见于腰椎间盘突出症、腰椎椎体后缘重度增生、后纵韧带钙化及椎体后方的肿瘤、结核等占位性病变。

(2)后伸功能障碍:多见于原发性、继发性腰椎管狭窄症、椎弓根部的占位性病变。

(3)旋转功能障碍:多见于急性腰部扭伤及腰椎小关节滑膜嵌顿,多与前屈、后伸障碍并见,常有突然发作、转腰不利,静卧则疼痛明显减轻。

(4)行走功能障碍:行走功能障碍中若见步态不稳或步履蹒跚者,应当设法排除颅脑、脊髓病变、下肢血管病变的可能。若有行走时足下垂不能背伸者,应考虑腓总神经损伤的可能。

(5)仅能卧床不能站立:此类症状多见于腰椎重度滑脱、骨质疏松症、重度腰肌劳损及部分肿瘤疾病等。

(6)仅能站立活动不能平卧:活动后疼痛减轻,平卧加重。可见于脊髓内神经肿瘤。

3. **发热**　脊柱结核可以引起长期低热或潮热,并伴腰痛及活动障碍;手术后感染可在术后 3～7d 引起发热,发病较突然;类风湿关节炎可引起长期反复低热,并伴晨僵、皮下结节等症状。

4. **大小便控摄障碍**　在腰椎病中,若脊髓损伤、功能减退及丧失,可引起部分患者大小便失禁或秘结,小便潴留。

(二)临床检查

1. **视诊**　主要查看腰椎生理曲度、畸形、姿势、步态、活动度等。如骶尾部隆起多见于各种脊椎裂、畸胎瘤及脊索瘤者;腰骶部丛毛或色素沉着,多见于隐性脊椎裂者;窦道及隆起多见于脊柱结核及腹膜后脓肿者。观察患者的姿势有利于对各种疾病的诊断,例如腰椎结核的患者在站立时始终保持腰段的略微前屈伸直状、坐位时常见向后的弧度;下腰部神经根损伤产生疼痛时则表现为患者不自觉地伸直腰部,并保持患肢的屈髋、屈膝的特有体位;脊柱侧弯的患者常可见到站立和坐位时两侧肩膀的高低不对称。临床上常见有鉴别意义的步态主要有痉挛步态、共济失调步态、垂足步态、基底结病变步态。脊柱的功能活动包括:①前屈:正常情况下,腰部呈弧形,一般为 90°。②仰伸:正常范围为30°。③侧弯:正常时左右各 30°。④旋转:双肩连线与骨盆横径所成的角度,一般为 30°。

2. 触诊 通过触诊可以判定棘突有无偏移、后突、确定其顺序数;棘突肌有无痉挛、触痛及敏感区;有无压痛点,从而有助于对疾病的性质、程度及部位进行推断。

3. 叩诊 通过叩诊可以发现深部组织的病变,多用于对脊柱骨折、结核及肿瘤患者的检查。

(三)特殊试验

1. 直腿抬高试验 患者仰卧位,两下肢伸直靠拢,检查者用一手握患者踝部,一手扶膝保持下肢伸直,逐渐抬高患者下肢,正常者可以抬高 70°～90°而无任何不适感觉;若小于以上角度即感该下肢有传导性疼痛或麻木者为瘀血,多见于坐骨神经痛和腰椎间盘突出患者。若将患者下肢直腿抬高到开始产生疼痛的高度,检查者用一手固定此下肢保持膝伸直,另一手背伸患者距小腿关节,放射痛加重者为直腿抬高踝背伸试验(亦称加强试验)阳性。该试验用以鉴别是神经受压还是下肢肌肉等原因引起的抬腿疼痛。

2. 拾物试验 让患者站立,嘱其拾起地上物品。正常人可因两膝微屈,弯腰拾物;若腰部有病变,可见腰部挺直、双髋和膝关节微屈的姿势去拾地上的物品,此为该试验阳性。常用于检查脊柱前屈功能有无障碍。

3. 仰卧挺腹试验 通过增加椎管内压力,刺激神经根产生疼痛,以诊断椎间盘突出症,具体操作分 4 个步骤。第 1 步:患者仰卧,双手放在腹部或身体两侧,以头枕部和双足跟为着力点,将腹部和骨盆用力向上挺起,若患者感觉腰痛及患侧传导性腿痛即为阳性。若传导性腿痛不明显,则进行下一步试验。第 2 步:患者保持挺腹姿势,先深吸气后暂停呼吸,用力鼓气,直至脸面潮红约30s,若有传导性腿痛即为阳性。第 3 步:在仰卧挺腹姿势下用力咳嗽,若有传导性腿痛即为阳性。第 4 步:在仰卧挺腹姿势下,检查者用手轻压双侧颈内静脉,若出现患侧传导性腿痛即为阳性。

4. **背伸试验**　患者站立位,让患者腰部尽量背伸,如有后背疼痛为阳性。说明患者腰肌,关节突关节,椎板,黄韧带,棘突、棘上或棘间韧带有病变,或有腰椎管狭窄症。

(四)影像学检查

1. **腰椎 X 线片检查**　是腰痛患者的最基本的常规辅助检查手段。骨组织是人体的硬组织,含钙量多,密度高,X 线不易穿透,与周围软组织形成良好的对比条件,通过 X 线不仅能明确病变的部位、类型、性质、范围、程度及与周围软组织的关系,还可作为治疗前与治疗后或手术前后对比的客观手段,并有助于疗效和预后的判定。阴性结果也有助于对疾病的诊断与鉴别诊断。

2. **CT**　可以比较明确地获取椎体、椎管及神经根管等组织的直径与横径等有关数据。可判定椎管内有无占位性病变及其范围与性质。可观察骨折块(片)的移位情况,尤其是椎体后缘及椎板骨折片的移位较之 X 线片有绝对的优越性。如配合使用刺激较小的非离子碘造影剂,不仅影像更为清晰,且可观察椎管各组织的全貌。

3. **磁共振**　MRI 较 CT 更为先进,且图像十分清晰,可检查脊髓本身发生的病变,有利于对患者的早期诊断。

4. **其他检查**　脑脊液检查、肌电图、云纹摄影、放射性核素骨现象、骨密度、脊髓造影等。

二、中医诊断

中医学对腰痛早有认识,有"腰为肾之府""肾主腰脚""凡腰痛病有五"等论点。认为引起腰痛有多种病因,与肾虚、外伤劳损、外感风寒湿邪、脏腑经络有密切关系。在辨证施治时应重视气血损伤、风寒湿邪和肾气内虚三方面。

(一)病因

1. **外邪侵袭** 多由居处潮湿,或劳作汗出当风,衣着单薄,或冒雨着凉,或暑夏贪凉,腰府失护,风、寒、暑、热之邪乘虚侵入,阻止经络,气血运行不畅而发腰痛。湿性黏滞,所以感受外邪多离不开湿邪为患。

2. **体虚年衰** 先天禀赋不足,加之劳役负重,或久病体虚,或年老体衰,或房事不节,以致肾之精气亏虚,腰府失养。诚如《景岳全书·杂症谟·腰痛》言:"腰痛之虚证十居八九,但察其既无表邪,又无湿热,而或以年衰,或以劳苦,或七情忧郁所致者,则悉属真阴虚证。"

3. **跌仆闪挫** 举重,暴力扭转,坠堕跌打,或体位不正,用力不当,摒气闪挫,导致腰部经络气血运行不畅,气血阻滞不通,瘀血留滞而发生疼痛。

(二)病机

1. **病位** 病位在腰,为肾之府。

2. **基本病机** 外感腰痛的主要发病机制是外邪痹阻经脉,气血运行不畅,总离不开湿邪为患;内伤腰痛多因肾精气亏虚,腰府失其滋润、濡养、温煦,内伤不外乎肾虚。病理性质,外感属实,内伤属虚或虚实夹杂。

(三)辨证分型

腰痛病因主要分为外感、内伤与跌仆闪挫。外感者,多起病较急,腰痛明显,常伴有感受寒湿之邪的症状;内伤者,多起病隐袭,腰部酸痛,病程缠绵,常伴有脏腑虚损症状,多见于肾虚;外伤者,起病急,疼痛部位明显,瘀血症状明显,常有外伤史。因此,腰痛的辨证分型主要为寒湿腰痛、湿热腰痛、瘀血腰痛、肾虚腰痛(肾阴虚腰痛,肾阳虚腰痛)等。

三、西医治疗

(一)药物治疗

根据疾病的不同类型和不同时期,可选用不同的药物。治疗腰椎病的常用药物有以下几个大类。

1. 消炎镇痛类药物　该类药物种类很多,由于能有效地抑制前列腺素合成酶(环氧酶)的活性,使前列腺素(PG)的合成减少,因此可有效地缓解轻、中度钝痛,如关节痛、肌肉痛、牙痛、头痛、痛经等,特别是对局部非细菌性炎症既有较好的镇痛作用,还有良好的抗感染作用。因此该类药物具有良好的抗感染、镇痛、解热和抗风湿作用,常用于治疗各种急慢性疼痛。一般不产生依赖性和耐受性。但对外伤剧痛和内脏痛效果较差。

(1)吲哚美辛(消炎痛):片剂常用剂量为每次 25mg,每日 3次。老年高血压患者和胃、十二指肠溃疡慎用。吲哚美辛(消炎痛)栓剂可直肠给药,肠黏膜直接吸收,从而可避免药物对胃肠道的刺激。每次 1 枚,每日 1 次。

(2)双氯芬酸(扶他林):肠溶片最初每日剂量为 100～150mg。对轻度患者或需长期治疗的患者,每日剂量为 75～100mg。通常每日剂量分 2～3 次服用。为了减少夜间疼痛和晨僵的发生,日间可用片剂治疗,同时睡前使用栓剂作为辅助治疗(每日剂量最高不超过 150mg);缓释剂每次 75mg,每日 1 次。缓释片推荐剂量为每日 1 次,每次 75mg;最大剂量为 150mg,分 2次服用。

2. 中枢性肌肉松弛药　作用于中枢神经系统的多突触通道而产生肌肉松弛作用,适用于各种软组织挫伤、扭伤、运动肌肉酸痛、肌肉劳损所致的疼痛,由中枢神经病变引起的肌肉痉挛及慢性筋膜炎等。不良反应以恶心等消化道症状为主,其次是头晕、嗜睡等神经系统反应,停药后可缓解。

(1)氯唑沙宗片:常用剂量为每次 200mg,每日 3 次。

(2)盐酸乙哌立松(妙纳):常用剂量每次 50mg,每日 3 次。

(3)来澳力素片:成年人初始剂量为每次 5mg,每日 3 次,每隔 3d 增加 5mg,维持量每日 30~70mg。

3. 利尿脱水药 利尿脱水药可以消除急性神经根炎症水肿,对腰椎病急性发作期、腰椎间盘突出症等具有快速缓解症状的作用。

(1)50%葡萄糖溶液:静脉推注,每次 20~40ml,每日 2~3 次。

(2)20%甘露醇:常用作静脉滴注,每日 1 次,重者 8~12h 1 次,必须加压快速滴入,慢滴疗效差。

(3)β-七叶皂苷钠:20~30mg 加入 500ml 10%葡萄糖溶液中静脉滴注,每日 1 次。

(4)呋塞米(速尿):常用 20mg 入壶,每日 1 次。或每日 20mg 口服,每日 2~3 次。

4. 激素类药物 具有消除神经根水肿、缓解疼痛的作用。还用于腰椎病急性期,无激素禁忌证的患者,常与脱水剂合并使用。

(1)泼尼松(强的松):常用剂量为每日 5~60mg,早晨 8 点 1 次服用;或晨服 2/3 量,晚上再服余下的 1/3 量。

(2)地塞米松:常用剂量为口服每次 1.5~3mg,早晨 1 次服用,或者分早、中 2 次服用,肌内注射为每次 5~10mg。

5. 维生素类药物

(1)维生素 B_1:能促进神经组织的能量供应,改善神经组织的代谢和功能。常用剂量为每次 30mg,口服,每日 3 次;肌内注射为每次 100~200mg,每日 1 次。

(2)维生素 B_6:可以合成多种转氨酶的辅酶,并对细胞免疫和体液免疫的建立和维持有一定的作用,可调整自主神经功能。常用剂量为每次 10mg,口服,每日 3 次。

(3)甲钴胺(弥可宝):为细胞生长分裂和维持神经组织髓鞘完整所必需。常用剂量为每次 500μg,口服,每日 1 次。

(4)维生素 C:产于胶原蛋白的合成,有清除自由基的作用。常用剂量为每次 100～300mg,口服,每日 3 次。

(5)维生素 E:为维持骨骼肌、平滑肌及外周血管系统的构造和功能所必需,有增强机体免疫功能和清除自由基的作用,临床常作为治疗肌痉挛、改善肌力及治疗运动神经元疾病的辅助用药。常用剂量为每日 100mg,口服。

(二)物理治疗

1. 直流电和药物离子导入法　使用低电压的平稳直流电作用于人体以治疗疾病的方法。通过直流电还可以将药物离子导入人体。具有镇痛、软化瘢痕、加速神经的生长和骨骼愈合、兴奋运动神经和肌肉及调整自主神经紧张度等作用。直流电药物离子导入兼有直流电和药物的双重作用。

2. 红外线　红外线主要起热的作用,可以抗感染消肿,降低神经末梢兴奋性;临床上主要用于扭挫伤、肌肉劳损、神经炎、神经痛、关节炎等。

3. 激光　激光疗法的基本生物效应包括光效应、压力效应、热效应和电磁效应四个方面,激光疗法就是利用这些生物效应对局部组织或经络穴位进行照射治疗、具有增强组织代谢和抗感染、镇痛、消肿、促肉芽生长及加速伤口愈合等作用。

4. 超声波　超声波疗法的作用基础是机械作用、热作用和理化作用。其温热作用能加速局部血液循环,增强代谢和细胞的吞噬能力,使炎症的酸性向碱性转化,因而可抗感染、镇痛。其机械振荡可起到按摩作用,对血液和淋巴循环、组织代谢等都有良好的作用。其理化作用能使组织 pH 向碱性变,有利于缓解局部酸性代谢产物堆积所造成的不利影响。临床上用于扭伤、硬结、粘连、瘢痕、韧带损伤及钙化等。

5. 液态石蜡疗法 利用加热溶解的液态石蜡为导热体,对机体产生温热作用和机械压迫作用,使局部体温升高、血管扩张、血流加速、组织代谢和细胞通透性加强。因而具有温经散寒、消肿镇痛和解痉镇痛的作用。本法的热作用强,维持时间长,并且可以对深 0.2～1.0cm 的组织起作用。液态石蜡疗法尚可润泽皮肤,使皮肤柔软而富有弹性,对肌肉僵硬、皮肤瘢痕、肌腱萎缩和关节强直有软化松解的作用,对腰扭伤、慢性腰痛和肋软骨炎有较好的疗效。

6. 电刺激疗法 适当的低频脉冲电刺激病变的神经、肌肉,可使之兴奋,发生收缩反应,从而促进病区的血液循环,改善肌肉营养,同时促进神经功能的恢复,锻炼肌肉,增加肌力,矫正脊柱畸形。

7. 水疗 利用水的温热刺激、水的机械作用和水的浮力,使肌肉、关节和肢体功能得以康复。

四、中医治疗

(一)治疗原则

腰痛治疗当分标本虚实。感受外邪属实,治宜祛邪通络,根据寒湿、湿热的不同,分别予以散寒行湿、清热利湿;外伤腰痛属实,治宜理气通络,活血祛瘀为主;内伤致病多属虚,治宜补肾为主,兼顾肝脾;虚实兼见者,宜辨主次轻重,标本兼顾。

治疗腰痛应注意补肾固本。但在外邪偏盛时,则应急则治其标,先祛邪,后治本。

(二)辨证论治

1. 寒湿腰痛

[临床表现] 腰部冷痛重着,转侧不利,逐渐加重,静卧病痛不减,寒冷和阴雨天则加重。舌质淡,苔白腻,脉沉而迟缓。

[治则治法] 散寒行湿,温经通络。

[中药处方] 甘姜苓术汤加减。

[处方用药] 干姜、桂枝、甘草、牛膝、茯苓、白术、杜仲、桑寄

生、续断。

　　[临证加减]　若寒邪偏胜,腰部冷痛,拘急不舒,加熟附片、细辛温经散寒;湿邪偏胜,腰痛重着,苔厚腻,加苍术、薏苡仁燥湿散邪;年高体弱或久病不愈,肝肾虚损,气血亏虚,兼见腰膝酸软无力,脉沉弱等症,宜独活寄生汤加附子。

　　2. 湿热腰痛

　　[临床表现]　腰部疼痛,重着而热,暑湿阴雨天症状加重,活动后或可减轻,身体困重,小便短赤。苔黄腻,脉濡数或弦数。

　　[治则治法]　清热利湿,舒筋镇痛。

　　[中药处方]　四妙丸加减。

　　[处方用药]　苍术、黄柏、薏苡仁、木瓜、络石藤、川牛膝。

　　[临证加减]　热象偏重,舌质红、口渴、小便短赤,脉弦数,加栀子、萆薢、泽泻以助清利湿热,湿热之邪,蕴蓄日久,或热邪偏盛,耗伤阴津,腰痛伴咽干、手足心热,治当清利湿热为主,佐以滋补肾阴,酌加女贞子、墨旱莲。

　　3. 瘀血腰痛

　　[临床表现]　腰痛如刺,痛有定处,痛处拒按,日轻夜重,轻者俯仰不便,重则不能转侧。舌质黯紫,或有瘀斑,脉涩。

　　[治则治法]　活血化瘀,通络镇痛。

　　[中药处方]　身痛逐瘀汤加减。

　　[处方用药]　当归、川芎、桃仁、红花、䗪虫、香附、没药、五灵脂、地龙、牛膝。

　　[临证加减]　兼有风湿,肢体困重,阴雨天加重,加独活、秦艽、狗脊;腰痛日久肾虚,兼见腰膝酸软无力,眩晕、耳鸣,小便频数,加桑寄生、杜仲、续断、熟地黄,腰痛引胁,胸胁胀痛不适,加柴胡、郁金;有跌仆、扭伤、闪挫病史,加乳香、青皮行气活血镇痛;瘀血明显,腰痛入夜更甚,加全蝎、蜈蚣、白花蛇通络镇痛。

　　4. 肾虚腰痛

　　(1)肾阴虚

［临床表现］ 腰部隐隐作痛,酸软无力,缠绵不愈,心烦少寐,口燥咽干,面色潮红,手足心热。舌红少苔,脉弦细数。

［治则治法］ 滋补肾阴,濡养筋脉。

［中药处方］ 左归丸加减。

［处方用药］ 熟地黄、枸杞子、山茱萸、山药、龟甲胶、菟丝子、鹿角胶、牛膝。

［临证加减］ 肾阴不足,相火偏亢,可选知柏地黄丸或大补阴丸加减化裁;虚劳腰痛,日久不愈,阴阳俱虚,阴虚内热者,可选杜仲丸。

(2)肾阳虚

［临床表现］ 腰部隐隐作痛,酸软无力,缠绵不愈,局部发凉,喜温喜按,遇劳更甚,卧则减轻,常反复发作,少腹拘急,面色㿠白,肢冷畏寒。舌质淡,脉沉细无力。

［治则治法］ 补肾壮阳,温煦经脉。

［中药处方］ 右归丸加减。

［处方用药］ 肉桂、附子、鹿角胶、杜仲、菟丝子、熟地黄、山药、山茱萸、枸杞子。

［临证加减］ 肾虚及脾,脾气亏虚,腰痛乏力,食少便溏,甚或脏器下垂,应以补肾为主,佐以健脾益气,升举清阳,加黄芪、党参、升麻、柴胡、白术。

(三)中成药

目前市面上的中成药种类颇多,较常见的有:七厘散、伤湿止痛膏、伤科灵喷雾剂、独一味胶囊、跌打丸、虎力散、复方杜仲健骨颗粒、万通筋骨片、养血荣筋丸、云南白药、消痛贴膏、瘀血痹片、强骨胶囊、骨疏康颗粒、麝香壮骨膏、消痛贴膏、通络祛痛膏等。

(四)针灸治疗

1. 治则 寒湿腰痛温经散寒,瘀血腰痛活血化瘀,均针灸并用,泻法;肾虚腰痛益肾壮腰,针灸并用,补法。

2. 处方 以足太阳膀胱经腧穴为主:委中、肾俞、大肠俞、腰阳关、阿是穴。

3. 方义　委中是腰背足太阳经两分支在腘窝的汇合点，"腰背委中求"，可疏调腰背部经脉之气血；腰为肾之府，肾俞可壮腰益肾；大肠俞、腰阳关、阿是穴可疏通局部经脉、络脉及经筋之气血，通经镇痛。

4. 加减　寒湿腰痛加灸大椎温阳散寒；瘀血腰痛加隔俞活血化瘀；肾虚腰痛加灸命门益肾壮腰。

5. 操作　诸穴均常规操作；肾虚腰痛者，命门穴以隔附子灸法为佳。

（五）名老中医经验举例

秦伯未医案　患者男性，劳动后忽觉腰部酸痛，逐渐转侧俯仰困难，开始以为扭伤，用推拿无效，转觉形寒，兼有低热。秦老按脉象浮数，依据太阳经受寒治疗，用羌活、桂枝、防风、小茴香、川芎、丝瓜络、葱白等。一剂得微汗，再剂即疼痛消失。

五、预防与护理

（一）腰椎病的预防

1. 定期进行健康检查，早发现，早治疗。

2. 改善姿势。不正确的姿势可以使椎间盘压力增大、肌肉紧张、关节受损。所以，保持良好的姿势对防止腰背疼痛非常重要。

3. 加强脊柱锻炼。①飞燕式：患者俯卧于木板床上，双手置于臀部，让患者同时挺胸仰头及双下肢呈伸直状后伸，此时由于双侧骶棘肌收缩而使全身仅腹部与床面接触，似飞燕展翅。②五点式：患者仰卧，双下肢呈屈曲状置于床上，以双足、双肘及头部作为支点，通过挺胸及双侧骶棘肌收缩，使人体呈弓形。③三点式：以头和双足为支点，挺腹，骶棘肌收缩。

4. 加强腿部力量锻炼。除了躯干部锻炼，腿部肌肉在保持良好姿态的身体力学方面也起到重要的作用。强健的腿部力量能有效分担腰背部的负担。

5. 食饮有节,起居有常,房室有节。

(二)腰椎病的护理

1. 正确使用腰围 腰椎病发作及腰椎术后,给予必要的制动和固定,有利于创伤和局部炎症的恢复,避免外伤。而在缓解期,应进行适度锻炼。

2. 选择合适的床垫 对于腰痛的患者来说,应选择硬度适中的床垫,要能支撑起腰部,不要太软而让腰部陷下去。

第4章

老年综合征的评估

老年人的疾病谱不同于年轻人,临床上不仅有急性与慢性疾病,还有老年综合征。在老年人中常见老年综合征,是多种诱因累积的结果,并易被急性疾病所诱发。

任何患者的诊断过程都是复杂的,由于老年人有多种疾病,可能掩盖或增加其他疾病的症状,老年人的疾病诊断则更具有挑战性。老年人临床表现不典型,多为非特异性的症状、体征和综合征。因此,与识别每一种疾病传统的临床评价相比,临床评估则是鉴别损害、疾病及妨碍患者选择和治疗目标达成一致的有效方式。

第一节 老年脏腑功能评估

老年人在器官老化和患有多种慢性疾病的基础上,由于某种诱因激发,在短时间内容易出现两个或者两个以上脏腑序贯或同时出现功能不全或衰竭的临床综合征,它是老年危重病患者死亡的重要原因。因此,对老年人的脏腑功能评估具有一定作用。

一、脑功能评估

脑功能的评估需要结合详细的神经系统检查。在检查中需要认真询问认知、行为和运动障碍的病史,目的是明确相应的病变部位。解剖学的特征对缓慢进展的神经退行性疾病的正确评估很重要。随着疾病的进展,不同变性疾病可能表现出相类似的症状和体征而使诊断更加困难。例如,早期病史提供的反复跌跤,提示进行性核上性麻痹(PSP)和血管性痴呆,但多数痴呆疾病都与基底节病变有关,因而其诊断价值在下降。因此最早出现的症状,无论是认知、行为还是运动症状都应该重视。脑血管疾病的评估,神经系统检查非常关键。如通过运动检查能鉴别出病变在锥体系还是锥体外系,同样也能鉴别痴呆可能是颞叶痴呆,还是路易体痴呆(DLB)、皮质基底节变性(CBD)或 PSP所致。脑神经检查包括眼球运动的范围和凝视障碍,如眼球垂直运动障碍,但保留头眼反射便是 PSP 的特征,而眼球水平方向运动障碍则提示 CBD。

脑功能评估包括认知障碍评估、行为症状评估。

1. 认知障碍评估　包括记忆障碍、语言障碍、视空间障碍、执行功能障碍和注意力障碍评估。病史询问还应了解自主神经功能障碍和睡眠障碍,特别强调是否有与快速眼动睡眠及睡眠呼吸暂停疾病有关的症状。

2. 行为症状评估　对非阿尔茨海默病的神经变性疾病至关重要。颞叶痴呆是年龄小于 60 岁的患者最常见的痴呆。行为改变和人格改变是该病最常见的症状。在评估人格改变时,临床医师应先了解患者发病前的性格特征。人格和行为的改变主要表现在情节记忆缺失、感知能力下降,这些均是额叶和前颞叶病变所致。

通过认知、行为障碍病史和神经系统检查,尤其是早期症状可以诊断少数神经变性疾病。多数情况下,需要结合影像学和实验室检查进一步评估脑功能。

二、心功能评估

(一)心脏解剖学与年龄相关的改变

1. 心脏重量增加,左心室重量和左心室壁厚增加;轻度肥大。

2. 纤维化,心肌胶原的积累。

3. 左心室腔容积减小,心脏长轴缩短,主动脉右移并扩张,左心房扩张,间隔老化。

4. 瓣膜叶和瓣膜环的钙化和脂肪变性。

5. 冠状动脉扩张和钙化。

6. 传导系统。特殊细胞和纤维细胞的纤维化和丢失;窦房结处75%起搏细胞丢失;房室结和左心室肌束的纤维化。

(二)心血管生理功能的年龄相关性改变

1. 最大心排血量降低。

2. 最大心率降低。

3. 最大射血分数降低。

4. 左心室硬度增加和舒张功能降低。

5. 血管反流增加。

6. P-R、Q-RS和Q-T间期延长;电轴左偏。

7. 动脉硬化及动脉阻力增加。

8. 收缩压升高。

(三)心功能分级

1. 目前主要采用美国纽约心脏病学会(NYHA)1928年提出的一项分级方案,AHA心功能分级。主要是根据患者自觉的活动能力划分为四级。

Ⅰ级:患者患有心脏病,但活动量不受限制,平时一般活动不引起疲乏、心悸、呼吸困难或心绞痛。

Ⅱ级:心脏病患者的体力活动受到轻度的限制,休息时无自觉症状,但一般体力活动下可出现疲乏、心悸、呼吸困难或心绞痛。

Ⅲ级：心脏病患者体力活动明显受限，小于平时一般活动即引起上述的症状。

Ⅳ级：心脏病患者不能从事任何体力活动。休息状态下出现心力衰竭的症状，体力活动后加重。

2. 客观地评估心功能，即根据客观的检查手段如心电图、负荷试验、X线、超声心动图等来评估心脏病变的严重程度，分为A、B、C、D四级。

A级：无心血管疾病的客观依据。

B级：客观检查示有轻度的心血管疾病。

C级：有中度心血管疾病的客观依据。

D级：有严重心血管疾病的表现。

三、肺功能评估

衰老对肺功能的影响：最大呼气流速下降；功能残气量（FRC）和残气量（RV）增加，肺活量（VC）更低，肺总量（TLC）稳定；弥散量（氧摄取）更低；通气/灌注（V/Q）不匹配导致更低的氧分压（PO_2）和动脉血红蛋白氧饱和度（SpO_2）不变；呼吸肌强度和耐力更低；胸壁更僵硬（顺应性更小）；肺组织顺应性增加（肺组织回缩力的丢失）；呼吸动力减少；气道反应增加。

肺功能评估见图 4-1。

四、肾功能评估

(一)衰老对肾功能的影响
肾血流量下降；肾小球滤过率下降；肾小管转运功能下降。

(二)慢性肾病分期
慢性肾病为肾损伤或肾功能降低超过 3 个月；肾衰竭为肾小球滤过率<15ml/min。慢性肾病分期详见表 4-1。

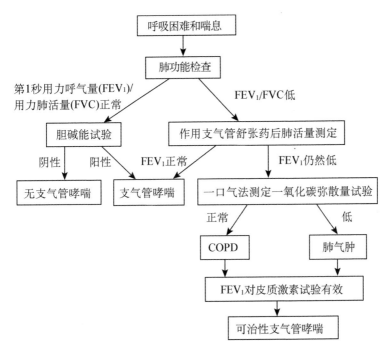

图4-1 肺功能评估

注:通过肺功能检查,胆碱能试验,支气管舒张药后肺活量测定,一口气法测定一氧化碳弥散量试验可以评估肺功能异常后出现的肺部疾病

表4-1 慢性肾病分期

分期	描述	GFR [ml/(min·1.73m²)]	说明
1	肾损伤指标(+),GFR正常	>90	GFR无异常,重点诊治原发病
2	肾损伤指标(+),GFR轻度降低	60~89	减慢CKD进展,降低心血管病风险

续表

分期	描述	GFR [ml/(min·1.73m²)]	说明
3	GFR 中度降低	30～59	减慢 CKD 进展,评估治疗并发症
4	GFR 重度降低	15～29	综合治疗,治疗并发症
5	肾衰竭	<15 或透析	透析前准备及透析治疗

总之,肾病和肾衰竭是老年人群的主要疾病,对所有老年人患者的肾小球滤过率均应进行评估。

第二节　老年躯体功能评估

老年躯体功能评估是老年综合评估的重点。通过该项评估,可以确定受评估对象在躯体功能方面所具有的能力和存在的问题,以制订完善的老年病诊治措施、中期照护计划和长期随访方案。老年躯体功能评估包括日常生活活动能力评估、运动功能评估、平衡评估、步态评估、吞咽功能评估、视听功能评估等。

一、日常生活活动能力评估

日常生活活动能力评估包括:基本日常生活活动能力、工具性日常生活活动能力和高级日常生活活动能力三个层次。基本日常生活活动能力评估量表包括 Barthel 指数,Katz 指数,Katz ADL 评分,Kenny 自我照料指数。工具性日常生活活动能力评估量表包括 Lawton-Brody 工具性日常生活活动能力评估量表、Frenchay 活动指数,社会功能活动问卷,Lawton IADL 量表。高级日常生活活动能力评估量表是基本日常生活活动能力与工具性日常生活活动能力评估量表的有效整合与利用,或是躯体功能、语言功能、认知功能和社会活动能力等结合的应用量表,包括PULSES 评定量表、功能独立性量表、功能性评估分级。

二、运动功能评估

运动功能评估包括肌力、肌张力、关节活动度评估。肌力评估包括肌力分级法、肌无力评分、肌无力功能评分。肌张力评估为改良 Ashworth 量表。关节活动度评估包括简式 Fugl-Meyer运动功能评价法、卒中患者运动评分表、脑卒中残损评定法。

三、平衡评估

平衡评估包括闭目直立试验,过指试验,直立伸臂试验,行走试验,瘘管试验,前伸功能试验,垂直书写试验,Fugl-Meyer 平衡量表,Berg 平衡量表,Tinetti 平衡量表。

四、步态评估

步态评估包括 Tinetti 步态量表。

五、吞咽功能评估

吞咽功能评估包括医疗床旁吞咽评估量表,吞咽困难分级量表,洼田饮水试验,洼田吞咽能力评定法,吞咽障碍程度分级,吞咽困难评价方法,吞咽困难功能分级,吞咽功能七级分级标准,脑卒中患者神经功能缺损程度评分标准中的吞咽困难量表。

六、视听功能评估

视功能评估常用国际标准视力表。听功能评估包括自我听力评估、语言检查法,表测试,音叉试验,纯音听力计检查法,阈上听功能测试,言语测听法,耳声发射检测法、声阻抗-导纳测试法和电反应测听法等。其中前四种方法比较简单实用。

第三节　老年精神心理评估

老年精神心理评估是评估老年个体的精神状态和心理过程，用于判断是否患有精神或心理障碍及其严重程度，包括认知、情绪情感、精神行为等方面的问题，观察病情演变和评价治疗效果。做到总体把握，为疾病诊断、医患沟通奠定良好的基础。精神心理评估包括认知功能评估、情绪情感评估、个性评估、压力评估、自我概念评估。

一、认知功能评估

年龄很大程度上影响老年人的认知功能，自然衰老与认知功能的下降密切相关，正规全面的认知评估有助于与痴呆相鉴别。其评估方法包括：临床痴呆评定量表，全面衰退量表，简易智能评估量表，简易心智状态问卷调查表，画钟试验，简明认知评估量表，蒙特利尔认知评估，简短智能测验，全科医师认知评估，Addenbrooke 认知检查，Rowland 通用痴呆评估量表。

二、情绪和情感评估

情绪和情感健康是身心健康的重要标志。研究者对于情绪情感的评估应从认知、社会、生物和情感多方面进行，目前还不成熟。抑郁和焦虑的评估可作为参考。

三、个性评估

个性是具有一定倾向性的比较稳定的综合心理特征。其评估方法包括晤谈法，客观评定法，明尼苏达多相人格调查表，加州心理调查表，艾森克人格调查表，国际人格障碍检查表，卡特尔 16 项人格因素问卷。

四、压力评估

适度的压力有助于机体适应能力的提高,是一切生命生存和发展的必需。但长期处于较强的压力之中的机体,则因适应不良导致身心疾病。压力评估包括压力源与压力应对评估。压力源评估包括交谈法,生活事件量表;压力应对评估包括交谈法与Jaloviee应对方式量表,特质应对方式问卷,医学应对问卷。

五、自我概念评估

自我概念是个体对自己的个性特征、身体特征和社会角色的认知与评价,并受到价值观、信念、文化及他人对个体评价的影响。自我概念关系到老年人的主观幸福感,自我概念紊乱可极大地影响老年人维持健康的能力和康复能力。因此自我概念评估是老年心理评估的重要组成部分。其评估方法包括交谈法、观察法、Rosenberg自尊量表、自信心测试问卷、自尊量表。

第四节 老年综合征常见危险因素评估

进入老年期后,老年人的机体逐渐老化、免疫功能下降、各器官和组织功能减退等,导致老年人处于疾病前期,任何一种危险因素作用于老年人都可能引起老年病的发生,使老年人向疾病期过渡。因此,评估老年疾病的影响因素至关重要。

一、性别与年龄

调查显示,世界绝大多数地区,高血压与冠心病患者男性高于女性。无论男女,平均血压随年龄增长而增高,其中收缩压增幅比舒张压显著。人群血压从40岁开始明显增高,60岁以上男性及绝经后女性血压升高的危险因素增多。冠心病是老年人易患疾病,其发病率是青少年的几十倍。女性糖尿病患病率高于男性,年龄越大糖尿病患病率越高。随着年龄增长,骨关节炎的患病率显著增高,女性骨关节炎患者所累及的关节比男性更多。

二、地 区

我国高血压患病率北方高于南方,沿海地区高于内陆,城市高于城镇,城镇高于农村。

三、职 业

从事脑力劳动、工作紧张和职业压力大的人群,高血压、心血管病的发病率较高。长期从事反复动作工作的人群对关节过度使用易引起骨关节炎。

四、饮食因素

摄入较多钠盐,长期喝咖啡,膳食中缺少钙、镁,饮食中饱和脂肪酸过多,均可使血压升高。经常吃鱼的地区,血压水平较低,与摄入含硫氨基酸的鱼类蛋白质有关。糖类摄入过多,易引起高脂血症,动物脂肪摄入过多与高胆固醇血症关系密切。食量大易患冠心病。

五、吸烟与饮酒

吸烟者高血压及急性心肌梗死的发病率比不吸烟者高 8～10倍。长期大量饮酒者高血压与冠心病患病率比不饮酒者高 2 倍以上。吸烟是目前公认的慢性阻塞性肺疾病的危险因素。长期大量吸烟或饮酒对糖尿病的发生有一定影响。吸烟与脑卒中存在直接因果关系。少量饮酒是脑卒中的保护因子,重度饮酒是出血性脑卒中与缺血性脑卒中的危险因素。

六、肥胖与超重

前瞻性研究表明,超重和肥胖是发生高血压与冠心病、2 型糖尿病的危险因素。肥胖最常继发高脂血症、高胆固醇血症。肥胖导致承重关节超负重引起骨关节炎。

七、遗传因素

流行病学研究提示高血压有明显的家族聚集性,双亲无高血压、一方有高血压与双亲有高血压,其子女高血压病的发病率分别为 3%、28%、46%。据报道,各种类型的高脂蛋白血症都可以发生遗传,国内常见的是家族性高胆固醇血症。有冠心病家族史的人群较无冠心病家族史的人群发生冠心病的危险性增加 2.0～3.9 倍。2 型糖尿病具有很强的遗传异质性。骨关节炎有很大的遗传性,不同部位遗传力不同,手部较高,膝部及髋部较低。

八、精神心理因素

精神压力增加可导致高血压发生。重度心理压抑可导致 2 型糖尿病的发生。

九、运　动

缺乏运动是高血压病的独立危险因素,引起血脂代谢异常。体力活动越少糖尿病患病率越高。高强度、对关节冲击力大的运动会增加创伤性关节退行性变的风险。

第五节　老年多重用药评估

老年人多药合用与不正确的药物用法、药物不良反应、依从性下降有关。老年人常诊治于多个医疗机构,并且他们可能把这些不同来源的药物一起服用。因此应对老年患者进行用药评估,在每次就诊时应带上所有近期治疗的药物(包括处方药和非处方药)。医师应针对这些用药记录中的药物目录进行核查,并在医疗记录上列出,在患者就诊时,用药目录上的问题便可提醒医师注意。在药物软件程序面世后,医师在开新药时可方便地评估可能的药物相互作用。同时使用 4 种或以上处方药或非处方药时应谨慎考虑,增加药物的种类将增加药物不良反应的危险。

第 5 章

老年退行性疾病诱发因素的控制

　　人口老龄化是众多国家共同面临的难题,2010 年 11 月第六次全国人口普查显示,我国人口 60 岁以上的比例为 13.26%,这一比例仍在继续增长,老年退行性疾病使老龄社会的问题更加凸显。衰老是生命周期必经的阶段,随着年龄增长,老年人不可避免地出现基因表达异常,细胞结构和功能改变,导致各器官功能出现减退,但通过控制老年退行性疾病的诱发因素可以延缓和预防老年退行性疾病的发生。

一、性别与年龄

　　阿尔茨海默病、老年期精神障碍、骨质疏松症、老年性骨性关节炎等常见老年退行性病变,女性患病率均较男性高。如骨质疏松症发病率同年龄女性大于男性,这主要与女性绝经后雌激素水平下降相关。雌激素对老年女性健康有至关重要的作用,参与多项机体功能调节,通过促进维生素 D 的生成和分泌降钙素,增加骨形成和抑制骨吸收,维持体内骨含量的稳定。另有研究显示,雌激素可增强胆碱能神经元功能,抑制 β-淀粉样肽的生成和氧化,同时减少脑小动脉平滑肌损伤,减少血小板凝集,改善脑缺血,因此推测雌激素水平下降与同龄老年女性阿尔茨海默病发病率高于男性相关。老龄对老年退行性病变有很大影响,随年龄增长骨量减少,营养摄入减少,性激素水平下降,肌肉失用,神经递质减少,脑老化都影响着老年退行性疾病的发生与发展。

二、饮食与生活习惯

步入老龄,消化功能减退,味觉敏感性下降,代谢功能改变导致营养物质摄入不足,需要通过均衡的膳食方式从食物中摄取多种维生素、微量元素和营养成分,预防骨密度降低,抵抗自由基生成,增强机体免疫功能,延缓衰老进程。而吸烟和饮酒可致钙、磷及维生素 D 在消化道吸收障碍。中国居民膳食指南就针对老年人群提出以下四点建议。

1. 食物需粗细搭配,松软易于消化吸收。
2. 合理安排饮食,提高生活质量。
3. 重视预防营养不良和贫血。
4. 多做户外运动维持标准体重。适量的运动可刺激骨骼产生机械性应力促进骨形成。规律运动可提高老年人的骨密度,选择适合的运动强度,逐渐增加运动频率和延长运动时间,能增加骨骼强度,从而减少骨质疏松和骨折的发生。

此外,通过户外活动,日光照射可促进体内维生素 D 的生成增加钙质的吸收。

由此可见,养成良好的饮食和生活习惯与老年退行性疾病的预防密不可分。对于老年患者需要鼓励其参与各种社会和日常生活活动,与人交流,完成力所能及的家务,保持患者日常生活能力,培养兴趣爱好,增加生活乐趣,利于改善病情,提高生活质量。

三、遗传和基因

遗传与基因在老年退行性疾病发病中起着重要作用。多项研究证实基因决定和影响骨骼的大小和结构,不但生长期骨峰值和绝经后骨量的下降有很强的基因背景,目前研究显示阿尔茨海默病为多基因遗传病,并发现多个具有明确关联的致病基因。遗传和基因与帕金森病和老年期精神障碍的发病也密切相关。

四、自然环境和社会环境

研究表明,我国南北方农村人群关节疼痛相比较,北方更普遍,北方腰椎疾病发病率是南方的 5 倍,考虑这一差异是由北方气候寒冷所致。我国既往回顾性研究显示,居住或工作暴露于钢铁厂、工业化学品厂、印刷厂者帕金森病发病率高,铝中毒,从事黏合剂、杀虫剂、化肥业是阿尔茨海默病的危险因素,纺织工人、售货员膝关节的患病率明显升高,重体力劳动使腰椎骨关节炎患病率成倍增加。这都提示环境因素、职业因素与老年退行性疾病发病密不可分。老年人被社会边缘化,空巢老人数量不断增加,常面对负性社会生活事件又缺乏社会系统支持,不能得到精神及物质的安慰,老年退行性疾病患者常伴发心理疾病不容忽视。

五、疾病和药物影响

老年人可患有多系统疾病,各种疾病可并发老年退行性病变,如炎性肠病患者常出现进食困难及营养不良,伴发骨质疏松症,糖尿病患者长期血糖控制不佳,可引起骨量减少、骨组织结构受损并发骨质疏松症。随着年龄的增长,老年人的药物吸收、分布、代谢及排泄都较前有明显改变,老年患者常服用多种药物,如使用吩噻嗪类药物(氯丙嗪、奋乃静等)甲氧氯普胺、利舍平、甲基多巴、桂利嗪、氟桂利嗪可增加帕金森病发病率。糖皮质激素可抑制骨形成,减少肠道钙吸收,肾排泄钙增加,导致骨质疏松。因此,在老年人药物治疗中应明确用药指征,权衡利弊,遵循个体化、小剂量原则,避免药源性疾病的发生。

六、老年退行性疾病的监测与筛查

老年综合评估是涵盖了老年人功能状态、平衡、步行障碍和跌倒评估、认知功能、抑郁和焦虑、多药共用、社会支持、营养、体重减轻、尿失禁、视力、听力、口腔、社交、环境、宗教信仰、生命末期治疗意愿、预后与患者治疗目标的多种评估,通过多学科的诊断治疗,及时全面地监测和筛查老年退行性疾病。

由此可见,影响老年退行性病变的不可控制因素包括种族差异、年龄、女性绝经后、家族病史等。可控制因素包括生活方式(吸烟、过度饮酒、咖啡及碳酸饮料、缺乏体力活动、饮食中的钙和维生素 D 的缺乏、居住环境)、低体重、性激素低下、疾病和药物的影响、心理学因素、环境污染等。控制可控因素是预防老年退行性疾病的关键。

中医学认为,脾主运化、统血,为气血生化之源,后天之本。肾藏精,主骨生髓,为生命活动之根,为先天之本。肝疏泄,主筋藏血,肝血不足,筋脉失养。老年人脾、肾、肝日渐衰惫,加之气血亏虚,脉络阻滞,难以养骨、荣筋。补益脾肾法贯穿于治疗老年疾病之中。《黄帝内经》中提出的"食饮有节,起居有常,不妄作劳""恬淡虚无,真气从之,精神内守,病安从来"养生理念,仍适用于现代老年退行性病变诱发因素的控制。

参 考 文 献

晁恩祥,孙塑伦,鲁兆麟.2011.今日中医内科[M].北京:人民卫生出版社.

陈簌,肖燕倩,夏翔.1999.治疗老年痴呆的经验[J].湖北中医杂志,21(3): 102-103.

陈浩.2014.抑郁症心理治疗新进展[J].学理论,29:53-55.

陈选宁,程维.2012.骨伤疾病康复指南丛书:颈椎病康复指南[M].武汉:湖北科学技术出版社.

陈元成.2009.颈椎病的药物治疗[A]//中国康复医学会颈椎病专业委员会,中国康复医学会第十一次全国颈椎病学术会议论文集[C].中国康复医学会颈椎病专业委员会,4.

陈直.2014.养老奉亲书[M].2版.北京:北京大学医学出版社.

董瑞,崔宇洁,左海燕.2009.骨质疏松症的影响因素及诊断治疗[J].医学综述,15(17):2645-2647.

杜晓红,梁飞宇,周素彬,等.2010.不同运动方式对中老年人骨密度的影响[J].浙江预防医学,22(8):16-18.

何颂华.姚培发.2007.治疗老年性痴呆经验采菁[J].中医文献杂志,25(2): 53-55.

黄晓琳,燕铁斌.2013.康复医学[M].5版.北京:人民卫生出版社.

黄雄,老帼慧.2015.抑郁症诊疗新进展[J].广东医学,36(1):4-5.

贾建平,陆璐,张逸,等.2012.美国国立老化研究所与阿尔茨海默病协会诊断指南写作组:阿尔茨海默病痴呆诊断标准的推荐[J].中华神经科杂志,45 (5):352-355.

贾建平.2010.中国痴呆与认知障碍诊治指南[M].北京:人民卫生出版社.

瞿伟,谷珊珊.2014.抑郁症治疗研究新进展[J].第三军医大学学报,36(11): 1113-1117.

李冬云,许晶.2009.老年抑郁症的诊断进展[J].国际精神病学杂志,36(3): 148-151.

李鹏飞.2013.三元参赞延寿书[M].福州:福建科学技术出版社.

李艳青.2014.中国森田疗法治疗抑郁症的研究进展[J].中国健康心理学杂

志,22(9):1429-1431.

罗永雄,罗青,龙卫芳,等.2006.物理疗法结合手法复位治疗椎动脉型颈椎病[J].中国康复,21(3):201.

马奎云,孙孝先.2014.新编颈椎病学[M].郑州:郑州大学出版社.

马永兴.2008.现代痴呆病学[M].北京:科学技术文献出版社.

孟庆春,柯新桥,李顺民,等.2011.内科疑难病中医治疗学[M].北京:中国医药科技出版社.

欧阳欣.1999.针刺治疗阿尔茨海默病临床疗效对照研究[J].中国针灸,19(7):399.

潘自勇.2011.颈椎病的影像诊断价值[J].实用医技杂志,18(2):139-140.

石学敏.2004.针灸学(供中医学专业用)[M].北京:中国中医药出版社.

屠佑堂.2013.中医实用诊疗大全[M].武汉:湖北科学技术出版社.

汪耀.2014.实用老年病学[M].北京:人民卫生出版社.

王冰.2008.黄帝内经[M].北京:中医古籍出版社.

王平,高建辉,郭铁,等.2013.物理疗法在神经根型颈椎病治疗中的应用研究[J].临床合理用药,6(12A):90-91.

王永炎,严世芸.2009.实用中医内科学[M].上海:上海科学技术出版社.

吴继全.2007.傅仁杰教授治疗老年性痴呆经验撷拾[J].实用中医内科杂志,21(5):14-15.

吴毅文,高晓平,杨金发,等.2010.非手术疗法治疗脊髓型颈椎病523例临床疗效观察[J].颈腰痛杂志,31(3):185-187.

夏仲.2014.老年抑郁症的治疗进展[J].四川精神卫生,27(3):附3-5.

徐荣明,廖旭昱.2012.颈椎病的临床特点和治疗[J].中国骨伤,25(9):705-707.

于天源.2005.按摩推拿学[M].北京:中国协和医科大学出版社.

袁普卫,刘德玉.2011.软组织伤病中医治疗学[M].西安:陕西科学技术出版社.

藏郁文.2003.中国针灸临床治疗学[M].青岛:青岛出版社.

张晋,刘方,周文泉.2011.老年病临证经验集[M].北京:科学出版社.

张鸣生.2001.颈椎病的物理治疗[J].现代康复,5(11):10-11.

张卫华.2009.颈椎病的诊断与非手术治疗[M].北京:人民军医出版社.

中国营养学会.2008.中国居民膳食指南[M].拉萨:西藏人民出版社.

周文泉,李祥国.2000.实用中医老年病学[M].北京:人民卫生出版社.

Alley DE, Chang VW. 2007. The changing relationship of obesity and disability, 1988-2004[J].JAMA,298:2020-2027.

Burns A, Lawlor B, Craig S.1999.Assessment Scales in Old Age Psychiatry [M].London:Martin Dunitz.

Cournil A, Kirkwood TBL.2001.If you would live long, choose your parents well[J].Trends Genet,17 (5):233-235.

Ellis G, Langhorne P. 2005. Comprensive geriatric assessment for older hospital patients[J].Br Med Bull,71:45-59.

Galvin JE, Malcom H, Johnson DK, et al. 2007. Personality traits distinguishing dementia with Lewy bodies from Alzheimer's disease[J]. Neurology,68:1895-1901.

Ganz DA, Bao Y, Shekelle PG, et al.2007.Will my patient fall[J].JAMA,297 (1):77-86.

Henderson LB, Adams JS, Goldstein DR, et al.2000.A familial risk profile for osteoporosis[J].Genet Med,2(4):222-225.

Jouanny P, Guillemin F, Kimtz C, et al.1995. Environmental and genetic factors affecting bonemass[J].Arthritis Rheum,38 (1):61-67.

Kao WH, Kammerer CM, Schneider JL, et al. 2003.Type 2 diabetes is associated with increased bone mineral density in Mexican-American women[J]. Arch Med Res,34 (5):399-406.

Kim S, Kaminker P, Campisi J.2002.Telomeres, aging and cancer:in search of a happy ending[J].Oncogene,21 (4):503-511.

Lawton MP, Moss M, Hoffman C, et al.1999.Health, valuation of life, and the wish to live[J].Gerontologist,39 (4):406-416.

Melzer D, Frayling TM, Murray A, et al.2007.A common variant of the p16 (INK4a) genetic region is associated with physical function in older people [J].Mech Ageing Dev,128:370-377.

Murphy CT, McCarroll SA, Bargmann CI, et al.2003.Genes that act downstream of DAF-16 to influence the lifespan of Caenorhabditis elegans[J]. Nature,17(424):277-283.

Taylor RW, Barron MJ, Borthwick GM, et al.2003.Mitochondrial DNA mutations in human colonic crypt stem cells[J].J Clin Invest,112:1351-1360.